호스피스와 간호

Hospice & Palliative Care 2판

Second Edition

김분한 · 최순옥 지음

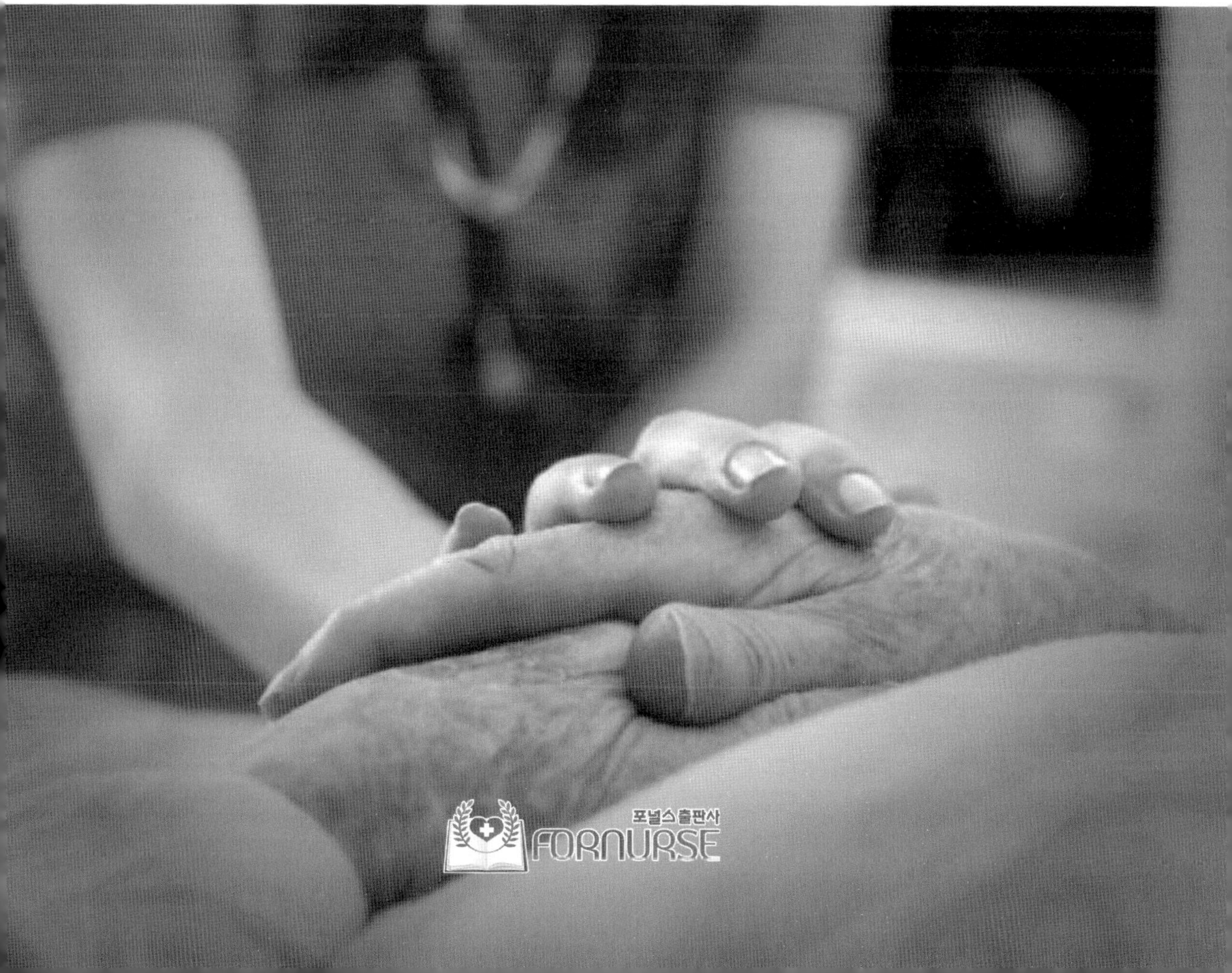

포널스출판사 FORNURSE

호스피스와 간호 2판

Hospice & Palliative Care Second Edition

첫째판 1쇄 인쇄 | 2022년 9월 4일
둘째판 1쇄 발행 | 2023년 9월 4일

저 자 | 김분한, 최순옥
발 행 인 | 모형중
디 자 인 | 윤수현
발 행 처 | 포널스출판사
등 록 | 제2017-000021호
본 사 | 서울시 강북구 노해로8길22, 3층
강 북 지 점 | 서울시 강북구 삼양로104, 1층
전 화 | 02-905-9671 Fax. | 02-905-9670

www.fornursebook.com

도서 반품과 파본 교환은 본사로 문의바랍니다.
검인은 옮긴이와의 합의로 생략합니다.

ISBN : 979-11-5746-770-9 93510
정 가 : 25,000원

저 자

김분한 전 한양대학교 간호학부 대학원장

최순옥 부천대학교 간호학과 교수

머리말

보건복지부에서 2007년 '말기 암환자 호스피스 자원봉사자 교육프로그램 개발'이란 주제로 정책과제를 맡겨 주셨고 이 과제를 수행하면서 자원봉사자 교재를 개발하였습니다. 이후 학부생과 대학원생 교재로는 부족한 감이 있어 약간의 논문과 이슈가 되는 부분들 그리고 연명치료에 관한 내용들과 호스피스완화간호 사업을 십여 년간 수행하면서 개발하고 익힌 노하우를 넣어 꾸몄습니다.

부족하지만 늘 도와주시는 연구원들과 포널스의 모형중 대표에게 감사하며 무엇보다 부족한 저에게 늘 용기와 사랑을 부어주시는 하나님께 감사를 드립니다.

저자 김분한

CONTENTS

1 장
호스피스 개요

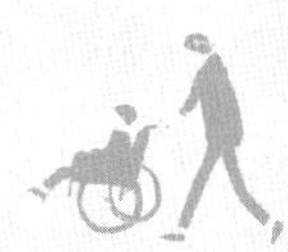

1. 호스피스의 정의
2. 호스피스의 철학
3. 호스피스의 역사
4. 호스피스의 유형
5. 호스피스 프로그램의 원칙과 표준
6. 호스피스 대상자 선정기준
7. 호스피스 환자와 가족의 권리
8. 호스피스 팀
9. 전통적 치료와 호스피스

1 호스피스의 정의

호스피스(Hospice)의 어원은 라틴어의 Hospice와 Hospitium에서 유래된 것으로 알려져 있다. 원래 접대하는 사람을 뜻하는 Host와 손님을 뜻하는 Guest의 합성어인 Hospes에, 주인과 손님 사이의 따뜻한 마음을 표현하는 장소를 뜻하는 Hospitium이 합쳐져 이루어진 말이다. 이는 따뜻하게 손님을 맞이하고 편안히 휴식을 취할 수 있도록 돌보며 환대한다는 의미를 나타낸다.

호스피스는 죽음을 앞둔 말기 환자와 그 가족을 사랑으로 돌보는 행위다. 환자가 남은 일생을 인간으로서의 존엄성을 지키고 높은 삶의 질을 유지하며 삶의 마지막 순간을 평안하게 맞이할 수 있도록 신체적, 정서적, 영적으로 도움을 줌으로써 사별 가족의 고통과 슬픔을 경감시키기 위한 총체적인 돌봄(holistic care)을 뜻한다.

미국호스피스협회(NUO)에서는 말기 환자와 가족에게 입원간호와 가정간호를 연속적으로 제공하는 프로그램이라고 정의하였으며, 테리 밀러(Terry Miller)는 인간이 죽음에 앞서 멈추어 휴식하는 장소로 모든 이와 작별하기 전에 자신의 삶을 가다듬고 완결하는 장소라고 하였다.

2 호스피스의 철학

호스피스 철학은 한마디로 '사랑'이라 말할 수 있다. 인생의 마지막 단계에서 환자 개개인의 특정을 고려한 그들의 경험을 체험하고, 이를 통해 고통에 직면한 환자와 가족 모두에게 성숙한 마무리를 할 수 있도록 돕기 위한 목표를 갖는다. 호스피스는 삶의 질을 높이고, 고귀한 죽음을 맞을 수 있도록 환자와 가족 모두에게 최대한 '내일이 오지 않을지 모르니 오늘을 가장 잘 살아야 한다는 희망'을 갖게 하여 하루하루를 지내야 한다고 강조한다.

호스피스 철학을 다음과 같이 정의할 수 있다.

❶ 말기 환자와 임종 환자 그리고 그 가족들을 돌보고 지지한다.
❷ 그들의 남은 생을 가능한 편안하게 하고 충만한 삶을 살도록 해준다.
❸ 삶을 긍정적으로 받아들이며, 죽음을 삶의 일부분으로 자연스럽게 받아들인다.

④ 호스피스는 삶을 연장시키거나 단축시키지 않는다.

⑤ 환자와 그 가족의 요구에 부응하도록 가능한 모든 자원을 이용하여 신체적, 사회 · 심리적, 영적 요구를 충족시켜 죽음을 준비하도록 돕는다.

3 호스피스의 역사

1. 고대

용어 자체의 어원이 라틴어 어원인 것(hospes 손님, hospitum 손님 접대, 접대 장소)을 감안하면 인류 역사와 더불어 발전되었음을 알 수 있다. 그리스에서 여행자들은 언제나 제우스신의 보호를 받는다고 믿어 그들에게 의식주를 제공하는 풍습이 있었다. 또한 로마에서도 주인과 손님 사이에 특별한 관계가 있어 거주지인 제노도키아(Xenodochia)와 거지와 행려병자들, 의탁할 곳이 없는 자들을 위해 간호를 제공한 화비올라(Fabiola) 등에 대한 기록이 남아 있다.

2. 중세

중세에 와서 호스피스는 예루살렘으로 가는 성지 순례자나 여행자가 쉬어 가던 휴식처라는 의미에서 유래하였다. 이는 아픈 사람과 죽어가는 사람들을 위해 숙박소로도 제공되었다. 십자군 전쟁 때에는 여행자들의 휴식처로 음식, 옷 등을 제공하는 수도회가 창설되었으며, 베르나르도 소 호스피스(the little St. Bernnard), 베르나르도 대 호스피스(the hospice of great. Bernnard)와 호텔 듀(hotel Dieu) 등이 창립되었다. 성지 순례 중에 죽은 사람들에게 특별한 존경심을 가지고 대하였으며, 세심한 간호를 제공하여 그들에게 가치를 부여하였다. 오늘날의 병원이나 의료기관도 이러한 휴식처에서부터 발전하였다.

3. 영국

1842년 프랑스 리옹에서 쟌느 가르디에 부인(Madame Jeanne Garnier)에 의해 임종 환자들에게 적용하기 시작한 것을 기원으로, 1879년 아일랜드의 더블린의 자선수녀회에 의해서 Our

Ladies Hospice가 개설되었고, 1905년 런던 St. Joseph's Hospice가 설립되었다. 1950년 Marie Curie Memorial Foundation이 말기 암 환자의 케어를 위해 전국적으로 11개의 Nursing Home을 설립하였으며, 1967년 여의사인 시슬리 손더스(Cicely Saunders)는 성 조셉 호스피스에서 호스피스에 대한 원칙을 다듬어 St. Cristopher's Hospice를 설립한 것이 현대 호스피스 운동의 시초가 되었다고 볼 수 있다.

4. 미국

호스피스의 시작은 1963년 시슬리 손더스(Cicely Saunders)가 미국을 방문하여 호스피스에 대한 강의를 한 것을 계기로 1968년 뉴헤이븐(Yale New heaven)에서 가정 호스피스를 시도한 것이라 할 수 있다. 1969년 엘리자베스 퀴블러로스(Dr. Elisabath KublerRoss)의 'on death and dying'이라는 서적출판으로 죽음의 개념과 가정간호 호스피스가 시작되었다. 영국의 영향을 받아 같은 해 호스피스 협회가 결성되었던, 1974년 캐나다 Montreal에 있는 Royal Victorial Hospital 에서 호스피스 병동이 개설되었고, 1976년 미국의 Marvin County에서 호스피스 봉사자 프로그램이, 1976년 미국의 Marvin County에서 호스피스 봉사자 프로그램이 시작되었다. 1978년 많은 매스컴을 통해 호스피스의 중요성이 모든 이에게 알려지게 되었고, 이에 미국호스피스협회(N.H.O)가 결성되었다. 또한 1981년에 병원 표준화 기준이 설정되어 1986년 의회에서 메디케어에서 호스피스 급여 인정을 영구화시켰으며, 2002년에는 4,000여 개의 호스피스 프로그램이 운영되고 있다.

5. 한국

1963년 마리아의 작은 자매회 수녀들이 내한하여 강릉 갈바리 의원을 개설한 후, 임종자들의 간호를 시작한 것이 한국 호스피스의 시초였다. 1980년 광주 성요한 의료 봉사 수도회에서 가정 호스피스 활동을 시작하였고, 1981년 가톨릭대학교 성모병원 강남성모병원에 우리나라 최초로 병동을 개설했으며, 세브란스 암센터와 성 골롬반의원에서는 가정 호스피스 프로그램을 전개해 나아갔다. 또한 가톨릭대학교 성 바오르병원에도 호스피스과를 신설하였으며 가톨릭대학교 부평

성모자애병원 원목실 주관으로 호스피스 활동이 중단되었다. 서울에서는 마리아의 작은 자매회의 집을 중심으로 활동을 전개하고 있고, 이를 '모현 호스피스'라고 부른다.

1990년대에는 50여 개의 호스피스협회와 1개의 한국호스피스 · 완화의료학회가 발족되었다. 1995년 가톨릭대학교 간호대학에 WHO 인정기관인 호스피스 교육연구소가 개설되어 전문교육을 담당하고 있으며, 한양대학교, 계명대학교 등에서도 호스피스 교육을 운영하고 있다. 요즘은 대부분의 호스피스 기관에서 자원봉사자를 위한 정규적인 교육을 실시하고 있으며, 1991년에 발족한 한국호스피스 협회는 연 2회 호스피스 자원봉사자 '자격인증시험'을 주관하고 있다.

2007년 현재 전국적으로 호스피스 기관이 확대 운영되고 있다. 병원 내 '호스피스 병동(병동형)' 19개, '산재형 호스피스' 36개, '가정 호스피스' 21개, '혼합형 호스피스' 19개, '독립형 호스피스' 12개가 있으며, 그 밖에도 각 지역사회나 종교단체 등 70여 개를 포함하여 총 170여 개 기관이 있다. 또한 정부에서는 보건소 중심 호스피스를 시범적으로 설치하여 활발하게 운영하고 있는데, 이는 성남호스피스 센터가 대표적이다.

또한, 보건복지부사업의 일환으로 재가암 환자 관리사업이 전국 248개 보건소에서 운영되어 호스피스 자원봉사자 교육 및 운영이 활발히 전개될 전망이다.

4 호스피스의 유형

1. 독립형 호스피스

독립된 건물에서 호스피스만을 별도로 운영하는 유형이다. 환자와 보호자의 요구 충족이 용이하고, 병원 호스피스에 비해 낮은 비용으로 환자를 돌볼 수 있으며, 병원은 부속시설로서 운영할 수 있다는 장점을 가지고 있다. 이 경우 누구든지 환자를 의뢰할 수 있고, 자원봉사자 교육을 어느 기관에서 받았는지에 관계없이 봉사자로 참여할 수도 있다.

2. 병원 내의 병동형 호스피스

병원 내의 확보된 병동에서 호스피스 활동을 하는 유형이다. 이는 의료 시스템이나 의료 인력을 활용할 수 있는 장점이 있지만, 타 직원이나 사람들이 죽음의 장소로 볼 수도 있는 부정적인 측면도 있다. 그러나 환자에게는 적극적인 호스피스 · 완화의료를 시행하고 있다.

3. 병원 내의 산재형 호스피스

병원 내에서 호스피스 팀을 구성하여 간호를 수행하는 유형이다. 주로 내과나 암병동에서 호스피스 환자들이 병실 내의 다른 환자들과 함께 입원하여 호스피스 간호를 받는다. 호스피스 환자의 경우는 일정 기간 입원하고 퇴원하는 다른 환자들과 다르게 일반 환자들과 함께 생활해야 하는 등의 어려움이 있다.

4. 가정 호스피스

환자의 가정을 방문하여 돌보는 형태로서 전 세계적으로 가장 널리 이용되고 있는 보편적인 유형이다. 소요 경비가 적게 들고 환자로서는 자신의 집이라는 익숙하고 편안한 환경에서 돌봄을 제공받는다는 장점이 있으나 가족의 부담이 크다는 단점도 있다.

그러나 증상조절이 어려운 경우나 임종을 위해 또는 가족의 휴식을 위해 일시적인 입원을 허용하고 있으며, 하루 24시간 언제라도 호스피스 기관과 연락이 가능하다는 특징을 지닌다.

5. 주간보호 호스피스

가정에 있는 호스피스 대상자가 아침에 왔다가 저녁에 다시 가정에 돌아가는 통원형식으로, 낮에 호스피스를 제공하는 유형이다. 낮에 일하거나 또는 휴식을 필요로 하는 환자 가족으로부터 말기 환자를 맡아 돌보아 줌으로써 가족의 부담을 덜어주는 장점이 있다.

6. 혼합형 호스피스

이상의 여러 유형 중 2가지 이상의 유형이 혼합 운영되는 유형이다. 병원 내에 호스피스 병동을 운영하면서 가정 호스피스 사업을 병행하거나 산재형 호스피스를 병원 내에서 운영하면서 가정 호스피스 프로그램도 시행하는 등의 다양한 형태가 가능하다.

5 호스피스 프로그램의 원칙과 표준

아래에 미국병원합동평가위원회(JCAH)에서 제정한 호스피스의 원칙과 표준을 제시한다.

1. 환자와 가족은 호스피스 간호의 한 단위이다.
2. 호스피스 활동은 전문직 팀에 의해 이루어진다.
3. 호스피스는 지속적인 간호를 제공한다.
4. 호스피스는 가정간호를 제공한다.
5. 호스피스는 입원환자 간호도 제공한다.
6. 호스피스에서는 의무기록을 문서화하고 보관한다.
7. 호스피스는 통제기관이 있어야 한다.
8. 호스피스는 관리 및 행정적인 업무를 유지해야 한다.
9. 호스피스는 자원이용의 재검토를 해야 한다.
10. 호스피스에 대한 질 보장(Quality Accountability) 제도가 확립되어야 한다.

6 호스피스 대상자 선정기준

호스피스 대상자의 선정기준은 호스피스 프로그램마다 조금씩 차이가 있을 수 있지만 거의 비슷한 기준을 가진다.

1. 암으로 진단받은 자로 호스피스 간호가 필요한 자
2. 의사로부터 6개월 정도 살 수 있다는 진단을 받은 자
3. 의사의 동의가 있거나 의뢰된 환자
4. 환자나 가족이 의사의 진단을 받아들이고 예후를 논의하여 통증 및 증상 완화를 위한 비치료적인 간호를 받기로 결정한 자
5. 가족이나 친지가 없어 호스피스의 도움이 필요하다고 선정된 자
6. 의식이 분명하고 의사소통이 가능한 자
7. 수술, 항암요법, 방사선요법을 시행하였으나 더는 의학적인 치료 효과를 기대하기 어려운 환자

7 호스피스 환자와 가족의 권리

1. 인간의 존엄성을 존중받을 권리
2. 서비스 내용 및 비용에 대하여 알 권리
3. 서비스를 계획하고 변경하는 과정에 참여할 권리
4. 서비스를 선택하거나 혹은 거부할 권리
5. 환자 개인의 종교적인 행정구역에 적합한 서비스를 제공받고, 서비스 과정에서 기록과 정보에 대한 비밀을 보장받을 권리(단, 본인의 동의에 의한 경우, 타 기관으로 전원 전동되는 경우, 법에 의해 요구되는 경우 제외)
6. 환자 자신의 의무기록을 제공받을 권리
7. 담당 의사에 의한 완화치료가 목적인 경우를 제외하고는 어떠한 물리적, 화학적 구속을 당하지 않을 권리
8. 편지, 전화 및 개인적 방문에 의한 타인과의 연락을 방해받지 않을 권리
9. 호스피스 · 완화의료 직원에 의한 활동이나 업무태만으로 인해 정신적, 신체적 피해를 당하지 않고 서비스에 대하여 불만을 표현할 권리
10. 환자와 가족의 입장을 대변할 가족 1인을 임명하거나 가족 이외의 대리인 1인을 임명할 권리

8 호스피스 팀

호스피스 팀은 조정자(coordinator)가 팀 구성원을 조정하고, 팀 구성원이 그들의 역할을 제대로 하도록 중재 역할을 하여 팀이 통합되도록 해야 한다. 그 구성 요원으로 전문 팀에는 조정자, 간호사, 가정 호스피스 간호사, 의사, 사회사업가, 목사나 신부, 약사, 영양사, 심리학자, 치료사(물리치료사, 작업치료사, 언어치료사, 예술치료사, 음악치료사)가 있으며 비전문 팀에는 환자, 가족 및 자원봉사자가 있다.

호스피스는 여러 전문가로 구성된 팀원에 의해서 제공되므로, 정기적인 회합을 가지고 의논하는 것이 필요하다. 효과적인 팀 운영을 위해서는 계획적인 진행이 수반되어야 하며 환자의 진행

상태, 사망환자 및 사별 가족 보고를 검토하는 순서로 하되 상호 격려하고 지지하며 정보를 교환하도록 해야 한다. 팀 구성원은 반드시 팀 회의에 참석하는 것을 원칙으로 하며, 회의 주제는 호스피스 실무 책임자가 한다.

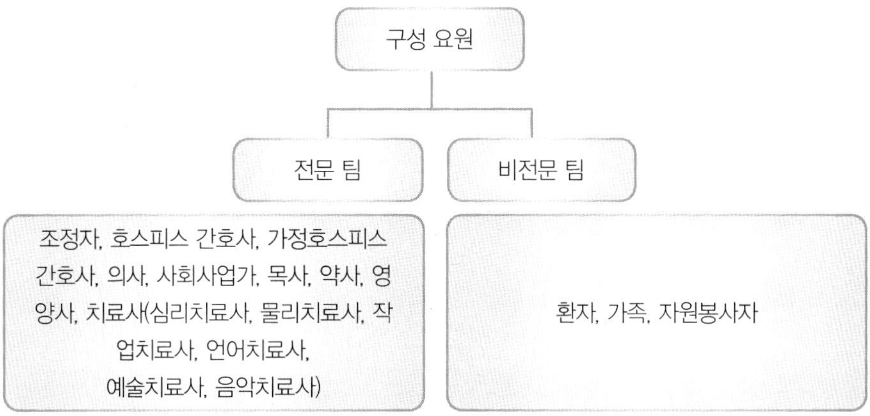

※ 호스피스 팀은 조정자(Coordinator)가 있어 팀 구성원을 조정한다. 또한, 팀 구성원이 그들이 역할을 제대로 하도록 중재 역할을 하며, 팀이 통합되도록 한다.

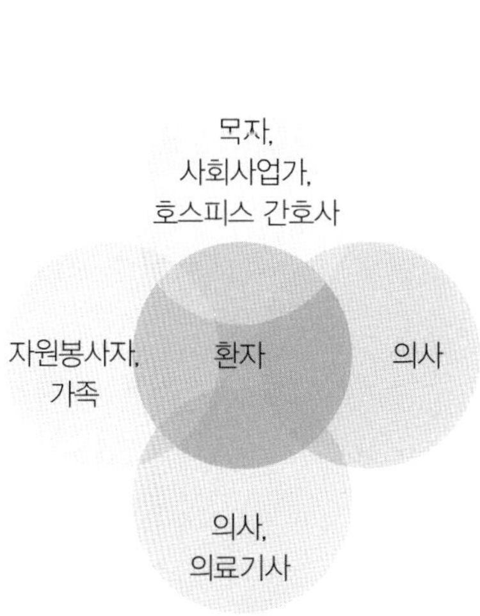

구성이 잘된 호스피스 팀

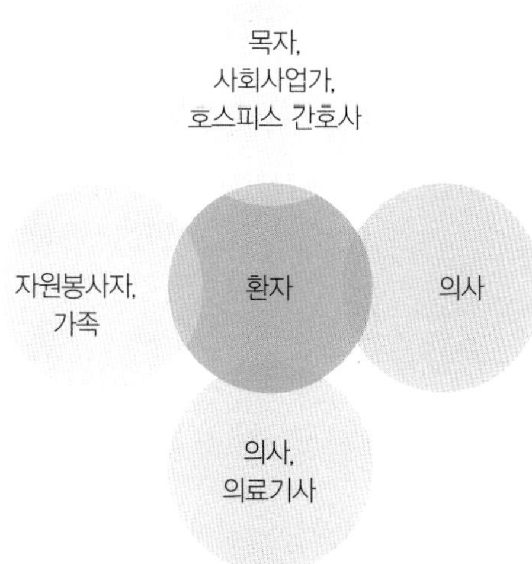

구성이 잘못된 호스피스 팀

1. 호스피스 실무 책임자

호스피스 실무책임자는 다양한 측면의 호스피스 간호를 조정해야 하며, 직접 환자와 가족을 돌보기도 해야 한다. 호스피스 팀 회의를 주관해야 하는 책임도 가지고 있다. 호스피스 실무 책임자의 자격 조건은 암 병동에서 근무한 2년 이상의 경력자, 간호사로서는 5년 이상의 경력자가 바람직하다. 미국의 경우에는 실무 책임자를 비롯한 호스피스 행정가의 1/2이 간호사다. 다른 전문직 요원이 조정자나 책임자인 경우는 별도로 훈련된 행정가로서 사회사업가, 의사, 목사 등이 맡는 곳도 있다.

2. 의사

호스피스 의사는 책임의사로서 임상경험을 가지고 있어야 한다. 임상수련을 포함한 호스피스 완화 의료교육을 이수하여야 하며, 의료 책임자로서 치료적인 면보다 지지적이어야 한다. 그들은 완화를 위한 계획을 세우고 증상을 관리할 수 있어야 할 뿐만 아니라 호스피스에 참여하는 다른 의사를 돕고 의료인과 호스피스 요원을 교육시키고 계획을 세울 줄도 알아야 한다. 호스피스 의사의 자격 조건으로는 암 전문의, 내과 전문의, 가정의학 전문의로 말기 환자 치료나 임종 환자에 대한 경험이나 흥미를 가진 자, 종양학에 대한 지식, 말기 환자와 관련된 통증과 증상 조절의 전문인이어야 한다.

* 호스피스 의사들의 주된 업무는 다음과 같다.

❶ 진단, 통증 및 증상조절, 처방업무를 수행해야 한다.
❷ 호스피스 대상자로서의 환자의 적절성을 검토해야 한다.
❸ 환자와 가족, 팀원들에게 임상적 소견과 의학적 정보를 제공해야 한다.

3. 호스피스 전문 간호사

호스피스 전문 간호사는 환자와 가족에게 기본적인 신체 간호를 제공하고 통증과 증상을 조절하며 가정에서 환자를 돌볼 수 있도록 지도해야 한다. 또한, 정보제공 및 상담을 하고 간호조무사와 자원봉사자의 일을 조정하고 감독해야 하며, 환자와 가족 그리고 다른 팀 구성원 사이에서 중개 역할을 담당한다.

※ 호스피스 전문 간호사들의 업무는 다음과 같다.

1. 통증과 증상조절
2. 환자와 가족의 신체적, 심리 사회적, 환경적 요구 사정 및 간호 서비스 제공
3. 가정에서의 간호 제공
4. 환자/가족에 대한 지지와 교육
5. 문제와 적절한 목표, 중재, 그리고 제공된 돌봄에 대한 환자/가족의 반응 기록

4. 사회사업가

사회사업가는 임종 환자와 그의 가족을 돕기 위한 활동을 한다. 경제적인 면에서 지지를 하며, 특히 재정적, 법적, 보험 관계 등에 대한 문제를 해결하도록 돕고, 사회·심리적인 측면의 도움을 주기 위해 상담자 역할을 하기도 한다. 상담하는 모든 프로그램에 참여할 수 있으며, 사별 가족이 환자의 죽음으로 인한 슬픔, 상실에 대한 고통을 극복하도록 그들을 상담하기도 한다.

사회사업가의 자격 요건으로는 건강관리 전달체계 내 또는 지역사회 업무망에서 상담자로서의 경험과 호스피스를 특별히 강조하는 건강관리에서 사회사업가의 원칙과 실무 지식이 있는 사람이면 적당하다.

5. 자원봉사자

자원봉사자는 대상자와 그 가족을 위해 어떤 수고비도 받지 않고 도움을 주는 사람들로, 봉사를 시작하기 전에 자원봉사자 교육을 이수한 정서적으로 안정되고 성숙한 사람이어야 한다.

자원봉사자는 팀의 매우 중요한 부분으로 환자의 삶의 질을 향상시키기 위하여 특별한 서비스, 실제적인 도움, 친밀감 그리고 지지를 제공해야 한다. 또한 호스피스 프로그램의 행정과 발달 기능을 지원해야 한다. 호스피스 프로그램은 호스피스 자원봉사자와 다른 구성원들 간에 환자 돌봄에 관한 문제들에 대해 지속적으로 의사소통해야 할 것이다.

※ 자원봉사자의 자격 요건에 해당하는 자는 다음과 같다.

1. 호스피스 자원봉사자 교육, 또는 전문교육을 이수한 자
2. 정서적으로 성숙한 자

③ 자신의 개인적인 강점과 약점을 인정하는 자
④ 1년 내에 의미 있는 중요한 상실 경험이 없는 자
⑤ 팀 구성으로서 업무 수행과 의사소통에 능력이 있는 자
⑥ 적극적인 청취 기술과 다른 이의 가치를 수용할 수 있는 자 (예 종교, 문화, 관습)
⑦ 모든 경우에 신의를 유지하는 자

6. 사목자

사목자는 영적 간호의 조정자로 주로 임종 환자와 그 가족들의 신앙 문제에 관해 전문적으로 도움을 주는 일을 한다. 그들은 유가족 돌보는 일을 지도하고 직원의 선택과 훈련에도 참여한다. 또한 종교단체에 환자와 가족을 인도하며, 호스피스 요원을 대표하여 호스피스 프로그램을 지역사회 공동체에 소개하기도 한다.

사목자의 자격 요건으로 신학, 종교학이나 종교 교육을 받은 자로서 종교단체나 의식을 발전시키는 것에 대한 경험이 있고 숙련되어야 하며 건강관리 기관 내에서 최소한 3개월 동안 임상 사목 교육을 받은 자여야 한다.

7. 기타 요원

그 외 간호조무사, 치료사(물리치료사, 언어치료사, 작업치료사, 음악치료사, 예술치료사), 영양사, 약사, 환자와 환자 가족이 있으며, 그들에 대해 간략하게 설명하면 다음과 같다.

1) 조무사

간호의 사소한 일부분을 수행하며 전문직 요원이나 간호사를 보조하는 자를 말한다. 그들의 전형적인 업무로는 침상 목욕, 운동, 구강 간호, 식사보조 등이 있다. 그들은 환자와 긴 시간 동안 밀접한 관계를 맺고 업무를 수행해야 하므로, 이들의 업무는 잘 관찰되어야 하고 그 역할은 간호에 큰 영향력을 줄 수 있다는 것을 인식해야 한다.

2) 치료사

치료는 어떤 병이나 상처를 다스려서 낫게 하는 것으로 치료사는 그 치료를 돕는 사람을 말한다. 치료사에는 여러 분야로 나눌 수 있는데, 이는 어떤 수단과 방법으로 병을 돕는지에 따라 분류할 수 있다. 물리치료사, 언어치료사, 작업치료사, 언어치료사, 예술치료사 등으로 나눈다. 그들은 환자의 신체적인 면, 언어적인 면(의사소통), 영적인 면을 위해 최대의 노력을 기울여야 한다. 이들은 환자의 남은 삶을 가능한 충만히 살도록 많은 도움을 준다.

3) 영양사

환자의 영양에 대해 도움을 주는 자로 환자의 요구를 보조한다. 식이요법이 치료에 도움이 될 수 있고 혹은 되지 않을 수도 있지만 질병의 단체나 정도에 따라 예외적인 투약을 할 수 있다. 환자가 식욕감퇴의 상태에 있을 때에는 언제든지 환자의 흥미를 끌 수 있는 음식을 제공할 수 있다.

4) 약사

약사는 환자의 신체적 상태를 파악하여 증상에 맞게 적절한 처방을 해야 한다. 그들은 환자의 증상에 따라 예외적인 투약을 할 수 있다. 통증 완화를 위한 좌약이나 많은 양의 모르핀도 사용할 수 있다. 약사는 호스피스 팀과 연합하여 교육을 받지만 특히 최신 방법의 통증 조절과 관련된 교육을 따로 받아 환자에게 잘 적용하여 수행하도록 하는 중요한 역할을 한다. 치료적인 면보다는 완화를 위한 목적으로 통증 및 증상조절, 응급처치에 대한 대비를 계획해야 한다.

9 전통적 치료와 호스피스

◆ 전통적 치료와 호스피스의 차이

전통적 치료	호스피스
• 죽음 부정 • 기술의 발달로 생명 연장 강조 - 환자와 가족이 함께 의사결정 - 환자 의사는 무시 • 질병의 과정에 중점을 두어 적극적인 치료 - 삶의 연장 강조 - 검사, 진단, 치료 • 통증 조절을 위한 제한된 투약 • '아무것도 할 수 없는 상태'라는 패배로 봄 (의학의 실패) • '희망을 빼앗지 말라' - 심리적, 영적 요구가 무시 • 임종 환자는 제외 • 비인격적화 현상 - 중환자실, 심폐소생술	• 죽음을 삶의 자연스런 일부분으로 수용 • 환자를 가족 구성원으로 삶의 질 강조 • 환자와 가족에 중점을 두어 적극적인 돌봄 - 삶의 질 강조 - 통증 및 증상의 질적인 조절, 팀 접근 • 최대의 관심은 통증 조절, 목표는 무통 • '항상 무엇인가 더 할 수 있는 기회'로 봄 • 새로운 희망 - 분야별 팀의 지지로 개별적 도움 • 지속적인 간호, 의사소통과 지지 • 개별적인 인간의 존엄성과 최대 안녕을 유지하면서 임종 준비 • 가족이 사별 가족 프로그램에 참여

출처 : 이경식, 완화의료, 2005

호스피스 철학은 완화의료를 강조한다. 이 완화의료는 치료 의료처럼 적극적일 수도 있지만 편안함, 고귀함, 바람직한 삶의 마무리, 환자와 가족의 선택에 초점을 둔다. 환자의 질병 진행이 더는 치료가 불가능한 정도이거나 원상으로 되돌릴 수 없다면 적극적인 치료 처치는 더 부적절해진다. 적극적인 치료를 하더라도 치료가 더는 가능하지 않고 고통의 기간이 더 늘어나게 되는 경우, 이는 실제로 더 많은 고통을 가져올 수 있다.

2 장
호스피스 현황과 전망

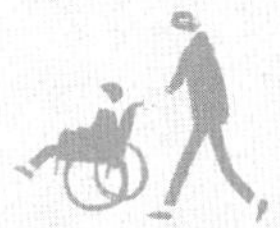

1. 국내 호스피스 현황
2. 국외 호스피스 현황
3. 호스피스의 전망

1 국내 호스피스 현황

1. 말기 암 환자의 역학

우리나라에서 매년 암으로 인한 사망은 6만여 명에 이른다. 또한 환자뿐만 아니라 가족까지 포함하면 약 25만 명이 암으로 인한 통증 및 죽음의 고통 등으로 삶의 질에 심각한 위기를 겪고 있다고 할 수 있다. 많은 환자들이 사망 전, 병원에 입원하는 경향이 늘어나면서 병원 사망률이 1989년 12.8%에서 2003년 45.1%로 급격히 증가하였다. 이로 인해 사망에 가까워질수록, 특히 사망 2개월 전부터 의료비 지출이 크게 급증하는 현상을 보인다. 또한 말기 암 환자의 의료비 중 총 진료비의 64.4가 3차 의료기관에서 발생하고 특히 총 입원 진료비의 79.4%가 3차 의료기관에서 발생하고 있다.

2. 부적절한 통증 관리

통증은 암 환자들이 겪는 가장 흔하면서도 괴로운 증상 중의 하나다. 진행 암인 경우 약 60~70%, 말기의 경우 80~90% 정도가 통증으로 고통 받고 있다. 해결되리라는 희망이 없는 극심한 통증은 환자와 가족의 삶의 질을 크게 손상시킬 뿐만 아니라 자살, 안락사 등의 유혹을 느끼게 한다. 통증 관리 원칙에 따른 환자의 70~90% 이상에서 적절한 통증 조절이 가능하므로 적극적인 통증 조절은 매우 인도적인 행위라 할 수 있다. 그러나 통증이 있는 암 환자 중 60~70%가 적절한 통증 치료를 받지 못하고 있다.

3. 부적절한 의료이용 행태

적극적인 치료가 불가능한 시점에서 말기 암 환자에 대한 지속적이면서도 체계적인 의료를 제공해 줄 수 있는 의료제도가 마련되지 않은 상태다. 그렇기 때문에 환자나 그 가족들은 병원에서의 퇴원을 거부하여 문제가 발생하게 되면 응급실을 자주 찾는다. 지푸라기라도 잡고 싶은 심정으로 상황버섯 등 임상적으로 치료 효과가 입증되지 않은 민간요법을 시도하거나 아무런 의료도 이용하지 못한 채 가정에서 방치되는 경우도 있다. 또한 말기 환자에서의 무의미한 치료 중단에 대한 의료진과 가족 간의 윤리적 갈등마저 일어나고 있는 현실이다.

4. 가족들의 부담

생존을 위협하는 암과 같은 질병은 단지 환자에게만 한정되어 나타나는 것이 아니라 가족에게도 큰 영향을 미치게 된다. 대다수의 말기 암 환자들은 말기기간을 병원보다는 가정에서 간호받기를 원한다. 특히 한국의 경우 문화적인 특성상 의료기관에서조차 가족들이 곁을 지키면서 간병을 하고 있는 경우가 많다. 그렇기 때문에 실직, 인간관계의 범위 수정 등의 많은 영향을 받게 된다.

말기 환자들의 가족에 대한 조사에 따르면 대부분의 환자는 가족의 도움을 많이 요구한다. 간병 때문에 직장을 그만두거나 가족이 아파서 정상 기능할 수 없게 되는 경우도 있고, 저축금의 전부 혹은 대부분 사용을 하거나 가족의 주요 수입원이 상실되는 등 많은 말기 환자 가족들이 심각한 간병 부담과 경제적 부담을 겪고 있다.

5. 부적절한 의료환경

최근 임종 과정에 대한 지식과 관심이 늘어나면서 중환자실과 같이 고립된 공간에서 기계에 매달려 죽음을 맞이하는 것이 비인간적이라는 지적이 있어 왔다. 그러나 대부분의 의사는 임종 환자를 돌보는 완화의료적인 기술이 부족하여 치료 효과가 잘 드러나지 않는 임종 환자를 보기 꺼리고 있다. 또한 말기 환자에게 있어 의료기술의 공격적인 상용은 자원의 낭비임을 알고 있음에도 불구하고 무엇인가를 해야 하는 것이 더 가치 있다는 생각으로 임종 전 상황에서도 무의미한 검사와 치료를 계속하고 있다.

6. 호스피스 시설의 표준화와 전문성의 결여

미국, 영국, 호주, 일본 등은 이미 호스피스가 말기 환자 관리에서 삶의 질을 향상시킬 수 있는 가장 이상적인 모델로 제시되었다. 이는 제도적으로 정착되어 호스피스 인원, 국가적인 관리체계, 호스피스 서비스와 인력에 대한 표준화가 되어 있다. 국내에서도 2002년을 기준으로 호스피스완화의료를 표방하는 기관이 전체 80개로 급증하였다. 그러나 표준화된 기준이 마련되어 있지 않아 이러한 시설에서 제공되는 서비스의 질을 확신할 수 없게 되었고, 이에 다른 복지 시설에서 흔히 발생되는 사회문제를 일으킬 수 있다.

2 국외 호스피스 현황

1. 영국

호스피스의 태동국으로, 말기 환자나 임종 환자들이 인간적이지 못한 대우에 의한 조직화된 반응과 기존의료체계에서 이루지 못한 과학기술의 치료에서 벗어나 진정한 환자의 요구가 무엇인지 알고 돕는 운동이 시작되었다.

현재는 약 3만 명의 자원봉사자가 일하고 있으며 700여 기관에서 호스피스 · 완화의료를 제공하고 있다. 매년 암 사망자 16만 명 중 18%가 이러한 시설에서 사망하고 있다.

1950년대에는 전국적인 암 환자에 대한 조사를 기초로 하여 전국적으로 호스피스 운동이 확대되었으며, 1967년에는 런던 St. Christopher's Hospice의 설립으로 현대적 호스피스 운동의 발전을 촉진시켰다. 중앙정부에서는 1988년부터 입원 호스피스에 무상으로 약을 공급할 수 있는 프로그램도 마련하였다. 1991년부터는 호스피스 · 완화의료 국가위원회(National Council for Hospice and Specialist Care Service)라는 전국적 조직이 호스피스 완화의료를 대표하는 기구가 되었다. 이에 정부는 공식적인 지원을 시작하였지만, 사실상 정부의 관심이 증대되었음에도 불구하고 자금지원 비율은 작고, 불확실한 상태이다.

2. 미국

미국의 호스피스는 빠른 속도로 증가하고 있다. 1981년에 이르러서는 호스피스에 관한 행정, 간호의 간호, 증상조절 적정 질 관리, 기록, 인사관리, 사별 관리, 시설 및 장비들에 관한 원칙과 표준이 마련되었다.

2000년에는 3,200여 개 이상의 호스피스 프로그램이 있는 것으로 파악되며 700,000여 명의 환자가 호스피스를 이용하고 있다. 호스피스는 독립시설의 형태로 42%가 운영되고 있으며, 병원과 연계된 형태로 33%, Home Health Agency의 형태로 22%, 병원 형태로 9%가 운영되고 있다. 평균적으로 전체 서비스 이용 기간 가운데 가정간호가 96%로 대부분을 차지하고 있으며, 입원서비스가 3%, 휴식입원이 0.3%, 지속적 간호를 받는 기간이 전체 이용 기간의 0.3%로 나타나고 있다. 입원 기관 중의 전체 비용으로 노인건강보험은 79%, medicail는 5%, 사적인 보험은 13%, 본인 부담이 1%, 기타 비용은 3%를 지급하고 있으며, 그 3%에는 기부금 등이 포함되어 있다. 호스피스 기관으로는 비영리 기관이 73%, 영리 기관이 20%, 공공기관이 7%로 운영되고 있다. 91%의 호스피스가 메디케어의 보장을 받고 있으며, 전체 호스피스의 55%가 인증되어 있다.

제도적 측면에서 살펴보면 1979년 보건의료재정청(HCFA)에서 선정한 26개의 호스피스를 대상으로 시범사업을 실시하였고, 비용효과도 평가하였다. 제도화에 필요한 자료를 수집하여 호스피스가 말기 환자의 비용을 절감하는 데 큰 효과가 있다는 것을 입증함에 따라 호스피스의 수는 급격하게 증가하였다. 이로 인해 1981년에는 미국 의회에서 호스피스 법안이 입법에 통과되었다. 의회는 1982년 TEFRA(Tax Equity and Fiscal Responsibility Act)에서 메디케어 호스피스를 신설하는 내용을 1986년에 일몰규정으로 두어 메디케어에서 공식화하였으며, 1986년 메디케어에서는 호스피스 급여 인정을 영구화하였다. 이로써 각 주는 메디케어 프로그램에 선택적으로 호스피스를 포함할 수 있게 된 것이다. 메디케어 프로그램의 지원을 받기 위해서는 환자의 임상진료 의사와 호스피스 의사로부터 환자의 남은 생이 6개월 이하라는 진단을 받아야 한다.

3. 일본

일본에는 연간 암 사망자 수가 29만 명에 이른다. 암 사망의 92%가 기관 내에서 발생하고 있으며, 단 8%만이 가정 등의 기타 장소에서 발생하고 있다. 암 환자 중 호스피스 · 완화의료를 이용한 사망환자는 연간 6천 명으로 총 암 환자의 2%에 이르며, 호스피스 · 완화의료 평균 이용 일수로 47일임이 보고되었다. 2001년 5월 호스피스 · 완화의료 신고승인 시설이 87시설, 신고접수는 되지 않았지만 호스피스 · 완화의료를 행하는 시설 또는 조직 및 개설 준비 중인 시설이 51시설이었으며, 2001년에 9월에는 89병동이 정부로 승인되었다.

1987년 7월 일본 후생성은 말기 의료에 관한 문제점을 정리한 것을 계기로 하여 「말기 환자에 관한 이상적인 의료 검토회」를 설치하였고, 1988년부터 사회복지의 분야에서 말기 의료가 논의되었다. 또한 후생성에서는 1889년 「말기 환자의 의료」보고서를 발표하였으며, 1990년 4월 호스피스 · 완화의료가 의료보험의 신료항목으로서 정식으로 제도화되어 「완화의료 병종 입원료」라는 진료보수 항목을 신설하였다. 이후 1997년에는 「호스피스 · 완화의료 병동승인 기준」을 책정 시행하였고, 「질의 확보와 활동의 평가」에 관한 위원회를 설치하였다.

일본의 「전국 호스피스 · 완화의료 병동 연락 협의회」는 1991년에 발족되어 매년 회의를 통해 각 시설에 공통되는 문제와 과제에 대한 의견교환 외에 후생노동성과 연락을 하면서 호스피스 · 완화의료 병도의 보급, 개선하는 역할을 하고 있다. 호스피스 · 완화의료 병동의 신고승인 시설이 증가하였으나 「완화의료 병동의 시설 기준」에는 호스피스 · 완화의료의 질적인 기준이 보증되지 않는 것에 대하여 연락협의회는 1997년 1월 16일 「완화의료 병동승인 시설에 있어서 호스피스 · 완화의료 프로그램의 기준」을 책정하고 시행하였다.

4. 대만

1990년에 대만호스피스 재단이 창립되었고, 맥케이 기념병원에 최초의 호스피스 병동이 설립되었다. 2002년 5월에 대만 보건부가 승인한 호스피스 · 완화의료 서비스 제공 시설은 입원 기관이 총 20개 기관 259병상으로 나타났다.

비록 그 시작은 주변국에 비해 늦었으나 1995년 보건부 주관으로 호스피스 · 완화의료에 관한 최초의 회의를 개최하였고, 보건부(건강 증진국 암 관리과)에서 호스피스 관련 단체의 호스피스 전문가 교육비를 지원하기 시작한 이후 급속한 제도적 발전을 이루었다. 1996년에는 병원 호스피스 병동에 대한 재정지원 및 국민건강보험으로 호스피스 가정간호 프로그램이 실시되었다. 1999년에 이르러서는 대만 호스피스 · 완화의료 학회가 설립되었으며, 병원 호스피스 병동 및 호스피스 가정간호 관련 표준운영지침이 제정되었다.

2001년 건강 보험국에 의해 보험지급을 받는 가정 방문형 기관은 총 33개이며, 건강보험지급 호스피스 병상 보유 병원은 2000년 15개소에서 2001년 17개소로 증가하는 추세다. 호스피스 · 완화의료 서비스 이용료는 요금 지불 시스템에 따라 2000년 6월부터 국민건강보험에서 호스피스 · 완화의료에 대한 지급을 시작하였고, 대만의 호스피스 · 완화의료 건강보험국은 입원기간에 따라 보험지급액을 차등 지급하였다. 보험에서 지급되지 않는 부문은 별도의 지불체계에 의해 환자가 부담하도록 하였는데, 병실 입원료의 경우 일반 침상(4인 기준 병실)을 기준으로 하고 기준 외 병상 차액은 본인이 부담하도록 하고 있다. 대만호스피스 · 완화의료학회에서는 호스피스 · 완화의료 프로그램에 대한 '질'을 모니터하고 있으며, 보건부에서는 감독업무를 수행하고 있다.

5. 호주

1987년에 설립된 St. Vincent's Hospital의 수녀들에 의해 1890년 죽어가는 사람들을 돌보는 최초의 호스피스가 설립된 이후 점차 확산되고 있다. 1990년에는 호주 호스피스 · 완화의료 협회가 창설되어 호스피스의 완화의료를 보급하고 교육하는 역할을 하였다. 또한 이 협회는 호스피스에 대한 자금지원 등 국가적인 지원을 유도하는 활동을 수행하고 있다.

제도적으로 볼 때 Healthcare Standard에 대한 협의회가 구성되어 호스피스 기관은 이 협의회의 기준에 의해 서비스를 제공하고 서비스의 질을 평가받도록 되어 있다.

3 호스피스의 전망

1. 정부의 정책 방향

2002년 8월 보건복지부에서는 다음과 같은 제도화 방안을 제시하였다. 첫째, 말기 환자의 통증완화 치료를 받을 수 있도록 전용 병상 설치를 의무화하며, 소형병원의 호스피스 전문병원 전환을 유도하는 등 호스피스 전문병원을 지정한다. 둘째, 호스피스 전문병원에 대한 건강보험수가상 인센티브를 부여하며, 일당 정액제를 원칙으로 하고 포괄수가제로 인정한다. 셋째, 호스피스 전문인력을 양성하기 위해 의료법 시행규칙에 전문 간호사 제도 도입을 위한 근거조항을 마련한다.

2. 호스피스 제도화 방안

말기 암 환자와 가족의 삶에 대한 질 향상을 도모하기 위한 호스피스 · 완화의료를 제도화하기 위한 방안은 다음과 같다. 우선, 치매요양병원, 정신 보건센터 등에 대한 국고 지원과 같은 호스피스 · 완화의료기관에 대해 재정적인 지원과 육성이 필요하고, 병원 중심의 가정 호스피스와 연계하는 단계적 접근이 필요하다. 둘째, 호스피스 · 완화의료 전문 인력을 양성하고 일정 교육 수료자에 대해서 서비스 제공자로 인정함으로써 서비스의 질을 향상시켜야 한다. 셋째, 우리 의료현실에 적합한 호스피스 · 완화의료 중 선택할 수 있도록 환자가 권리를 보장하는 법적 장치가 마련되어야 한다. 넷째, 환자와 가족에 대한 삶의 질 향상이라는 인도주의적 측면과 의료비용의 효율적 이용이라는 경제적 측면을 함께 고려한 정책적 결단이 요구된다. 전인적 진료, 철저한 통증 관리 등 증상관리, 지속적 진료, 팀 접근이라는 호스피스 · 완화의료의 기본 원칙을 고려하면서도 현재 건강보험에서 감당할 수 있는 범위 안에서 호스피스 · 완화의료 수가가 개발되어야 한다. 마지막으로, 호스피스 · 완화의료 서비스의 질을 평가 · 관리하고 해당 기관의 연계 및 의뢰체계를 담당하며 대국민 홍보사업을 담당할 기구가 마련되어야 한다.

일본 호스피스 현황
나카이즈 재활센터(Nakaizu Rehabilitation Center)

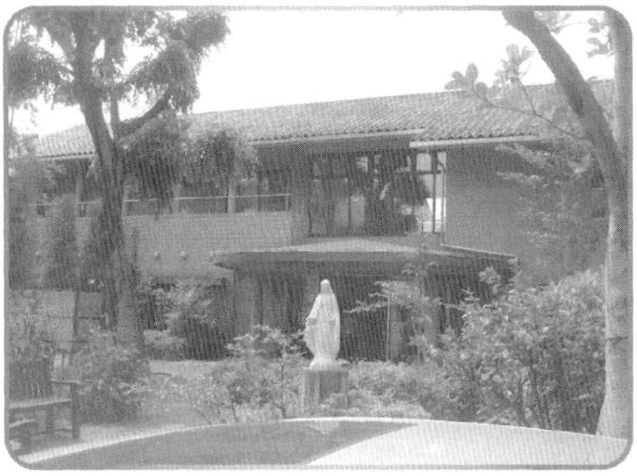
외부 전경

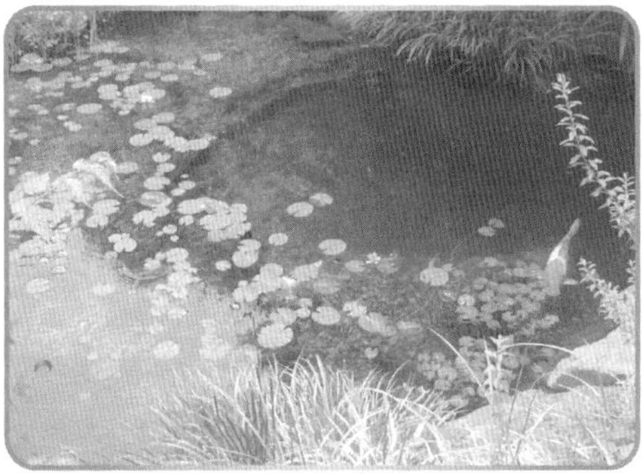

APHC(9th Conference) Penang Malaysia
July 14~17 2011

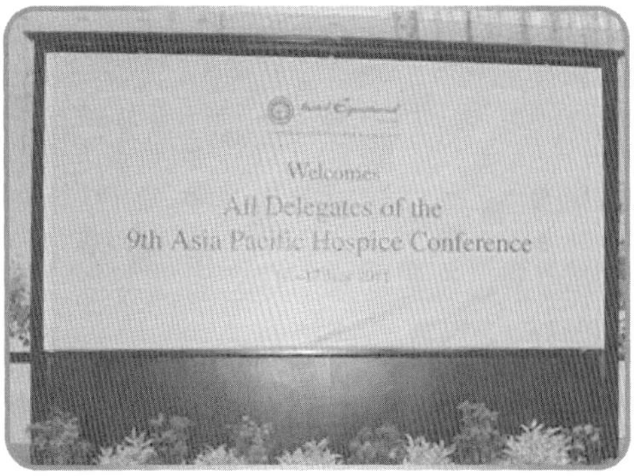
Welcomes
All Delegates of the
9th Asia Pacific Hospice Conference

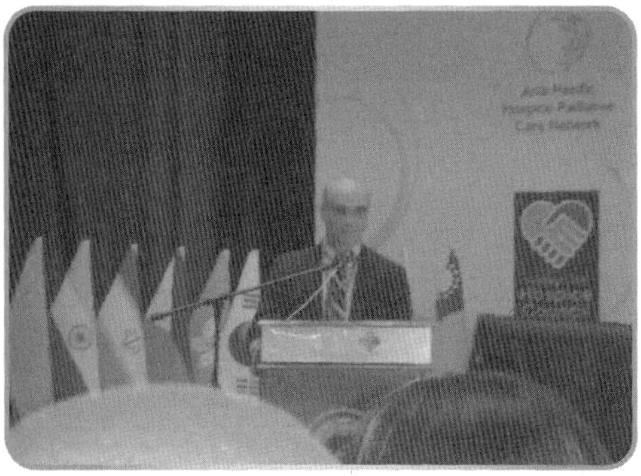

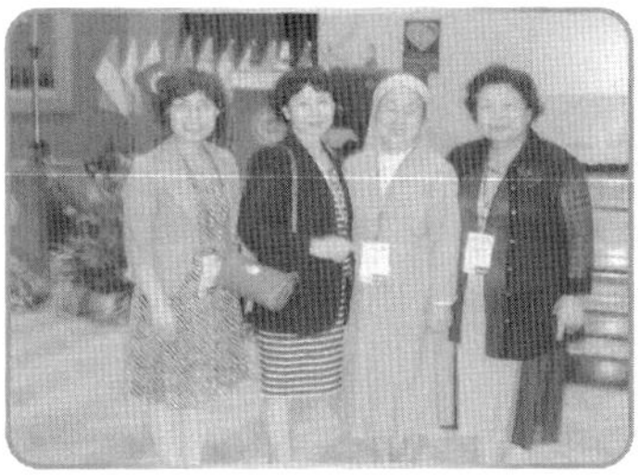

호스피스간호사회 대표들

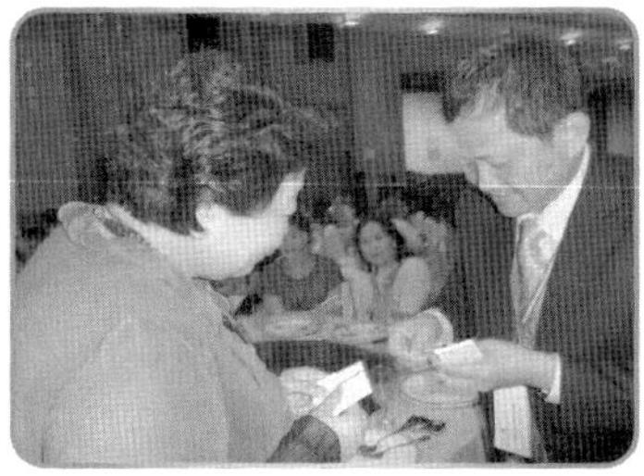

대만 호스피스 회장과 함께

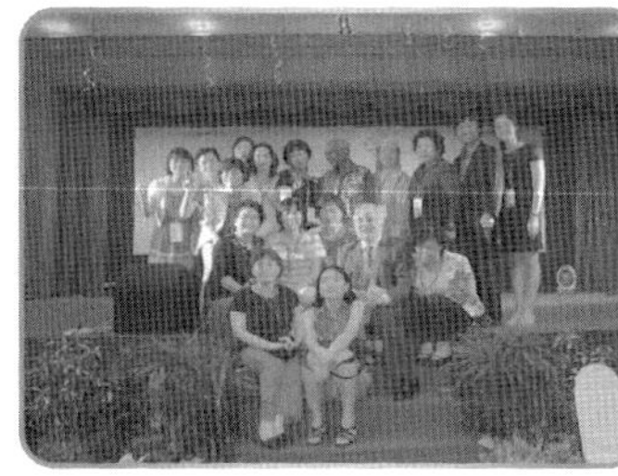

말레이시아 준비위원장

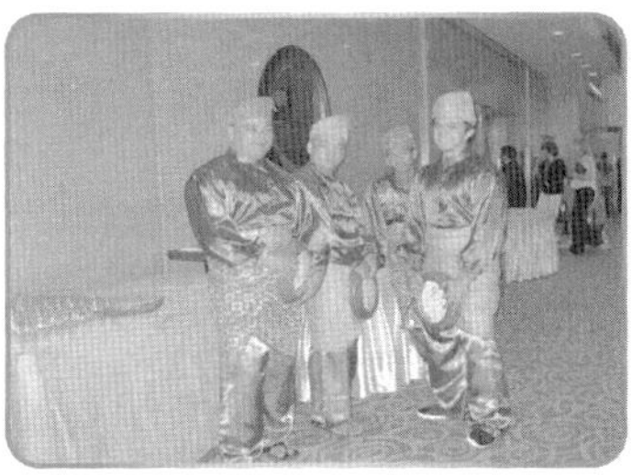

말레이시아 민속춤 공연

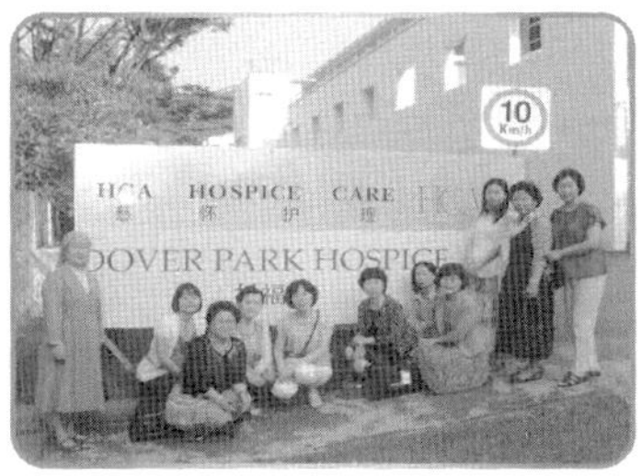

Dover Park 호스피스(싱가폴)

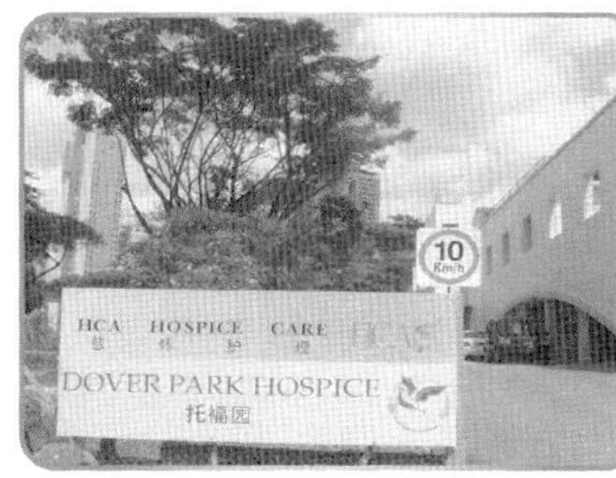

Dover Park 호스피스(싱가폴)

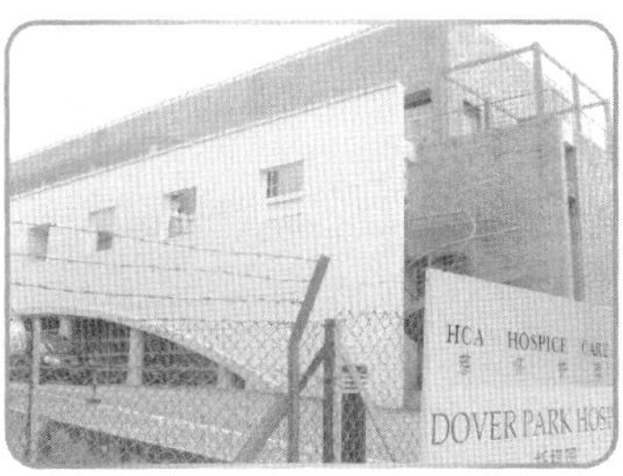

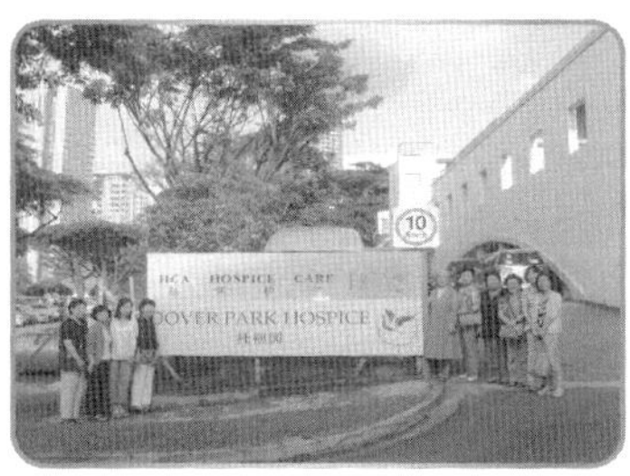

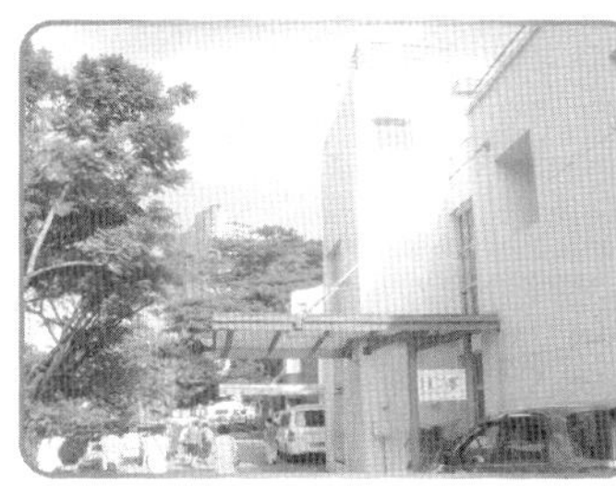

HCA 호스피스 케어(가정호스피스)

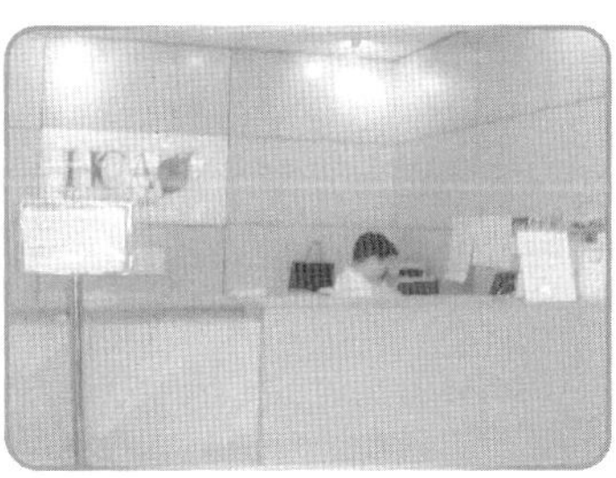

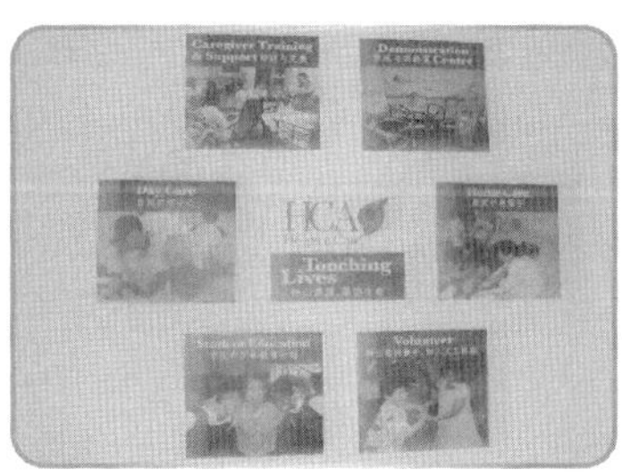

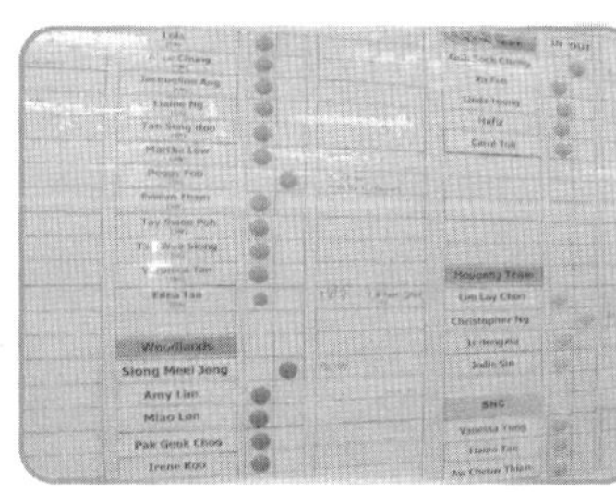

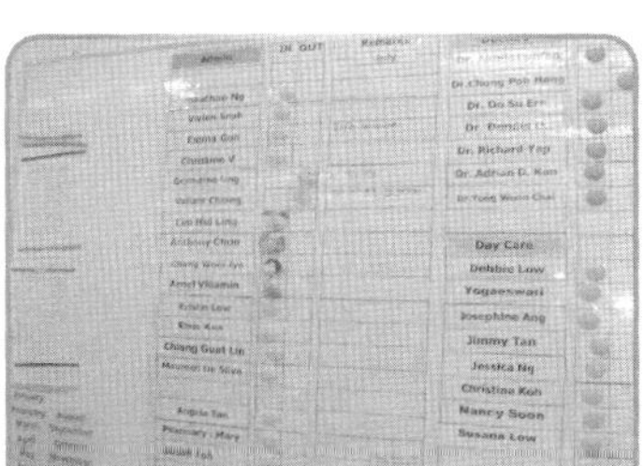

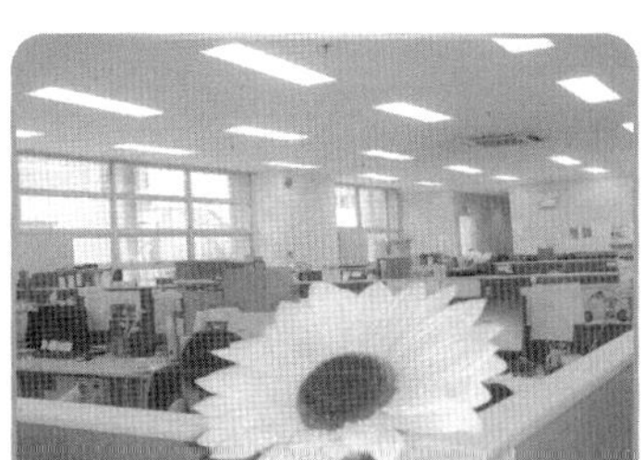

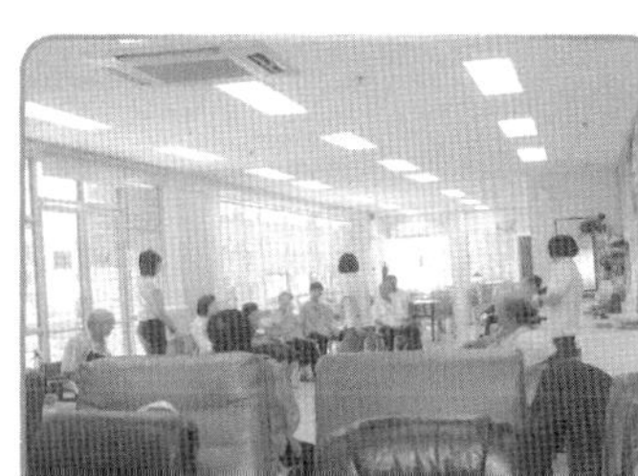

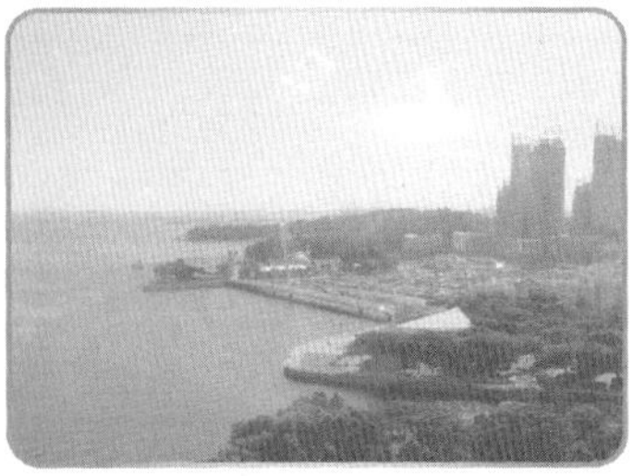

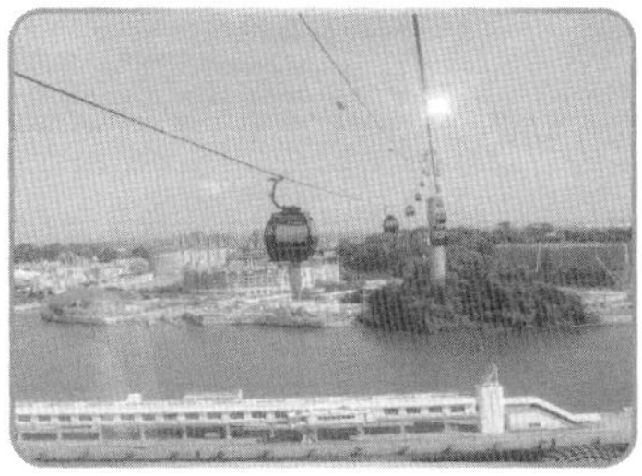

싱가폴 전경

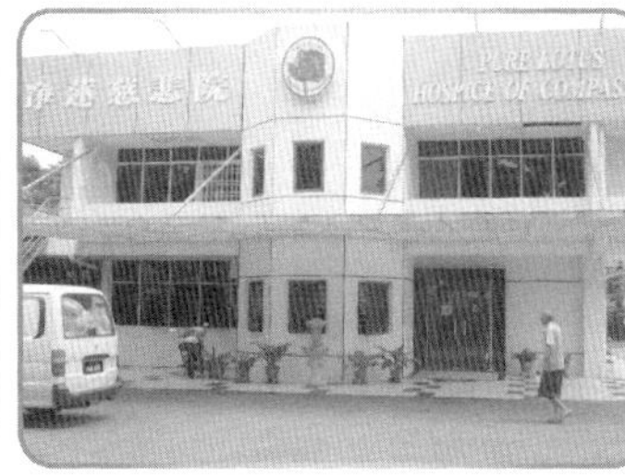

말레이시아 페낭 호스피스센터

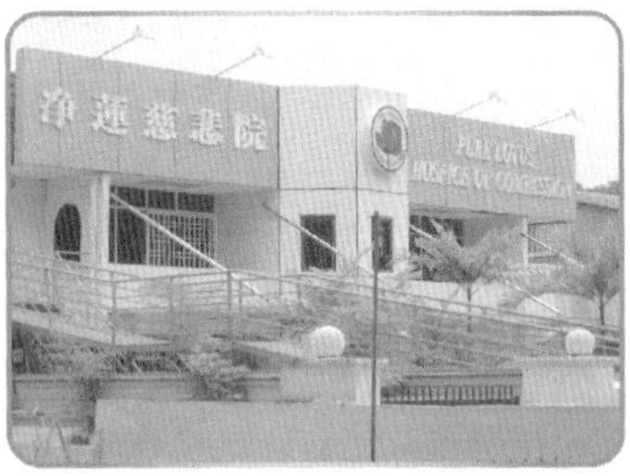

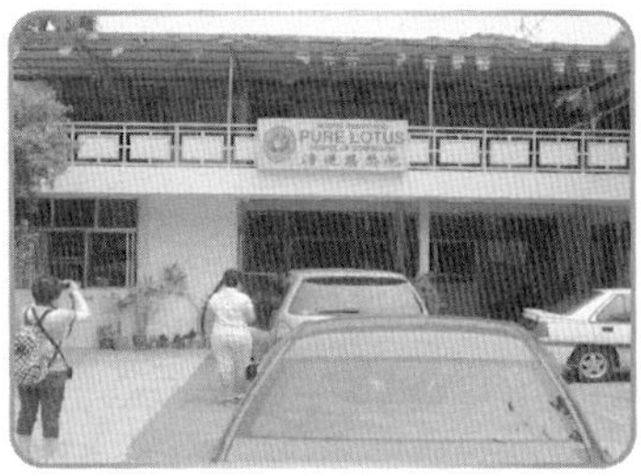

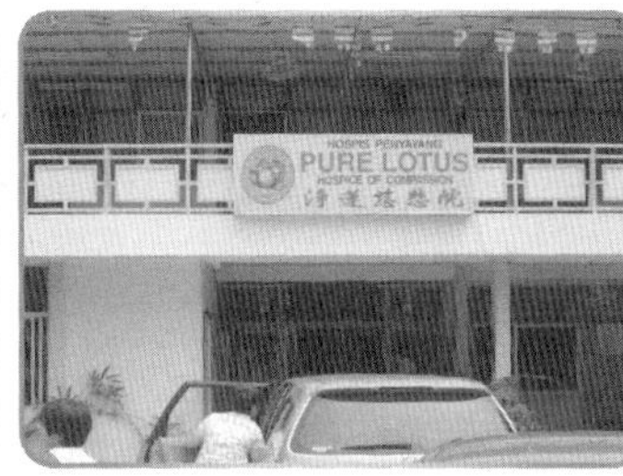

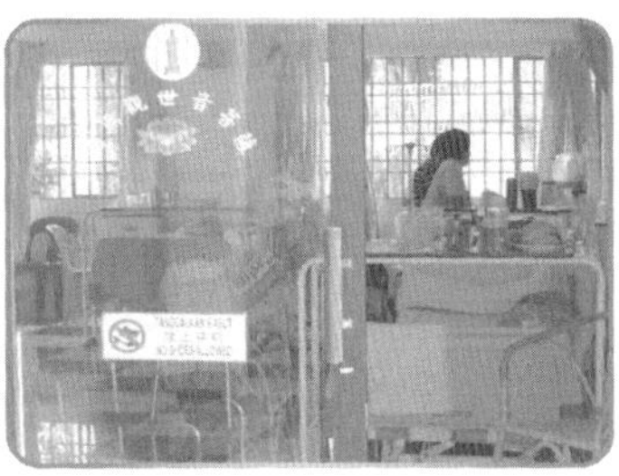

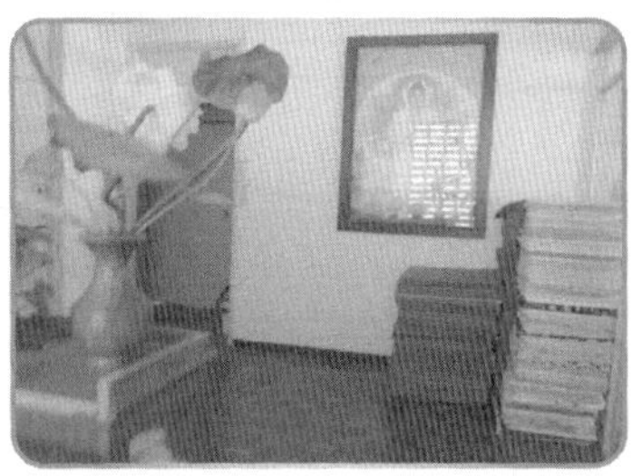

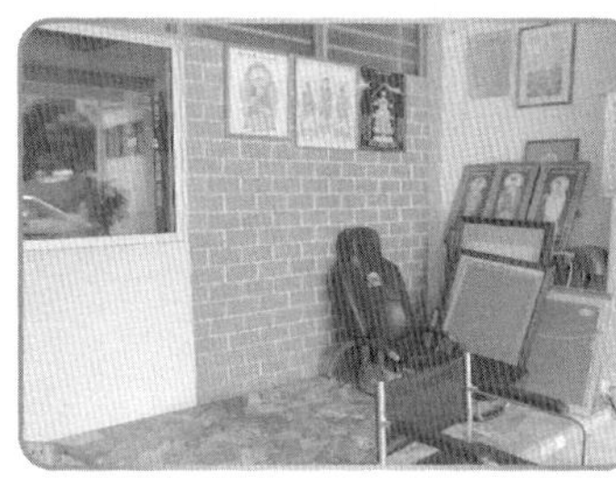

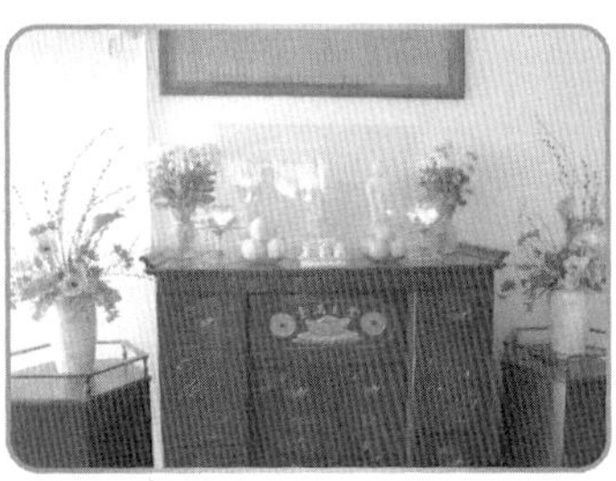

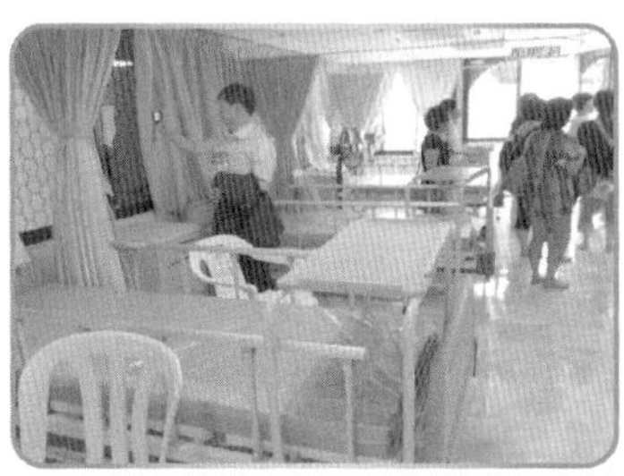

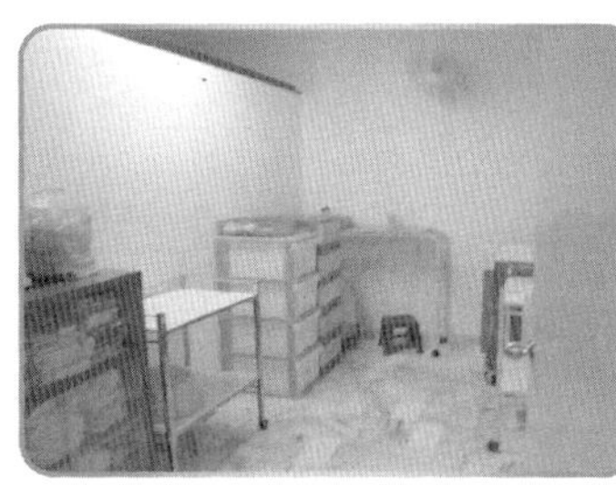

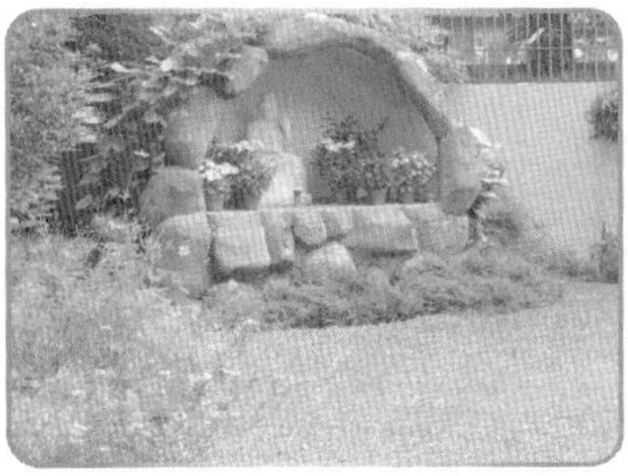

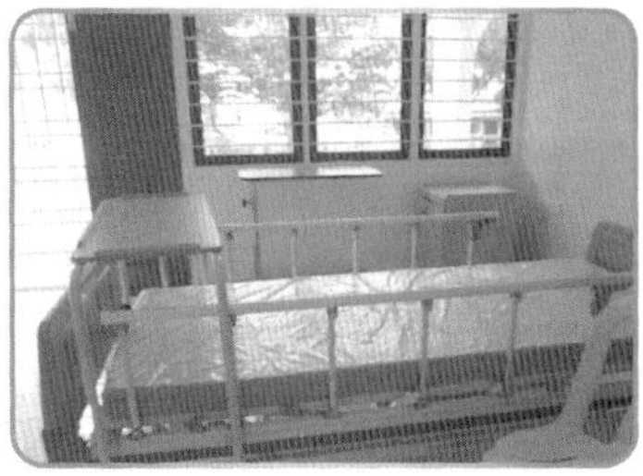

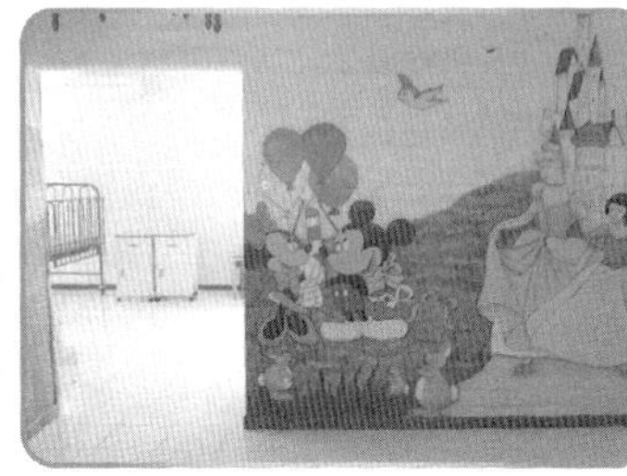

어린이 호스피스 내부

3 장
죽음에 대한 고찰

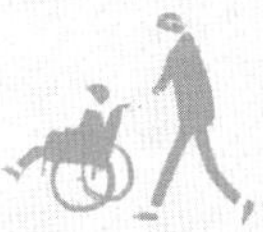

1. 죽음의 정의
2. 죽음의 의미
3. 생애주기로 본 죽음의 개념발달
4. 죽음의 인식 형태
5. 죽음의 반응

1 죽음의 정의

인간은 누구나 다 태어나듯이 누구나 다 죽음을 맞이하게 된다. 우리가 흔히 알고 있는 죽음이라는 것은 목숨이 끊어져 생명을 잃는 것을 말한다. 그러나 그 죽음을 의학적으로 다섯 가지로 분류할 수 있다.

1. 임상적 죽음(clinical death) : 호흡, 뇌 활동 그리고 심장이 정지된 상태
2. 뇌의 죽음(brain death) : 대뇌의 신 피질을 비롯하여 소뇌, 중뇌, 뇌간의 모든 활동이 불가역적으로 정지된 상태
3. 생물학적 죽음(biological death) : 임상적 죽음 후 필연적으로 나타나는 것으로 유기체의 와해라 볼 수 있음
4. 사회적 죽음(social death) : 자신과 주위의 자극에 대하여 무의식, 무반응 상태에 있는 인간으로 불가역적인 심한 뇌 손상이 있지만 능동적인 뇌파 활동과 약간의 정상 반사가 나타나는데, 이른바 지속적인 식물인간 상태가 이에 속함
5. 신학적 죽음(theological death) : 한 생명체의 모든 기능이 완전히 정지되어 원형대로 회복될 수 없는 상태에서 인간이 생명의 원천을 하나님께 귀의하는 것

2 죽음의 의미

1. 철학적 관점

우리는 죽음을 인생의 한 단면으로 단순한 문화 현상이 아닌 지극히 당연한 인생의 한 부분으로 간주한다. 죽음을 무시하고 부정하는 것은 인생과 인생의 총체적인 성장을 파괴시킬 것이라고 생각하는 철학자가 많다. 인생의 종말이나 종말을 잘 관리하는 방법을 배워야 하며, 인생을 풍요롭게 하기 위한 죽음에 대한 다각적인 인식이 있어야 한다. 임종을 의미 있게 관리하도록 준비하는 것이 지혜롭다는 견해가 있다.

철학적 관점에서 이 세상은 다만 지나가는 것으로 완곡하게 대하는 경향이 있으나 반대로 죽음을 무기력 상태, 파괴를 피할 수 없는 공포상태로 개념화하기도 한다.

인간의 삶의 한계성을 인정하는 것은 성숙한 증거인 것이다.

2. 사회적 관점

죽음에 관련된 여러 가지 문제가 현대사회에서 대두되고 있다. 지속적인 식물인간 상태를 사회적 죽음(social death)이라고 할 수 있다. 환자는 무의식, 무반응 상태지만 뇌파 활동은 나타나고 신체 반사작용 또한 남아 있다. 가장 중요한 인간의 특성이라 할 수 있는 개인의 인격, 의식, 주체성, 기억, 판단, 추리, 행동, 향락, 근심 등이 정지된 상태로써, 사회적 상호작용에 대한 능력이 불가역적으로 정지되어 있기 때문에 사회적으로 죽음 상태라고 보는 견해인 것이다. 사회적 상호적용이 없더라도 기계적으로 활동이 가능할 때에는 어떻게 대처해야 하느냐 하는 의문이 남는다. 뇌와 심장의 죽음으로 정의될 때는 의문이 적게 일어나지만, 불가역적인 혼수상태에서 인간의 활동적 기능이 상실될 때에는 도덕적, 윤리적인 문제가 남게 된다.

3. 인간 상호관계적 관점

죽음의 문제는 아무리 임상적으로만 취급한다 할지라도 인간 상호관계 속에서 나타나는 현상으로도 해석될 수 있다. 특히 불치병에 걸린 사람이나 임종에 이르는 사람은 강한 심리적 동요를 느낀다. 그것은 질병과 죽음에 대한 불신과 희망의 엇갈린 느낌을 준다. 이는 주위의 사랑하는 가족이나 친지에 의해서도 죽음을 수용하는 자세 또는 수용에 못 미치거나 거부하는 태도 등으로 나타나게 된다.

주변 사람들은 특히 불안 행동, 우울, 정신 생리적 증상 등으로 이별에 대한 반응을 보인다. 특히 죽음이 일어날 것이라는 강한 거부감은 의식 수준에서뿐만 아니라 무의식 수준에서도 현실을 무시하거나 수용하지 못하는 태도를 나타낸다. 이 거부감이 일어나는 현상은 위험을 회피하고 사랑하는 사람을 잃는 것을 예방하고자 하는 것이다. 이때는 현실에 대한 재인식이 필요하다.

4. 의학적 관점

의학적 측면에서 다루는 죽음은 주로 신체적인 죽음에 해당되며, 이는 다시 임상적 죽음과 생물학적 죽음으로 구분할 수 있다.

임상적 죽음은 호흡이 없고 심장이 정지되어 뇌의 활동이 중지된 상태를 말한다.

그러나 불가역적인 경우가 아니고 죽은 지 얼마 되지 않은 경우에는 소생을 주도하여 치료가 적절히 수행되면 정상적인 뇌 기능을 포함한 모든 신체 장기의 기능이 회복되는 경우도 있다.

의학적인 죽음의 판정 기준은 죽음에 대한 개념의 중점을 어디에 두느냐에 따라서 변화해왔다. 과거에는 호흡 정지, 심장박동의 정지, 피부색의 변화, 근육의 이완과 기능이 정지되어 있어도 인공호흡 보조기 등의 도움으로 호흡이나 심장박동 등의 활력 징후를 연장시킬 수 있는 방법이 개발되기에 이르렀다.

5. 종교적 관점

1) 한국의 무속 신앙과 죽음

우리의 옛 풍습에서는 육체에서 영혼이 떠나면 정말 죽은 것이고, 그 영혼이 다시 그 육체 속으로 돌아오면 살아난다고 생각했다. 한 인간이 호흡을 멈추면 그 사람이 입던 옷을 가지고 지붕 한가운데에서 북쪽을 바라보며 그 사람의 이름을 세 번 길게 부른다. 죽은 사람의 이름을 부르는 것은 이 혼이 다시 몸에 합하도록 하는 것으로 이것을 고복(皐復)이라고 하며, 이렇게 해도 살아나지 않으면 그때야 비로소 '죽음'으로 규정하였다. 한국인의 영혼관은 두 가지로 구분하는데, 하나는 사람이 죽은 후 저승으로 가는 사령(死靈)이고, 다른 하나는 살아있는 사람의 몸에 깃들여 있는 생령(生靈)이다. 이와 같이 무교에서는 영혼을 평안히 모셔서 저승으로 가게 하는 특색이 있다.

한국인은 영혼에 대한 모습과 성격 규정을 살아있는 사람과 동일하게 인격적으로 대우한다. 죽음을 '돌아가셨다'라고 하는 것도 이 세상에서 살다가 늙어 수명이 다하면 '저 세상으로 돌아가서 살게 된다'는 한국인의 생사관의 반영을 나타낸 것이라 할 수 있다.

2) 중국의 유교 사상과 죽음

공자의 제자인 계로가 공자에게 "죽음이 무엇입니까?"라고 물으니 공자가 대답하기를 "태어나는 것도 모르는데 어찌 죽음을 알리오."라고 하였다. 이처럼 중국의 유교는 내세관을 갖고 있기 않기 때문에 죽음관도 확실하지 않다. 그러나 공자도 경천 신앙을 가지고 있었다. 유가는 죽음 자체의 의미나 죽어서 시작하는 또 다른 세계에 대해서는 관심이 없었고, 삶과 죽음 때문에 앞뒤로 연장될 수 있는 상념을 처음부터 단념하고 거의 일회적인 인생 자체에 몰두하게 되었다. 공자가 한 것처럼 귀신과 죽음의 질문을 뿌리치면서 사람과 삶에의 정열적 관심과 사랑을 나타낸 것이 유가였다. 죽음은 인생을 시작해서 엮어가다가 마치는 엄숙한 과정이라는 것이다. 이것은 이미 생사에 대한 생물학적 또는 종교적 관심에서 벗어나서 자기 책임 아래 인생을 엮어간다는 자율의 도덕론적으로 정착된 것이다.

3) 도교 사상과 죽음

도교는 중국 고대의 민간 신앙을 바탕으로 삼는 신선설(神仙設)을 중심으로 불로장생을 주목적으로 하는 현세 이익적인 자연종교라고 할 수 있다. 이처럼 도교는 죽음을 문제 삼지 않고, 단지 자연변화의 일부로서 도(道)에 의해 지배되는 것으로 이해한다.

장자의 도교적 죽음관은 특이한데 그는 죽음에 대하여 다음과 같은 말을 남겼다고 한다. "삶은 죽음의 동반자요. 죽음은 삶의 시작이니, 어느 것이 근본임을 누가 알랴? 삶이란 기운(起運)의 모임이고 기운이 모이면 태어나고 기운이 흩어지면 죽는 것인데, 인간이 사(死)와 생(生)이 같은 짝을 만나면 무엇을 조심하랴. 내 생애를 잘 지냈으면 죽음 또한 의연하게 맞이해야 한다."

4) 인도의 힌두교와 죽음

고대 인도인은 사람들이 죽어서 가는 세상을 야마(Yama)라고 불렀고, 이것이 불교에 들어와서 염라(閻羅)라고 음역되었다. 후기 베다시대(기원전 8세기 경)에 이르러 야마의 왕국에서조차 삶과 죽음이 있다는 논쟁이 일어남에 따라 윤회사상이 싹트게 되었다.

인도인들은 이 세상에서 가장 큰 불가사의를 죽음이라고 생각했다. 인도인의 죽음관을 몇 가지로 요약할 수 있다.

먼저, 죽음이란 것은 낡은 옷을 벗고 새 옷을 갈아입듯이 새로운 생명을 얻어 껍질을 벗는 새롭고도 영원한 재생으로서 파악하였다. 즉, 죽음을 바로 생명 과정의 하나로 본 것이다. 인간의 본질이 무엇인지 깨달았을 때야말로 생사의 순환에서 자유로우며 죽의 공포에서는 자취를 감추게 된다. 깨달은 자에게 있어 육신의 죽음은 죽음이 아닌 것이다. 따라서 죽은 것은 육신이지 본질적 자아는 아니기 때문이다.

5) 불교 사상과 죽음

불교에서의 죽음은 인간으로서 피할 수 없는 현실을 말한다. 붓다는 이러한 현실의 냉혹한 자각을 통해 죽음이라는 실상을 벗어나 보다 높은 수준의 진실을 터득하여 현실적 죽음의 문제를 극복하고자 하였다. 그러므로 이 극복을 통해 자유로움을 추구하는 것이 바로 불교 전반의 목표라 할 수 있다. 따라서 불교에서 문제가 되는 것은 사후(死後)의 존재가 아니라 죽음에 대한 새로운 인식이었던 것이다. 즉, 불교에서는 삶에 번민하지 않고 죽음에도 번민하지 않는 생명을 추구하고자 한다. 말하자면 삶과 죽음을 초월하여 업과 윤회를 벗어난 경지로서 번뇌를 꺼버린다는 넓은 의미에서의 열반을 나타낸 것이다.

불교에서 죽음에 대해 이해하는 것은 불교의 궁극적 인식인 '생사즉열반(生死卽涅槃)'을 바르게 이해하는 하나의 방도가 된다. 따라서 불교에서 죽음의 문제는 마음의 문제로 귀결되는 것이다. 이러한 마음의 문제는 궁극적으로 무심(無心)의 상태, 즉 적정(賊情)이며 열반의 상태에 도달할 수 있을 때에야 비로소 해결된다고 할 수 있다.

6) 그리스도교 사상과 죽음

죽음과 관련된 그리스도교 사상은 구약성서를 통해 그 기원을 찾을 수 있다. 구약의 창세기부터 시편 이후까지는 죽음의 보편성과 아울러 인생의 허무함을 제시하고 있다. 그러나 구약은 죽음의 보편성과 아울러 인생의 허무함을 제시하고 있다. 그러나 구약은 죽음의 보편성에서 다시 새로운 죽음의 의미를 부여하여 죽음과 죄는 인과관계에 있는 것으로 보았다. 하나님은 인간을 불사불멸하도록 창조하였고, 인간은 죽음을 면제받을 소지를 지니고 창조되었다. 그러나 최초의 인류라 불리는 아담과 하와가 하나님께 순종치 않음으로써 죽음이 이 세상에 들어왔고, 그 죄로 인해 '죽음'이라는 벌을 받게 된 것으로 믿고 있다.

신약에서의 죽음관은 예수와 죽음의 관계를 통해서 이해하지 않을 수 없다. 요한복음 3장 16절에 보녀 '하나님이 세상을 이처럼 사랑하사 독생자를 주셨으니 이는 저를 믿는 자마다 멸망치 않고 영생을 얻게 하려 하심이니라'의 말씀같이 영원한 생명을 얻게 됨이 그리스도의 구원이요, 죽음관인 것이다.

하나님은 인간의 조건으로는 감수해 낼 수 없는 고통스러운 죽음을 완전히 극복함으로써 벌 받은 인간의 죽음을 영원한 생명으로 구원하였다. 또한, 그리스도가 죽은 후 3일 만에 부활하였듯이 모든 인류도 세상의 종말에는 모두 부활하고 영혼과 육신이 결합되어 천국에서 영생을 누리게 된다고 믿는 것이다. 그리스도교의 죽음관은 사도 바울의 "내게는 그리스도가 생의 전부입니다. 그리고 죽는 것도 내게는 이득이 됩니다(빌립보서 1 : 21)"라는 구절로 요약할 수 있다.

그리스도교에 있어서 죽음은 하나의 위기인 동시에 사건으로 받아들여진다. 즉, 생물학적 죽음을 하찮은 일로 봄과 동시에 부활 사상에 중심을 두어 죽음을 새로운 존재로 이끌어 줌을 나타낸다고 할 수있다. 죽는 것이 하늘의 소망이요, '희망의 시작'으로 본 것이다.

3 생애주기로 본 죽음의 개념발달(Erikson)

✓ 영 · 유아기 : 죽음을 병의 일부로 생각한다. 죽음에 대한 정의가 명확하지 않아 죽음을 보면 아파서 누워 있다고 생각한다.

✓ 취학전기 : 죽음은 하나의 추상적인 의미이다. 죽는다는 것을 이해하지 못하며, 어머니의 죽음은 정서적인 분리 또는 공포의 감정으로 나타난다.

✓ 학년기 : 2학년까지는 죽음의 개념이 추상적이다. 죽음이란 단어 자체에 공포를 느낀다. 고학년이 될수록 죽음은 지금 여기에 있는 우리와 헤어지며, 영영 오지 않는 곳으로 간다는 분리의 개념이 강하게 전개된다. 또한 분노, 이탈의 개념이 생길 수도 있다.

✓ 청소년기 : 죽음은 인생의 패배이므로 분노와 죄의식, 열등감이 따른다.

✓ 청 · 장년층 : 지금까지 이루어 놓은 것을 잃는다는 허무감, 허탈감, 좌절감에 빠진다.

✓ 중년기 : 지금까지 이루어 놓은 것, 삶에 대한 허무감, 두려움, 이 땅에 남겨야 하는 모든 것들에 대한 걱정 등이 나타난다.

✓ 노년기 : 죽음을 받아들이고 준비, 수용하는 반면 죽음에 대한 억울함, 삶의 애착을 갖기도 한다.

4 죽음의 인식 형태

그라저와 스트라우스(Glaser & Strauss)는 죽음을 맞는 환자의 상황을 주위 사람들과의 상호작용에 관련하여 연구하였다.

1. 폐쇄 상황

이는 죽음이 닥쳐오는 환자, 환자 가족에게도 알리지 않는 상태를 말한다. 환자는 자신의 종말을 예상하지 못하므로 자신의 인생 설계를 할 때 죽음을 인식하지 않은 상태로 계획하게 된다. 이 상황에서 필요한 간호과정은 환자에게 생의 의미를 생각하게 하고 의료인을 인간으로서 믿게 하며, 질병에 대한 질문이 있을 때는 설명해 주는 것 등이다.

2. 의혹 상황

건강상태에 대한 정보가 환자 혹은 가족에게도 완전히 받아들여지지 않은 경우이다. 상황에 대한 사정, 수행, 그리고 악화의 증거로 인해 가족은 환자 상태를 의심하게 된다. 이때는 임종 준비에 대해 인식하도록 도와주며 간접적인 격려가 필요하다.

3. 상호 위선 상황

의료진, 환자, 가족이 임박한 죽음에 대해 알고 있으나 아무도 이 상황에 대해 입을 열지 않는 경우이다. 위선 상태가 끝나면 개방 상태가 되며, 이때 환자는 특별한 대화나 요구를 하지 않는다. 환자의 심리상태와 원하는 대화의 정도를 파악하여 그에 알맞은 간호를 제공한다.

4. 개방적 상황

의료진, 환자, 가족이 환자의 진단 및 예후에 대해 완전하고 정확한 정보를 가지고 있으며 서로 마음을 열고 상황에 대해 의논하는 경우이다. 환자는 본격적으로 임종 준비 단계에 들어서며 궁금증이 해결되기를 바라므로 가족과 함께 궁금증을 해결하여 죽음을 수용하는 단계에 이르도록 도와준다.

5 죽음의 반응

1. 임종 환자에게서 예측할 수 있는 슬픔

임종 환자의 슬픔은 유가족의 상실의 슬픔과 비슷하다. 미래에 대한 다양한 상실을 슬퍼하게 되는데 여기에는 자기 자신을 잃는 것 외에도 같은 극단적인 슬픔을 경험하게 된다.

- ✓ 조절 능력의 상실
- ✓ 자립의 상실
- ✓ 신체적, 심리적 기능과 사고 능력 상실
- ✓ 중요한 사람과 외적인 것, 익숙한 환경의 상실
- ✓ 자기 자신의 특성과 정체성 상실(자신의 유능함, 사랑스러운 면, 자신의 매력과 가치 상실)
- ✓ 의미의 상실, 세상과 그 안의 모든 사람과의 관계 상실

2. 임종 환자의 정서적 반응

1) 불안

불안이란 위협적인 상황에서 위협의 인지적 평가에 따라 일어나는 잠정적인 반응 과정이다. 불안감의 기능은 사람에게 절박한 위협을 경고하는 일이다. 즉, 적절한 조치를 취하지 않으며, 자아가 전복될 때까지 위험이 증가하리라는 일종의 자아에 대한 신호이다. 만일 자아가 합리적 방법으로 불안과 대적하지 못할 때에는 비현실적인 것에 의존하게 된다. 불안은 두려움과는 다르며, 본질적으로 방향이 없고 무슨 이유 때문에 발생하는 것인지 알 수 없다. 그러나 이것은 임종 환자가 갖는 존재 의무, 비존재 불안(annithilation anxiety)에 대한 자연스러운 반응이라 할 수 있다.

불안에 대한 정확한 진단은 중요하다. 왜냐하면 이러한 정확한 진단은 불안의 원인을 감소시킬 수 있기 때문이다. 따라서 특정한 두려움을 분류하여 대처함은 막연한 불안을 일반적이고 전체적인 것으로 다루는 것보다 더욱 효과적인 것이다.

2) 우울, 의기소침

우울은 죽음에 직면한 환자의 또 다른 정서적 반응으로 죽음의 불가피성을 깨닫기 시작할 때 나타난다. 이는 임종 환자의 슬픔의 한 부분으로서 즉각적인 상실을 인식하는 자연스러운 현상이다. 우울은 하나의 기전으로서, 환자는 사랑하는 모든 것을 잃는다는 상실감에 의해 나타나는 증상이다. 우울은 절망을 포함하고 있기 때문에 간호하기가 매우 어렵다. 그러나 이러한 우울의 증상을 지닌 환자에게는 다른 치료를 제공해야 한다.

우울의 증상에는 대부분 성질이나 태도가 부드러운 환자가 되어 방에 틀어박혀 말하지 않는 것으로 분노를 표현하기도 하고, 극심한 슬픔에 쌓여 불안정한 상태로 수면장애나 식욕 상실 등의 현상을 보이기도 한다.

이미 어떤 상실로부터 오는 우울에는 확신과 용기로 환자를 유쾌하게 해야 한다.

그러나 이와는 달리 죽음을 예측하는 우울은 절박한 상실 앞에서 치료가 불가능하다. 우울은 어떤 방법으로든 깊은 심사숙고하여 치료해야 하는 것이다. 그러므로 환자 주변의 사람들이 환자가 자신의 슬픔을 표현하도록 격려하며 허용하는 태도로 환자를 지지하고 도와줘야 한다. 이러한 우울은 환자뿐만 아니라 환자의 가족, 호스피스요원, 애인, 친구 등 환자 주변에 있는 사람들에게까지 나타난다.

3) 분노와 적개심

분노와 적개심은 임종 환자와 그 가족에게 흔히 볼 수 있는 현상이다. 다른 사람들과 달리 환자 자신은 앞으로 다가올 죽음과 지속할 수 없는 미래에 대한 불안으로 인해 분노와 적개심은 점점 쌓여만 간다. 환자는 주위 사람들의 생소한 반응으로 인해 자신이 죽는다는 것을 알게 되고, 평범하지 않은 자신의 삶에 대한 모든 것을 포기하게 된다. 또한 환자는 남은 시간 동안에도 아픔으로 괴로워하게 된다. 이러한 시점에 이르러서는 '내가 왜?'라는 대답할 수 없는 질문을 하기에까지 이른다. 이 경우 환자들의 분노는 이해할 수 있으나 이러한 감정에 근거는 제거할 수 없다. 흔히 죽음 직전에 있는 불치병 환자들은 이러한 감정을 다른 사람에게까지 전이시키기도 한다. 그러니 이러한 심정들은 더 깊은 아픔과 슬픔, 공포를 은폐하기 위해 사용되는 수단일 뿐이다.

환자는 자신의 분노, 적개심에 대해 비판하지 않고 표현할 수 있어야 하며 아무런 죄의식 없이 받아들여져야 한다. 어떤 경우에는 분노를 표출함에 제한을 둘 수도 있지만, 만약 환자가 좌절과 분노를 말로 표현하거나 신체적 활동으로 나타낸다면 공격의 정도를 감소시킬 수 있다.

4) 죄의식과 수치심

죄의식과 수치심은 흔히 어떤 질병에나 특히 불치병 혹은 죽을병에 걸린 사람에게는 더욱 강하게 동반되는 현상이다. 죄의식은 윤리에 어긋나는 행위에 발생하며 자아상이 흐려질 때 나타난다. 이것은 스스로 자신을 비하시키는 것으로 벌에 대한 공포와 관련 있다.

임종 상태에 있는 환자들은 자신의 죽음에 대한 죄의식을 갖게 되는데, 그들은 죽음에 대한 정당한 이유를 여러 가지로 과장하고 상상한다. 왜냐하면 환자들은 자신들의 병이 과거에 잘못한 일에 대한 응보의 형태라고 믿기 때문이다. 환자가 죄의식에서 해방된 경우에 좋은 결과보다 오히려 나쁜 결과를 초래할 수도 있다. 환자가 죄의식을 위장한 부정의 형태로 나타낼 때가 바로 이러한 경우라 할 수 있는 것이다. 이러한 형태의 부정이 환자가 준비되기 전에 일어난다면 그것은 환자가 집착하는 모든 희망의 감정들을 파괴하는 결과를 가져오게 된다.

질투나 시기의 감정도 죄의식을 갖게 하지만 환자의 상황에서는 이해할만하다. 예를 들어 환자는 자신의 평정을 잃고 울었다는 것에 대해 죄책감을 느낄 수 있다. 즉, 자연스럽게 슬픈 감정을 체험하는 것도 환자들에게는 죄의식을 갖게 할 수 있는 것이다.

수치심은 그들이 자기 이미지에 합당하게 살지 않았음을 느끼는 것이다. 수치심은 환자에게 가끔 일어나는 감정의 한 형태이다. 이는 질병으로 인해 의존적이 되거나 어떤 조설 능력을 상실하거나 혹은 가장 중요한 자아 존엄성에 대한 감각을 유지하는 것이 허용되지 않을 때 흔히 나타난다. 죽음에 임박한 환자는 자신의 신체적 혹은 심리적 결함으로 인해 수치심을 느낄 수 있다. 또한 자기 신뢰(self-reliance), 자기조절, 독립심, 자율성 등의 역할을 부분적으로 포기하게 된다. 따라서 이에 해당되는 환자에게는 존경심을 가지고 대해 주어야 한다. 환자의 사생활, 사적인 면을 최대로 보장해 주어야 하며, 여러 상황을 고려하여 일상에서처럼 어느 정도 조절이 요구되는 것임을 확신시켜야 한다.

3. 임종 환자의 방어기전

1) 위협으로부터의 은신

(1) 퇴행

퇴행은 현재에서 갈등이 없었던 시기인 이전의 초기 단계로 되돌아가는 것을 말한다. 이것은 생의 초기에 성공적으로 작용했던 생각이나 감정, 행동에 의지함으로써 현재 상황에서의 어려움을 이겨내지 못할 것이라는 불안이나 위협을 해소시키는 과정이다.

이것은 긴박한 죽음의 공포나 저항할 수 없는 압박에서 벗어나려고 꾸준히 노력하는 환자에게서 일어나는 것이다. 따라서 임종 환자에게 있어서 꼭 필요한 것이며, 치료 가능한 것이다.

(2) 의존성

타인에 대한 의존심은 환자의 자기 중심성, 이탈, 그리고 예전의 활동과 독립심으로부터 위축되는 현상에서 기인하는 퇴행적인 성격을 띤다. 만성 질환의 희생자인 환자는 잦은 입원으로 희망이 없는 아이들처럼 느끼게 되며 불가피하게 의존적 위치에 놓이게 된다. 이러한 감정의 반응은 여러 가지가 있을 수 있다. 환자는 독립심과 생산적인 삶의 결핍으로 죄의식을 느낄 수 있는데, 이 두 가지는 서구 문화에서 높은 가치를 두는 속성이 있다. 환자는 다른 사람에 대한 의존심이 증가하는 것을 불편하게 느끼며, 이것에 대한 반응으로 인해 적개심과 회의, 분노 흔히는 수치심과 열등감으로까지 은폐될 수 있다.

환자를 위한다면서 존경심 없이 임의적인 제한을 하면 정서적으로 안정시킬 수 없다. 제한점에 대한 결의도 그것이 환자에게 유익한 것임을 설명해야 하며, 그러한 제한은 지속적인 존경을 포함하도록 해야 한다. 또한 신체적인 면까지도 고려하여 환자의 관심사를 최대로 존중한다는 것을 알려 안정감을 느끼게 해야 할 것이다.

2) 위험의 인식으로부터 도피

(1) 억압

억압은 모든 방어기전의 기초가 되는 가장 보편적이고 일차적인 자아의 방어다. 억압을 통해 자아는 위협적인 충동, 소원, 환상, 기억 등이 의식되는 것을 막아준다.

환자는 극단적인 억압의 상황에 직면하게 되어 걱정스러운 생각과 느낌이 무의식적인 곳으로 유도된다. 환자는 감당할 수 없는 죽음의 생각과 그것의 의미를 의식적인 인식으로부터 제외시키려고 시도한다. 이러한 투쟁을 통해 환자는 정서적인 균형 상태를 유지하고자 한다. 그러나 환자의 증상은 끊임없이 그러한 상태로 되돌아가기 때문에 이러한 기전은 환자에게 사소한 역할만 하게 할 뿐이다.

(2) 억제

억압과는 반대로 억제는 공포를 불러일으키는 인식으로부터 피하도록 의식적인 시도를 하는 것이다. 즉, 억압은 바람직하지 못한 생각과 충동에 대한 신중한 통제로서 억압이 무의식적인 과정인데 반해, 억제는 개인의 의식적 의도를 가진 과정이라 할 수 있으나 목적은 동일하다고 본다. 이것은 흔히 다양한 활동을 통해 성취되며 바쁘게 지냄으로써 공포의 감정에서 해방될 수 있다.

생명이 긴박한 환자의 병이 악화됨에 따라 이러한 다양한 활동은 유지하기 어렵게 된다. 억제는 병상 생활에서 기인되는 수동성과 증가되는 활동 부족을 통해 악화된다. 특히 밤은 환자에게 더욱 힘겨운 시간이다. 단조로운 병상 생활로 인한 결핍과 지속적인 침상 생활은 환자의 다양한 활동을 빼앗는다. 또한 이러한 무서운 생각은 그들을 홀로 남게 하고 외로움을 느끼게도 한다. 대부분 병원에서의 죽음은 밤중에 일어나는 경우가 많은데, 그러한 사실은 위와 같은 몇 가지 이유 중에 하나라고 할 수 있다.

환자는 다른 사람 앞에서 지나치게 많은 이야기를 하거나 위험한 생각을 억제하기 위해 잠을 자기도 하고, 다른 이로 하여금 긴장되는 이야기를 하도록 하여 안식을 얻기도 한다.

억제가 환자에게 필요한 것임을 인식하는 것은 매우 중요하다. 죽음에 직면한 환자가 적절한 휴식이나 안식 없이 이러한 문제를 계속 생각하는 것은 어렵다. 그러므로 억제는 환자에게 어느 정도 휴식을 제공하는 데 도움을 준다고 말할 수 있는 것이다.

(3) 부정

부정이란 의식 있는 인간에게 도저히 감당하지 못할 어떤 생각, 욕구, 현실적 존재를 무의식적으로 인정하지 않으려는 것을 말한다. 이 과정은 에너지를 소모하는 현실에서 도피하도록 한다.

그러나 그 순간만큼은 환자가 자신의 삶을 견디어 낼 수 있도록 한다. 부정의 방어적 과정은 모든 말기 환자가 공통적으로 갖는 것이다.

환자는 남은 일을 하기 위해서 '자신이 죽는다'는 사실을 받아들여야 한다. 환자의 대부분은 수용과 부정 사이에서 망설이게 된다. 좀 더 구체적으로 말하며 많은 말기 환자는 현실적인 죽음의 수용과 거부 사이에서 미묘한 평형을 유지하게 된다. 그러나 이러한 균형은 환자의 적응을 요구한다. 결국 죽음에 대한 부정과 수용의 두 가지 생각이 같은 사람 안에서 동시에 일어나게 되는 것이다.

(4) 합리화

합리화는 가장 일반적인 방어기전 중 하나다. 즉, 합리화는 그 행동 속에 숨어 있는 실제 원인 대신에 자아가 의식에서 용납할 수 있는 '그럴듯한' 이유—경우에 알맞고, 지적으로 합당하며, 의식에 부합되고, 도덕윤리에 어긋나지 않는 이유—를 대는 방어기전을 말한다. 이 기전은 개인이 자기 이미지를 보존하거나 향상하도록 도와주는 방법으로 사용된다. 따라서 합리화를 사용하는 사람은 일반적으로 자기의 동기를 전혀 의식하지 못하게 되며, 자신이 사실을 왜곡하고 있다는 것도 의식하지 못하게 된다.

(5) 비인간화

이 기전은 자신의 한계를 모호하게 하는 것으로써 매우 잘 적응하지 못한다고 할 수 있다. 이 과정에서 환자를 스트레스로 인해 자아의 한계를 외부적인 현실로부터 구별하지 못하게 된다.

스트레스 때문에 자아의 한계가 모호해지면 내적인 자신과 외적인 현실 사이의 분별은 쉽사리 명백해질 수 없다. 따라서 자아는 동일감을 잃게 되고, 불일치를 경험하게 되며, 그로 인해 비현실적인 감정까지 가질 수 있게 된다. 환자는 주변의 모든 것을 생소하고 이상하게 느끼게 될 뿐만 아니라 환자 스스로 삶의 주인공이 아닌 소외된 인간으로 느끼게 된다. 이러한 방어기전에 보이는 반응으로 환자는 분열 증세를 나타내기도 하며, 자신 안에서 그의 몸이 자신의 부분이 아님을 경험하며 또한 그렇게 느끼게 할 뿐이다.

이러한 과정을 통해서 환자는 스스로 아무 생각이나 느낌 없이 질병을 경험하게 만들어 버리는 것이다.

(6) 주지화

이 방어기전은 감정을 사고와 분리시킨다. 주지화란 느낌보다는 사고로 정서적 불편을 제거하려고 하는 것이다. 따라서 여러 가지 체계적인 생각을 하고 생각에 따른 감정을 제거함으로써 용납 못 할 충동에서 오는 불안을 막을 수 있다.

이러한 사람은 흔히 그의 질병에 대해 지성적으로 대응하여 몰두하게 되며 어떤 면에서는 그것으로부터 이탈된 듯 보이기도 한다. 그러나 만약 주지화가 적당히 유지되면 환자에게 병에 대해 조절할 수 있는 능력과 희망을 주게 된다. 환자는 질병에 대한 토론이나 독서를 통해서 자신의 미래를 상상하고 계획하게 된다. 그러므로 이를 통해 환자가 스스로 죽음에 대해서 어떤 의미를 부여하게 된다면 환자는 침착성을 가지고 자신의 죽음을 받아들일 수 있을 것이다. 그러나 다른 면에서 만약 환자가 독서 혹은 질병의 진행에 대해 너무 몰두해 버리면 전혀 예측할 수 있는 상황에 대해서 공포를 가질 수 있게 된다. 따라서 환자는 주지화를 사용하여 끊임없이 자신의 감정을 부정한다면 그 기전은 치료적이라고 말할 수 없는 것이다.

3) 위험에 대한 적응

(1) 강박관념

이 기전은 주지화에 전적으로 의존되며, 감정이 생각으로부터 분리되는 데서 기인된다. 앞에서도 보았듯이 많은 환자는 자신의 질병을 지배하려고 노력하며 병에 관련된 지식의 접근을 통해 죽음의 위협을 극복한다. 이탈이 심한 정도가 아니라면 어떤 면에서 더 유용할 수 있으며, 공포감도 감소시킬 수 있다. 이것은 강박증에 대한 습관과 관심이 전개된 것으로 질병에 대한 지배와 조정을 시도한 결과라 할 수 있다.

이러한 강박증이 환자에게 극단적으로 나타나지 않는다면 환자의 사적인 감각을 제한하지 않아도 되며, 이는 치료로 유용할 수 있을 뿐만 아니라 질서와 안정감으로도 환자 스스로 감정을 조절할 수 있게 되니 환자에게는 유리한 일이다. 그러한 방법으로는 매일 일상생활을 규칙적으로 활동하게 하는 것이 있다. 이를 통해 환자는 자신의 활동에 도움을 받을 수 있게 된다.

(2) 항공포

이 기전은 가슴 깊이 쌓여 있는 두려움을 피하기 위해서 그 대상이 되는 행동에 대해 열심히 몰두하는 것을 말한다. 즉, 이는 공포에 숙달되도록 시도하는 것으로 이 기전을 대표할 수 있다. 이러한 기전을 사용하는 환자의 강요된 억압을 무시하는 욕구를 느끼며, 본인 스스로를 공포의 지배자로 생각하여 그 반대가 아님을 주장한다. 예를 들어, 의사는 환자에게 '술을 마시지 말라'는 처방을 내렸다. 그러나 환자는 의사의 처방과는 반대로 계속 술을 마신다. 그렇다면 그 환자는 아직 스스로 조절할 수 있는 능력이 있다고 말할 수 있다는 것이다.

많은 환자는 공포를 지능적으로 지배하고 있다. 환자는 이를 사용하여, 이로 인해 많은 영향을 받을 수도 있으나 병에 대한 지식이 결핍될 수도 있다.

(3) 승화

이 방어기전은 개인이 수용할 수 없는 생각과 감정을 사회적, 개인적으로 유용하게 만든다. 즉, 승화는 방어기전 가운데 가장 능률적이고 창조적인 것으로 본능의 힘, 특히 성적 · 공격적 에너지를 개인적, 사회적으로 유용하게 쓰고자 한 것이다. 이러한 방법은 환자들에게 배출구를 제공하는 것과 같다고 볼 수 있다. 예를 들어 죽을 병에 걸린 환자는 의사로부터 치료받는 것에 대해 거부감이 생기기도 하고, 화가 많이 나기도 한다. 그러나 환자는 의사에게 화내는 대신 '권투 경기를 본다든가', '골프를 친다든가' 하는 것으로서 자신의 분노를 완화시킬 수 있다. 때때로 환자는 암에 대한 분노–내가 왜 이 병에 걸려야만 하는가에 대한 분노–를 활동 에너지로 바꿔 그 분노를 다른 방향으로 돌리기도 한다. 또한, 암협회 같은 기관을 위해 일하는 것으로, 즉 나 혼자만이 아닌 남들에게 봉사하는 것에 이르기까지 자신의 분노를 긍정적인 방향으로 돌리기도 한다. 따라서 이러한 환자들에게 있어서 간호 제공자는 자신들의 분노를 긍정적인 방향으로 이끌 수 있도록 많은 지지를 해 주어야 한다.

4 장
암에 대한 이해

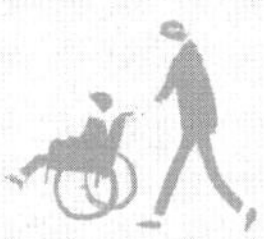

1. 암의 원인
2. 암의 특성
3. 암의 발생빈도
4. 암의 증상
5. 암의 진단
6. 암의 치료
7. 암의 예방 및 조기 검진

인간의 몸을 구성하고 있는 가장 작은 단위를 세포라고 부른다. 세포는 정상적으로 세포 내 조절기능에 의해 분열하고, 성장하며, 죽어 없어지기도 하면서 세포수의 균형을 유지한다.

어떤 세포가 손상을 받는 경우에는 대부분 손상을 복원하여 정상적인 세포로 역할을 하게 되는 반면에 회복이 되지 않은 세포의 경우에는 스스로 죽게 된다. 그러나 여러 가지 이유로 인해 이러한 증식과 억제가 조절되지 않는 비정상적인 세포들이 통제되지 못하고 정상세포들보다 더욱 많이 늘어나게 될 뿐만 아니라 주위 조직 및 장기에 침입하여 정상조직의 파괴를 초래하는 상태를 '암'이라 한다.

1 암의 원인

암은 한 가지 원인에 의해 발생한다기보다는 상호작용하는 여러 가지 요인에 의해 나타난다. 나이, 성별, 인종과 같은 요인들과 위암, 유방암 같은 가족적인 유전, 흡연, 석면 같은 환경적인 발암물질, 알코올 섭취, 자외선 장시간 노출과 같은 만성적인 자극, 암을 일으키는 바이러스 등 암의 원인은 이처럼 다양하다. 세계보건기구의 산하기구인 국제 암연구소(IARC) 및 미국 독립암협회지에서의 암의 원인은 다음과 같다.

◆ 국제 암연구소(IARC) 및 미국 국립암협회지에서 밝힌 암의 원인

원인	국제암연구소	미국국립암협회지
흡연	15~30%	30%
만성감염	10~25%	10%
음식	30%	35%
직업	5%	4%
유전	5%	–
생식	5%	7%
음주	3%	3%
환경오염	3%	2%
방사선	3%	3%

위의 표에서 알 수 있듯이 암의 원인의 70% 정도는 흡연, 감염, 음식 등의 환경적인 요인이 대부분이며, 유전적인 요인은 5%라는 점을 감안한다면 위험요인을 피하고 생활양식의 변화를 통해 암을 예방할 수 있음을 보여준다.

우리나라에서 암 발생의 2/3를 차지하는 주요 호발암은 위암, 폐암, 간암, 대장암, 유방암, 자궁경부암 등인데 일반적인 원인(contributing factor)은 다음과 같다.

◆ **국제 암연구소(IARC) 및 미국 국립암협회지에서 밝힌 암의 원인**

암 종류	원인
위암	식생활(염장식품 – 짠 음식, 탄 음식, 질산염 등), 헬리코박터 파이로리균
폐암	흡연, 직업력(비소, 석면 등), 대기오염
간암	간염바이러스(B형, C형), 간경변증, 아플라톡신
대장암	유전적 요인, 고지방식, 저식이섬유 섭취
유방암	유전적 요인, 고지방식, 여성호르몬, 비만
자궁경부암	인유두종 바이러스, 성관계

출처 : 국립암센터, 2004

2 암의 특성

암의 사전적 의미로는 상피성(上皮性)의 악성종양을 말하고, 조직을 파괴하고 출혈을 초래하며 전신의 영양장애를 일으키는 것이라고 한다. 그렇다면 종양은 무엇을 말하는 것인가? 종양의 정의를 적절히 내리기는 쉽지 않다. 그러나 의학적으로 종양이라는 것은 조직의 통제되지 않는 과잉 성장을 말하며, 개체에 대하여 유익하지 못할뿐더러 정상조직에 대해서 파괴적인 것을 말하기도 한다. 종양은 신생물이라고도 하는데 새로운 성장이라는 뜻이다.

1. 양성종양과 악성종양의 비교

종양은 악성과 양성으로 나눌 수 있는데, 다음의 표와 같이 비교할 수 있다.

◆ 양성종양과 악성종양의 특징

특징	양성종양	악성종양
성장 속도	느리다	빠르거나 아주 빠르다.
피막	피막에 싸여 있다.	거의 싸여 있지 않다.
성장 양식	확장되면서 성장하고 이때 경미한 조직손상을 일으킨다.	주위 조직에 확장되고 침윤하면서 성장하며, 염증, 궤양, 괴사를 일으킨다.
재발	외과적으로 제거하면 거의 재발이 없다.	잔여조직이 남아 있다면 수술 후에도 흔히 재발한다.
전이	전이되지 않고 국소적이다.	직접 퍼지거나 림프계, 혈액, 이식에 의해 다른 장기로 전이된다.
세포의 특징	주위의 원래 조직과 거의 같다.	주위의 원래 조직과 다른 양상을 나타낸다.
신체에 대한 영향	내분비계를 침범하지 않으면 일반적인 증상은 거의 없다.	악액질, 체중감소와 같은 전신증상을 유발한다.
예후	주요 기관의 압박이나 폐쇄가 없는 한 사망하지 않는다.	주요 장기에 전이되면 사망한다.

출처 : 전시자 등, 2005

2. 암의 진행과정

1) 발단기

암이 발생하게 되면 첫 번째 단계를 말한다. 이는 정상적 효소기전에서 벗어나 발암물질인 화학적 요인, 물리적 요인, 생물학적 요인 등이 세포 내부로 들어와서 DNA의 구조를 변화시키는 단계이다.

2) 증진기

정상세포가 발암물질로 인해 암세포의 특성이 시작되는 시기로, 성장 속도가 빨라지게 되면 정상세포가 종양으로 변형된다. 암세포 발단부터 명백한 종양으로 발달하기까지의 기간을 잠복기라고 부르며, 수개월에서 수년에까지 걸리게 된다. 발달된 세포의 성장을 촉진시키는 물질을 promoter라고 하는데, 호르몬 · 약물 · 공업화합물 등이 이에 해당한다.

3) 진행기

이 시기는 말 그대로 암세포가 발생하여 진행되는 단계를 말한다. 암이 발견 가능한 크기(1cm 이상)로 자라면 건강 문제를 유발하게 된다. 종양은 자체 혈액공급체계를 갖추어야 한다. 초기에는 확산에 의해 종양의 중심부위 세포에 영양을 공급하지만, 1cm 이상이 되면 종양의 중심부위 세포에 영양을 공급하지만, 1cm 이상이 되면 종양 중앙부위에까지 혈액의 공급되지 않는다. 종양세포가 계속 분열하면서 원래 발달 암세포와는 또 다른 일련의 새로운 악성 세포를 만들게 된다. 정상세포에서 변형되어 만들어진 원 종양은 원발성 종양이라고 하고, 그 종양은 확장되어 다른 부위로 전이될 수 있다.

4) 전이기

전이(metastasis)란 종양이 그 원발 부위에서 여러 경로를 따라 다른 부위에 이식된 경우를 말한다. 원발 부위에 처음 발생한 종양을 원발성 혹은 1차성 종양이라고 하고, 전이를 통해서 발생된 종양을 속발성, 2차성 혹은 전이성 종양이라고 부른다. 악성 종양세포의 중요한 특성은 종양이 원발 부위에서 다른 부위로 확산해서 성장할 수 있는 전이 능력을 가지고 있는 것이다.

(1) 직접 확장

암세포가 인접해 있는 주위 조직으로 침습된 경우를 말한다. 초기에는 근육이나 결체조직이 장벽 역할을 하여 암세포의 침입을 저지하나, 시간이 지나면서 암세포가 주위 조직으로 퍼지게 된다.

(2) 혈행성 전이

혈행성 전이는 암세포로 형성된 미세 색전이 혈관 내로 들어와 순환하다가 작은 모세혈관에 자리를 잡고 증식하게 된다. 악성종양은 증식하면서 그 크기가 어느 한계에 이르면 암세포가 혈류로 떨어져 나간다.

(3) 림프성 전이

혈행성 전이와 같은 과정으로 일어난다. 즉, 암세포로 형성된 미세한 색전이 림프계를 통하여 다른 부위에서 증식하는 것을 말한다. 혈행성 전이보다는 늦지만, 주위 림프결절의 비대로 전이가 된 것을 먼저 알 수 있기 때문에 아주 중요하다.

(4) 착상 혹은 이식

이식성 전이는 종양세포들이 장막을 뚫고 체강 내의 장액을 통해 장막표면 여러 부위에 씨앗을 뿌려 놓은 것처럼 여러 개로 된 작은 결절을 형성한다. 이런 이식성 전이는 복강 내 장기, 즉 위장관이나 간장 및 특히 난소에서 발생한 암에서 자주 관찰된다.

3 암의 발생빈도

보건복지부의 한국 암 등록 사업 연례보고서에 의하면, 우리나라의 5대 사망원인 가운데 뇌혈관질환, 사고, 심장질환, 간 질환에 의한 사망은 감소하고 있는 반면 암에 의한 사망은 여전히 1위를 지키고 있으며 계속 증가하고 있는 추세다. 2002년 한 해 동안 우리나라의 총 암 발생 건수는 99,025건을 2001년도에 비해 7.7%(91,944건)가 증가함에 따라, 해마다 증가하고 있음을 알 수 있다. 전체 암 발생 중에 위암 발생률이 그중 20.2%로 가장 높은 비율을 차지하였으며, 그 다음 폐암, 간암, 대장암, 유방암의 순서로 이들 5대 암이 차지하는 비율이 총 62%나 된다.

암의 발생에서 성별 발생 건수를 비교할 때 남성의 경우 전립선암과 대장암 발생 건수가 급증하는 반면, 여성은 자궁경부암과 위암 발생률은 감소하고 있으며 유방암과 갑상선암 발생률이 증가하고 있음을 알 수 있다. 특히, 15~35세를 대상으로 조사한 결과 남성은 위암이 1위(17.1%)인 것에 비해 여성은 갑상선암 발생률이 24.4%로 가장 높게 나타났다. 35~64세 남성은 위암이 25.6%로 가장 높게 나타났으며, 그에 비해 여성은 유방암이 23.2%로 가장 높게 나타났다. 또한, 65세 이상의 남성, 여성 모두에게는 위암이 가장 높은 발생률을 보였다. 다른 암의 발병 원인도 마찬가지겠지만, 특히 15~34세 여성들에게 보이는 갑상선암이 암 발생률 1위가 된 원인으로 스트레스, 전자파, 환경오염 등을 뽑고 있다. 따라서 이와 관련된 철저한 역학조사가 필요할 것이라고 생각된다.

4 암의 증상

1. 암의 경고 증상

암에 대한 예방조치를 충분히 했더라도 암을 예방하기 위한 이상적인 방법은 병의 조기 진단에서 나타나는 증상들에 대해 이해하고 관심을 가져야만 한다. 그러나 불행하게도 암은 특별한 증상을 만들지 않는다. 대부분의 암은 암 덩이가 커지면 주위의 신경이나 혈관 등을 압박하게 되고, 그때에야 비로소 증상이 나타나게 된다. 더구나 초기의 작은 덩어리는 아무 증상도 느끼지 못하게 한다. 그러므로 암을 예방하기 위해서는 아무 증상이 없을 때 받는 규칙적인 정기검진이 가장 중요하다고 할 수 있다. 다음은 암 전문의들이 추천하는 7가지 경고증상들로, 이와 같은 증상이 나타나면 주치의에게 의뢰해야 한다.

✓ 암의 일반적인 경고 증상

1. 배뇨 및 배변 습관의 변화
2. 유방 및 기타 피부질환에서 만져지는 결절이나 피부의 두꺼움
3. 자궁출혈, 혈변, 또는 항문에서의 분비물
4. 목이 이유 없이 쉬거나 기침이 계속될 때
5. 목의 통증이 없어지지 않을 때
6. 피부의 반점이나 사마귀 같은 것들이 갑자기 모양이나 색이 변할 때
7. 소화 장애나 음식물을 삼키기 어려울 때
8. 체중감소, 식욕부진
9. 잘 낫지 않는 상처

2. 암의 신체적 증상

1) 빈혈

빈혈은 암 환자에 있어서 흔히 나타나는 현상이다. 이는 암 조직에 의해 생기기도 하고, 암 치료 중에 발생하기도 한다. 또한 반복되는 출혈, 영양실조, 감염 등의 외부적인 요인으로 인해 유발될 수도 있다.

2) 출혈

자연적으로 발생하는 출혈은 종양이 기관이나 혈관의 폐쇄를 일으키거나 종양이 커짐에 따라 혈관을 침범하여 부식시킬 때 나타날 수 있다. 또한 수술 후에도 나타날 수 있다.

3) 감염

감염은 인체 면역체계의 불균형으로 인해 발생한다. 암 자체뿐만 아니라 치료요법에 의해서도 면역기능이 저하되고 파괴될 수 있다. 이러한 감염은 세균, 곰팡이, 바이러스에 의해 일어난다. 그 대표적인 예로 구강 내 칸디다증, 대장균에 의한 패혈종이 있다. 이러한 감염을 통해 발생된 병은 인체 상주균들이 과잉성장해서 유발되는 경우라 할 수 있다.

4) 위장관 기능장애

체중감소는 암의 흔한 초기증상으로 부적절한 영양섭취와 암세포의 대사 요구 증가로 발생한다. 그러나 식욕부진과 관련된 악액질은 암 말기에 나타나는 증상으로, 생명을 위협하는 합병증이라 할 수 있다. 악액질은 암과 관련된 소모성 징후이다. 이는 극도로 여위고 심한 영양부족이 있는 상태를 말하며 식욕부진, 무력감, 심한 체중감소와 같은 특징이 나타난다.

5) 통증

암 환자에게 있어서 통증은 가장 흔하면서도 두려운 증상이다. 통증은 암으로 인한 병리적 현상인 침윤, 압박, 조직의 미란으로 생기는 피할 수 없는 증상이지만, 통증의 정도는 비슷한 종양에서도 개인에 따라 많은 차이를 나타낸다.

5 암의 진단

암의 확진은 암세포를 직접 보고 증명할 수 있는 조직검사가 원칙이나 경우에 따라서는 아래의 검사로도 진단할 수 있다.

❶ 진찰
❷ 혈액검사
❸ X-선 검사(단순촬영, 조영촬영, 혈관 조영술, CT, MRI)
❹ 내시경 검사
❺ 조직 검사

6 암의 치료

암을 치료하는 방법은 크게 수술, 방사선 치료, 화학요법의 세 가지로 나눌 수 있다. 그 외에도 국소 치료법, 호르몬요법, 광역학 치료법, 레이저 치료법 등이 있으며, 최근에는 유전자 치료, 면역 요법이 사용되고 있다.

1. 외과적 중재와 부작용

1) 외과적 중재

수술은 암 치료 초기에 가장 많이 선택되는 치료방법으로, 그 목적에 따라 일곱 가지로 나눌 수 있다. 예방적 수술, 진단적 수술, 병기 결정 수술, 치료적 수술, 완화적 수술, 보조적 또는 지지적 수술, 재건 또는 재활 수술이 있다.

(1) 예방적 수술

폴립이나 유방암, 자궁암과 같은 암을 예방하기 위해 절제하거나 레이저 혹은 냉 요법을 이용하는 것

(2) 진단적 수술

진단을 확진하거나 암의 형태를 구별하기 위해 조직을 얻는 것

(3) 병기 결정 수술

질병의 진행 및 병기를 알기 위하여 실시하는 것

(4) 치료적 수술

암의 진행과 재발의 위험을 줄이기 위해 악성종양과 주변조직을 모두 제거하는 것

(5) 완화적 수술

질병 치료가 목적이 아니고 생명을 연장하고 안위와 삶의 질을 도모하기 위한 것(예 종양 응급증상 관리, 통증 관리, 종양 크기의 감소)

(6) 보조적 또는 지지적 수술

치료에 대한 반응을 보기 위해 또는 미용, 기능적인 목적을 위해 다른 치료 형태와 병행하여 사용되는 것(예 위루술, 정맥 주입 장치, 방사선 이식 등)

(7) 재건 또는 재활 수술

결함을 최소화하고 삶의 질을 향상하도록 하는 것

2) 외과적 중재에 따른 부작용

수술로 인한 부작용에는 드러나는 시기에 따라 급성, 만성으로 나눌 수 있다. 급성 부작용의 경우는 수술 직후에 일어나는 합병증으로 출혈, 장폐색, 혈관 손상, 요관 손상, 직장파열, 폐렴, 폐색전증 등이 있으며, 만성 합병증의 경우는 장기의 기능 장애 등이 있다.

(1) 출혈

수술로 인한 출혈은 수혈을 받을 수 있다. 수술 부위의 출혈이 드물게 나타나기도 하며, 이에 지혈을 위한 재수술이 필요할 수 있다.

(2) 수술 상처 치유 지연

영양장애, 감염, 과다한 피하지방 등으로 인하여 수술 자리가 잘 아물지 않는 경우를 말한다. 상처에 염증이 생기면 상처를 벌려 배농하고 항생제를 처방하여 상처를 치료한다.

(3) 발열

수술 부위를 통한 균 침입으로 인해 생기는 부작용으로 발열이 나타나게 된다. 농과 병균이 피를 따라 몸 전체에 퍼지는 패혈증이 발생할 수도 있다.

(4) 섬망

수술한 고령 환자에게서 쉽게 나타나는 부작용 증상이다. 일시적으로 대뇌 기능이 억제되어 환각 현상이 생기거나 사람과 장소를 잘 알아보지 못하며, 헛소리를 하거나 심한 흥분상태에 빠지게 되는 현상을 말한다. 그로 인해 사고가 발생할 수 도 있다.

(5) 무기폐와 폐렴

수술 후 통증으로 인해 숨을 크게 쉬기가 어려워 폐가 쭈그러지는 현상을 무기폐라 한다. 수술 후 발열의 가장 많은 원인을 차지하고 있으며 그냥 방치하게 되면 호흡곤란과 폐부전이 올 수 있고, 심하면 폐렴에까지 이를 수도 있다. 그러므로 이를 예방하기 위해서는 수술 후 기침, 심호흡을 시켜 가래를 뱉어내야 한다.

2. 방사선 치료와 부작용

1) 방사선 치료

방사선 치료는 약물 요법이나 물리 치료 그리고 행동 치료 등의 치료에서 통증이 조절되지 않을 때 혹은 신경 압박이나 골절의 예방 목적으로 시행한다. 방사선 치료는 종양을 직접적으로 치료함으로써 통증을 제거함과 동시에 비교적 침습적이지 않고 통증 완화 효과가 높다는 장점이 있다. 약물치료로는 진통제의 단계가 높아지거나 양을 늘려야 하나, 방사선 치료로는 통증이 완전소실되거나 혹은 진통제의 양을 줄일 수 있다.

방사선 치료는 목적에 따라 근본적 치료, 병행 치료, 예방적 치료, 완화적 치료로 나눌 수 있다.

(1) 근본적 치료

질병을 없애기 위해 방사선을 투여하는 것

(2) 병행 치료

수술, 항암 화학요법과 병행하여 종양세포의 파괴를 증가시키고, 국소적 재발의 위험을 감소시키고자 하는 것

(3) 예방적 치료

질병이 임상적으로 나타나기 전에 사용하는 것

(4) 완화적 치료

- ✓ 통증, 출혈, 주요한 장기의 압박, 궤양성 피부병변, 뼈와 뇌 전이와 같이 진행성 암 환자에서 증상을 완화시키기 위한 목적으로 사용하는 것
- ✓ 외부 방사선 조사(external beam radiation) : 방사선을 뼈 방면에 사용

(5) 종양학적 응급상황

척수 압박, 상대정맥증후군, 뇌 전이 등의 치료에 사용

2) 방사선 치료에 따른 부작용

방사선 치료의 부작용은 다음 몇 가지로 나타나는데, 이는 방사선이 적용된 특징 부위나 범위, 조사된 방사선의 양, 환자의 건강상태에 따라 다양한 증상이 나타나게 된다.

(1) 피로

피로는 방사선 치료를 받는 대부분의 환자에게 나타나는 증상이다. 방사선 치료 중에 환자는 정상적인 에너지 소비보다 더 많은 양의 에너지를 소비하게 된다. 에너지 소모가 많다 보니 이로 인해 쉽게 피로를 경험할 수 있다.

(2) 피부 문제

이는 조사된 방사선의 양에 의해 나타나는 부작용이다. 방사선이 조사된 국소적인 부분의 피부가 건조, 붉어짐, 부어오름, 가려움증, 벗겨짐, 약해짐, 색이 어두워짐 등의 증상이 나타날 수 있다.

(3) 탈모

탈모는 방사선을 조사한 부위에 따라 나타나는 부작용 증상으로, 특히 머리 부분에 방사선 조사 후에 탈모를 경험하게 된다. 그러나 치료 후에 회복될 수 있다.

(4) 위장관 장애

위장관 장애 역시 탈모와 마찬가지로 방사선이 적용된 부위에 나타나는 부작용이다. 복부에 방사선을 조사한 경우, 오심, 구토, 설사 등의 증상이 나타날 수 있다.

(5) 구강 장애

방사선을 구강과 목 부분에 조사한 경우에 나타나는 부작용이다. 증상으로는 구강 건조, 헐어짐, 치아의 부식, 잇몸의 약해짐 등이 나타날 수 있다. 이로 인해 음식물의 저작(咀嚼)과 연하(嚥下)가 어려워지게 된다. 구강 점막에 생기는 점막염은 식사를 어렵게 만들기도 하고, 미각의 변화로 입맛을 떨어지게 하기도 한다. 이러한 부작용은 방사선 치료 2주 후부터 나타나기 시작하며, 치료 종료 후 여러 날이 지남에 이르러 회복된다. 따라서 물을 자주 마시고 구강을 청결히 유지해야 제2차 감염을 막을 수 있는 것이다.

(6) 비뇨기계 장애

비뇨기계 장애는 방사선 적용 부위를 골반강 내로 했을 때 나타난다. 방사선 조사 후 빈뇨, 배뇨 후 작열감, 소양감 등의 증상이 나타날 수 있다.

(7) 생식기 장애

여성의 경우에는 방사선 조사 후에 폐경을 경험할 수도 있고, 남자의 경우에는 정자의 생성 능력을 상실할 수도 있다. 만약 환자가 남자일 경우 아이를 갖기 원한다면, 의사와 상의한 후에 정자를 보관해 두는 것이 좋을 것 같다.

(8) 방사선 폐렴

방사선 폐렴 증상은 미열 및 가벼운 기침, 가래를 동반하며 1~2달 동안 증상이 지속된 후 별다른 합병증이 없으면 자연히 치료된다. 이 증상은 대개 방사선 치료 직후부터 6개월 이내 발생하게 된다.

3. 항암화학요법

항암화학요법이란 약물, 즉 항암제를 사용하여 암을 치료하는 것으로 전신에 퍼져 있는 암세포에 작용하는 전신적인 치료 방법을 말한다. 항암화학요법에는 다음과 같은 목적이 있다.

1) 치료목적

- 완치 목적 : 단독 또는 다른 치료와 병행하여 치료한다.
- 조절 목적 : 완치가 불가능할 때 여명과 삶의 질을 증가시키기 위함이다.
- 완화 목적 : 완치 또는 조절 모두가 불가능할 때 안위를 도모하기 위함이다.
  (예 신경, 림프계와 혈관의 압박 감소, 기관 폐쇄 감소)

2) 항암화학요법의 기전

정상적인 세포는 분열증식이 조절되어 일정한 세포수와 기능을 유지한다. 그러나 암세포의 경우는 그 성장이 신체의 요구와 상관없이 조절되지 않은 채 계속 분열 증식한다. 대부분의 항암제는 세포의 분열증식에 관여하는 DNA, 효소 등에 작용하여 성장이나 증식을 멈추게 하여 암세포를 죽이게 된다.

3) 항암화학요법의 종류와 투여경로

항암화학요법은 크게 복합요법, 병용요법, 수술 전 선행요법으로, 세 가지 종류가 있다. 그러나 보조요법을 포함하여 네 가지 종류가 있다고 분류할 수도 있다.

- 복합요법 : 항암제의 효과를 더욱 증진시키기 위해 여러 항암제를 조합하여 같이 사용하는 방법
- 병용요법 : 수술 혹은 방사선요법과 함께 항암제를 사용하는 방법
- 수술 전 선행요법 : 수술이나 방사선요법 전에 사용함으로써 조기 전이를 예방하기 위한 방법
- 보조요법 : 수술이나 방사선 요법 후에 남아 있을지 모를 암세포를 파괴하기 위해 항암제를 사용하는 방법, 이는 재발 방지의 목적이 있다.

항암화학요법의 투여경로는 약물에 따라 다르지만 정맥주사, 근육주사, 피하주사의 주사로 약물을 투여하는 방법과 알약, 캡슐 형태의 항암제를 복용하는 경구투여 방법 중 한 가지로 환자의 상태에 맞게 투약된다.

항암요법은 대개 1~5일 정도의 치료 기간이 소요되며, 3~4주 간격으로 시행하게 된다. 또한 항암제 투여 후 평균 2~3주의 휴식 기간을 두어 정상세포가 회복될 때를 기다렸다가 다음 치료를 시행한다. 다음 치료가 시행되기 전에 정상세포가 충분히 회복되었는지 혈액검사를 통해서 확인하게 된다. 수술 등으로 암을 제거한 후 재발 방지를 위해 시행하는 경우라면 대개 3~6회 정도 시행한다.

4) 부작용

세포는 빠르게 증식하고 분열하는 특징이 있고, 대부분의 항암제는 빠른 성장을 하는 세포가 죽게끔 만들어졌다. 그러므로 이러한 항암제에 의해 암세포를 죽일 수 있으나 일부 정상세포 역시 빠르게 증식하기 때문에 암세포뿐만 아니라 정상세포까지 손상을 받게 된다. 정상세포 중에서 빠르게 증식하는 세포는 골수에서 형성되는 혈액세포, 구강을 포함한 위장관의 상피세포, 머리카락 세포, 정자와 난자를 만들어 내는 생식세포 등이 있다. 따라서 항암요법 후에 빈혈, 백혈구 및 혈소판 수의 감소, 오심, 구토, 설사 등과 입안이 헐 수도 있으며, 머리카락이 빠지고 생식기능에 장애를 가져오는 부작용이 있게 된다. 그러나 항암요법이 끝나면 정상세포들은 빠르게 회복하기 때문에 부작용도 점차 사라진다. 회복 시기는 항암제에 따라 차이가 생길 수 있다.

(1) 오심과 구토

항암요법을 하는 동안 나타나는 주된 증상이다. 항암제가 뇌의 중추 신경계와 장관의 점막에 작용하기 때문에 나타나는데, 대개 항암제를 투여한 후 1시간에서 길게는 8시간 후에까지 증상이 나타나기 시작한다. 항암제 투여 후 1주까지도 오심, 구토가 있을 수 있다. 오심, 구토는 대부분 억제가 가능하고 증상을 최소한으로 줄일 수 있으므로 증상이 나타나게 되면 의료진과 상의하는 것이 좋겠다.

(2) 탈모

탈모는 신체적인 고통보다는 심리적 영향이 더욱 크다. 대개 머리카락은 항암화학요법 후 1~2주부터 빠지기 시작하여 2개월에 이르러 가장 심해진다. 이는 일시적인 것으로 화학요법이 끝나면 1~2개월 후부터는 다시 정상으로 회복된다.

(3) 피부 및 손톱의 변색

피부에 나타나는 반응으로는 피부가 검게 되고 건조해져 가렵기도 하며 여드름 등이 생기기도 한다. 손톱, 발톱은 검게 되며, 갈라지기도 한다. 만약 여드름이 생겼다면 항상 얼굴을 청결하게 해야 하며, 가려울 경우에는 옥수수 전분을 발라주면 된다. 건조함을 예방하기 위해서 샤워할 때 뜨거운 물을 오래 사용하지 않고, 짧은 시간에 끝내는 것이 좋다. 또한 로션이나 크림을 발라 주는 것이 피부에 많은 도움이 된다.

(4) 점막염

항암제에 의한 구강 점막 상피세포와 손상으로 인해 입안이 헐고 통증을 느끼게 되는 것을 점막염이라고 한다. 이는 항암요법 후 5~7일 후에 증상이 나타난다. 음식물을 삼키기 어려워지고, 입안 상처를 통해 세균이 침투하여 염증을 일으킬 수도 있다. 전혀 먹지 못하는 경우는 정맥주사로의 영양공급을 해 주어야 하며, 입안은 구강 청정액으로 헹궈 청결을 유지하는 것이 좋다. 내장에 점막염이 생기는 경우에는 설사를 일으키게 되는데 설사가 심하면 탈수를 일으키므로 수액공급이 필요하다. 그러므로 심한 설사가 지속되거나 심한 복통이 동반될 때는 의사와 상담을 해야 한다. 점막염은 약 2~3주가 경과하면 완전히 회복된다.

(5) 신경계 부작용

부작용 가운데서 가장 흔한 것은 말초신경에 일어나는 부작용이다. 손톱, 발끝이 저리고 무감각해지고 약해지고 통증까지 수반된다. 내장을 지배하는 신경에 부작용이 생기는 경우에는 복통, 구토, 변비 등의 증상이 나타난다. 변비를 막기 위해서는 물을 많이 마시는 것이 도움이 된다. 이러한 신경계 부작용은 대부분 경미하며, 치료가 끝나면 완전히 회복될 수 있다.

(6) 빈혈

항암요법은 온몸에 산소를 공급하는 적혈구의 생성을 저하시켜 빈혈을 일으킨다. 빈혈로 무기력감, 피곤함, 어지러움, 숨이 차는 증상 등이 나타나게 된다.

(7) 감염

대부분의 항암제는 혈액세포를 활발히 만들어내는 장소인 골수의 기능을 저하시켜 백혈구 수를 감소시킨다. 이에 감염의 위험성은 높아지게 된다. 감염은 구강, 피부, 폐, 요로, 직장, 생식기 등 신체 어느 부위에서나 발생할 수 있다. 백혈구 수 감소는 항암화학요법을 시작한 후 1~2주에 시작하여 2~3주에 최저로 떨어지게 된다. 다시 3~4주에 정상으로 회복된다. 가급적 많은 사람이 모이는 장소에 가는 것을 피하고 손을 자주 씻고 균이 전염되지 않도록 주의해야 한다.

(8) 출혈

항암제의 골수억제 작용으로 인해 혈소판이 감소된다. 혈소판은 우리 몸에서 지혈작용을 하기 때문에 혈소판이 감소하게 되면 출혈이 있어도 잘 멈추지 않는다. 출혈이 뇌나 내장에 있는 경우에는 생명을 위협할 수 있다. 그러므로 양치질은 부드러운 칫솔로 하고 부딪히지 않도록 하고 다치기 쉬운 운동이나 활동은 피해야 한다.

7 암의 예방 및 조기 검진

1. 국민 암 예방 수칙

암은 개인의 건강 생활 실천과 국가의 지원을 통해 예방 가능한 질환이다. 암 예방의 첫걸음인 '국민 암 예방 수칙'과 대한암협회가 권고하는 사항들을 조합하면 다음과 같다.

- ✓ 예방접종 지침에 따라 B형 간염 예방접종할 것
- ✓ 성 매개 감염병에 걸리지 않도록 안전한 성 생활할 것
- ✓ 발암성 물질에 노출되지 않도록 작업장에서 안전 보건 수칙 지킬 것
- ✓ 암 조기 검진 지침에 따라 검진을 빠짐없이 받을 것
- ✓ 편식하지 말고 영양분을 골고루 균형 있게 섭취할 것
- ✓ 녹황색 채소나 과일 및 곡물 등 섬유질을 많이 섭취할 것
- ✓ 비타민 A, C, E를 적당량 섭취할 것

- 이상체중을 유지하여 과식하지 말고 지방분을 적게 먹을 것
- 너무 짜고 매운 음식과 너무 뜨거운 음식은 피할 것
- 불에 직접 태우거나 훈제한 생선이나 고기는 피할 것
- 곰팡이가 생기거나 부패한 음식은 먹지 말 것
- 술은 과음하거나 자주 마시지 말 것
- 담배 피지 말 것
- 태양광선, 특히 자외선에 과다하게 노출하지 않을 것
- 적당량(땀이 날 정도)의 운동을 할 것
- 스트레스를 피하고 기쁜 마음으로 생활할 것
- 목욕이나 샤워를 자주 하여 몸을 청결하게 할 것
- 우유와 된장의 섭취를 권장할 것

4

2. 조기 검진

암은 일찍 발견하고 빨리 치료해야 한다. 그러기 위해서는 여성이나 남성, 나이가 많고 적음에 관계없이 모두 정기적인 신체검사를 꼭 받아야 한다. 증상이 없어도 정기적인 신체검사를 시행해야 암의 조기 진단이 가능하기 때문이다. 모든 병들이 빨리 발견되면 좋으나 암은 다른 병에 비해 완치 가능성이 떨어지기 때문에 일찍 발견하고 치료해야 완치율이 높게 된다.

◆ 암 조기 검진 사업의 표준 검진연령 및 검진주기

암의 종류	검진대상	검진주기
위암	40세 이상 남녀	2년
유방암	40세 이상 여성	2년
자궁경부암	30세 이상 여성	2년
간암	40세 이상 남녀(고위험군)*	6개월
대장암	50세 이상 남녀	1년

출처 : 보건복지부, 2006

*간경병증이나 B형 간염표면항원(HBsAG) 양성 또는 C형 간염바이러스 항체(anti-HCV Ab) 양성으로 확인된 자

1) 위암

위암은 우리나라에서 발생한 암 가운데 가장 많은 비중을 차지하며, 암 사망률이 가장 높은 암이기도 하다. 우리나라와 비슷한 암 발생 분포를 보이고 있는 일본의 경우, 30년 전부터 40세 이상의 남녀에게 매년 상부위장관 촬영으로 위암의 조기 검진을 실시하도록 했다. 이에 조기 위암 발견율이 40% 이상 증가하였고, 결국 위암으로 인한 사망률이 감소하는 효과를 보였다.

위암의 조기 검진법으로는 위내시경 혹은 상부위장관 촬영이 있으며, 현재 우리나라에서는 일본의 경우와 마찬가지로 40세 이상의 남녀에게 실시하도록 권장하고 있다.

2) 간암

간암 역시 우리나라 암 발생과 암 사망의 많은 비중을 차지하고 있다. 간암이 발생하게 되는 큰 요인으로는 B형, C형 간염바이러스, 술 기타 독성 등이 있다. 이러한 요인들에 의해 만성간염으로 진행될 수 있고, 만성간염은 다시 간경화로 이행될 수 있으며, 더 나아가 간암으로까지 발전될 수 있다. B형 간염보균자가 기타 원인으로 인하여 만성간염으로 진단을 받았다며, 간암에 대한 조기 진단을 위해 간암표지자(알파페토단백질)와 간 초음파검사를 실시하도록 권장하고 있다.

3) 대장암

선진국에서 발생빈도가 매우 높은 대장암은 과거 우리나라에서는 비교적 드문 암이었다. 그렇지만 식생활 수준이 높아지면서 점차 증가하게 되었고, 현재는 암 발생률 가운데 남녀 모두에게 4번째로 많이 발생하는 암이 되었다. 만성궤양성 대장염이나 가족성 대장용종 등은 대장암의 발생률이 높은 위험군이다. 그러므로 대장암 역시 정기적인 검사가 대장암 조기 진단에 매우 중요하다. 의사는 장갑 낀 손가락을 직접 직장 안에 집어넣어 직장암이 있는지를 검사한다.

50대가 되면 매년 대변검사를 받아 대변에 피가 섞여 나오는지 확인해야 한다. 대변에 피가 섞여 나오는 것은 대장에 암이 있을지도 모른다는 것을 암시한다. 그러나 정확한 진단을 위해서는 대장 촬영 또는 대장내시경 검사와 같은 보다 정확한 검사가 필요하다. 그러므로 나아가 젊을 때부터 정기적인 검사를 하여 대장암의 발생을 감시하여야 하는 것이다.

4) 자궁경부암

자궁경부암 우리나라 여성암 가운데 가장 많은 비중을 차지한다. 자궁경부암에 대한 조기 진단으로는 정기적으로 골반검사나 자궁세포진 검사가 있다. 골반검사에서 의사는 자궁, 질, 난소, 나팔관, 방광, 직장의 크기나 형태의 이상을 검사할 수 있고, 자궁세포진 검사는 자궁경부나 그 주위의 세포를 면봉으로 채취하여 슬라이드 위에 놓고 현미경으로 검사하여 세포의 이상 여부를 판단할 수 있다.

여성은 18세가 되거나 성적으로 성숙하게 되면 매년 자궁세포진 검사를 받아야 한다. 검사 결화에서 3년 이상 정상으로 나온다면 의사의 충고에 따라 검사 횟수를 줄여도 상관없다.

5) 유방암

서양에서는 여성암 발생률 1위인 유방암이나, 아직 우리나라에서는 비교적 낮은 비중을 차지하고 있다. 즉, 서양 여성의 1/8 정도에 미치지만 한국 여성암 중 세 번째로 많이 발생하는 암이다.

유방암은 증상이 없을 때에도 정기검사를 통해 조기 진단이 가능하다. 이 역시 다른 암들처럼 빨리 발견하게 되면 완치가 가능한 암이다. 여성은 자가진단법을 배워 매월 유방 자가진단을 실시해야 한다. 유방 자가진단은 유방이 부드러울 때 해야 하고, 월경주기가 끝나고 하는 것이 좋다. 폐경기 후에는 매월 같은 날 유방 자가진단을 해야 한다. 또한, 자가진단과 더불어 여성은 유방의 혹이나 주변 피부의 두꺼워짐 같은 비정상적인 유방의 변화를 검사해야 한다. 그러므로 의사에게 정기적으로 유방 진찰을 받아야 한다.

유방암은 나이가 많아짐에 따라 발생할 위험이 높아지기 때문에 이 검사는 40세가 넘은 여성에게는 더더욱 중요하다. 혹시라도 유방에 생기는 덩어리의 약 80%는 암이 아니다. 그렇기 때문에 빨리 진료를 받아 암이 발생하는 것을 막아야 하는 것이다. 유방암 진단에 사용되는 유방 X-선 사진은 진찰할 때 찾기 어려운 작은 덩어리를 찾는 데 도움을 준다. 따라서 미국에서는 유방 X-선 사진이 폐경기 후의 조기 진단검사로 추천되고 있는 것이다.

6) 전립선암

전립선암도 점차 발생빈도가 증가하고 있는 암이다. 미국암협회에서는 50세 이상의 남성은 매년 손가락검사와 혈청전립선암검사(PSA)를 받도록 추천하고 있다. 손가락을 사용한 직장전립선검사는 전립선암을 조기 진단하는 데 믿을 수 있는 방법 중의 하나다. 전립선이 비정상적으로 딱딱하면서 울퉁불퉁하면 암을 의심해 봐야 한다.

7) 폐암

폐암은 흡연에 의하여 발생하는 암이다. 그렇기 때문에 담배를 시작하지 않거나 끊음으로써 예방이 가능한 암이라 할 수 있다. 서양에서는 남성암 발생률 1위로 가장 많이 발생하는 암이지만 흡연율이 점점 감소하고 있는 형태로 암 발생률 역시 점차 줄어들고 있다. 그에 반해 우리나라에서는 흡연율이 점점 증가하고 있음에 폐암 역시 점차 늘고 있는 추세라 말할 수 있다.

8) 뇌암

뇌암은 뇌의 해부학적 특성 때문에 조기에 발견하지 않으면 증상이 매우 심각하고 수술이 상당히 어렵게 된다. 뇌암의 중증상은 두통이 비교적 지속적으로 나타나고, 구토 증세를 동반할 수 있으며, 간질 또는 경련 증세를 보이기까지 한다. 또한, 시력 또는 청력이 서서히 나빠질 수 있고 안면, 팔 또는 다리에 마비 증상이 나타날 수 있다. 이러한 경우에는 뇌암 전문가에게 신속히 진찰을 받고 필요한 경우에 CT 또는 MRI를 시행하여야 한다. 이 뇌암 역시 정기적인 검진을 통해 조기 진단과 치료가 가능하다.

5 장
말기 암 환자의 신체 간호

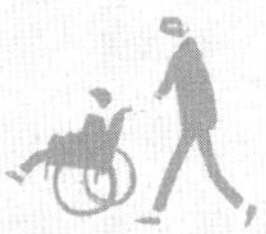

1. 말기 암의 증상
2. 증상에 따른 간호
3. 통증 관리

1 말기 암의 증상

말기 암의 증상은 암 자체로 인한 증상과 항암 치료 후의 후유증으로 인한 증상으로 나눌 수 있다.

1. 위암

위암 증상으로는 위출혈, 상복부 통증, 구토, 혈변 등이 있다. 전이는 림프선이나 혈관을 통해 일어난다. 주위 림프선을 따라 식도, 췌장, 대장, 복막, 십이지장으로 전이될 수 있으며, 혈관을 통해서는 폐, 간, 뇌, 뼈로 전이가 일어날 수 있다. 이로 인해 흉통, 황달, 복수, 장 폐색, 호흡곤란, 경련, 마비, 사지 통증, 골절 등의 증세가 나타날 수 있다.

2. 간암

간암의 증상은 암종이 커짐에 따라 우상복부 통증, 복수 및 복부팽만, 식도정맥류, 출혈, 간성 혼수, 황달, 구역질 등의 증상이 나타난다. 이는 림프선을 따라 폐로 전이될 수도 있다.

3. 폐암

일상적 증상이 없다가 기침, 호흡곤란, 객혈, 흉통, 성대마비 등의 증상이 나타난다. 기침은 폐암 환자에게 가장 흔하게 나타나는 증상이고, 심할 경우 호흡곤란, 객혈, 성대마비에까지 이르게 된다. 폐암은 림프절이나 혈액에 의해 전이되며, 몸 전체로도 확산될 수도 있다.

1) 소세포암

소세포암은 매우 빨리 진행되며, 전신으로 퍼지는 암이다. 진단 당시에 이미 반대쪽 폐나 뇌, 뼈, 간, 췌장, 신장 등으로 전이되어 있는 경우(70%)로 많고, 대개 수술이 불가능한 반면에 항암 치료에 반응이 좋은 편이다.

2) 비소세포암

비소세포암은 서서히 진행되는 암으로 1~2기에 발견하게 되면 수술로 치료가 가능하다. 인접 흉곽으로 전이되거나 부신, 뼈, 간, 뇌로 전이가 잘 일어난다. 고칼슘 혈증으로 인해 구갈, 구토, 변비, 다뇨, 쇠약, 우울증의 증상이 나타날 수 있다.

4. 유방암

유방암이 진행되면서 유방에는 덩어리가 만져지며, 유두에서 피가 섞인 분비물이 나오거나 습진이 생겨 잘 낫지 않은 경우가 있다. 심한 경우는 유방 근처의 피부가 움푹 패여 유두가 함몰되기도 하며, 피부가 두꺼워질 수도 있다. 또한 경우에 따라서는 열이 나며, 통증과 함께 피부가 빨갛게 붓기도 한다.

수술 후 남겨진 한 개의 림프선이 자라서 상지림프부종을 일으킨다. 조기에 발견되어 치료된 경우 중에도 1/2 혹은 2/3의 환자에서 10~20년 후에 원격전이가 일어나는 특이한 경향이 있다. 뼈, 폐, 뇌로 전이와 고칼슘혈증이 잘 일어난다.

5. 대장암

초기에는 아무 증상이 없지만 증상이 나타난 경우는 이미 많이 진행된 상태라 할 수 있다. 복통, 배변습관의 변화, 설사나 변비 후 느낌(개운하지 않음), 혈변, 체중감소, 피로감, 식욕부진, 소화불량 등의 증상이 나타난다. 간, 복막, 폐, 뼈로 전이가 잘 일어나며, 수술한 경우라면 인공항문주머니를 갖고 있는 경우가 많기 때문에 청결을 유지하고 교환하는 데 주의해야 한다.

6. 췌장암

췌장암도 초기 증상이 나타나지 않지만 체중감소와 황달, 복통이 나타난다. 황달은 췌장암의 직접적으로 영향이 있는 증상으로 이로 인해 몸이 가려워지거나 소변 색이 진해지기도 한다. 이는 복강 내, 간, 비장, 뼈에도 전이가 잘 일어난다. 황달이 심한 경우는 내시경을 사용한 수술로 황달을 줄여 주는 우회술을 사용하며, 복통이 심한 경우는 복강 내 신경통을 70% 알코올로 차단하는 방법을 쓰기도 한다.

7. 전립선암

초기에는 증상이 없으나 어느 정도 진행되면 배뇨증상과 전이에 의한 증상이 발생하게 된다. 복강 내 전이로 배뇨장애, 변비, 하지림프부종이 오고, 뼈 전이가 잘 일어난다. 요관 폐쇄에 의한 수신증 및 신부전증, 뼈 전이에 의한 통증, 척추 전이 등에 대한 요통이 동반될 수 있다. 첫 번째 항호르몬요법에 실패한 경우에 스테로이드 제제를 장기간 쓰게 되면 뼈 전이에 의한 통증을 줄일 수 있다.

8. 난소암

난소암 역시 초기 증상이 잘 나타나지 않지만, 전이된 상태에 따라 하복부의 압박감, 방광이나 직장의 압박 등이 나타난다. 그로 인해 화장실을 자주 가게 되며, 배변이 잘 안 되는 불편함을 가져오게 된다. 복강 내 전이로 장 폐색, 요로 폐색이 있고 다량의 복수가 찬다. 항암요법에 비교적 잘 낫는 편이므로, 항암화학요법으로 암세포를 죽여 종양을 억제하여 증상을 완화시킬 수 있다.

2 증상에 따른 간호

호스피스 환자는 여러 증상에 시달리게 된다. 환자마다 암의 종류에 따라 환자를 괴롭히는 증상이 차이가 있다. 암 환자의 일반적인 증상을 빈도 순으로 보면 다음 표와 같다.

◆ 임상 증상

빈도순	국내자료	외국자료
1	허약감	통증
2	목마름	구역질/구토
3	식욕부진	수면장애
4	우울	식욕부진
5	수면장애	호흡곤란

6	통증	변비
7	변비	허약감
8	호흡곤란	배뇨 곤란
9	부종	복수
10	오심	발열
11	기침	빈혈
12	의식변화	부종

출처 : 한국호스피스 · 완화의료학회, 2003

1. 오심, 구토

말기 암 환자에게 있어서 오심과 구토는 흔한 증상이다. 때때로 나타나는데 일반적으로 구토보다 오심이 환자에게는 더 큰 괴로움을 준다. 이러한 증상은 초기부터 치료가 필요한데 비교적 쉽게 조절된다.

구토는 매스꺼움과 함께 나타나며 치료, 음식 냄새, 위장의 가스, 운동, 병원과 같은 환경으로 인해 유발된다. 매스꺼움이 조절되면 구토 또한 예방할 수 있고, 이완운동이나 약물치료를 통하여 매스꺼움을 경감시킬 수도 있다.

* 음식섭취 시 주의할 점

- ✓ 천천히 적은 양을 자주 먹도록 한다.
- ✓ 음료나 음식은 차게 먹도록 한다.
- ✓ 심호흡을 하거나 입에 얼음 조각을 넣고 있으면 진정된다.
- ✓ 환자에게 언제, 무엇을 먹고 싶은지 선택하도록 하고 강요하지 않는다.
- ✓ 식후에는 잠시 쉬도록 하며, 식사 후 한 시간 정도 똑바로 앉아서 휴식을 취하도록 한다.
- ✓ 식사 장소는 음식 냄새가 나지 않고 환기가 잘 되는 장소이어야 한다.
- ✓ 아침에 매스꺼움을 느낀다면 일어나기 전 토스트나 크래커를 먹도록 한다.
  (일반적으로 비스킷, 토스트, 요구르트, 야채, 과일, 얼음 조각 등이 좋다)
- ✓ 언제 매스꺼움을 느끼는지, 어떤 원인인지 알아두도록 한다.

✓ 구토가 일어나면 멈출 때까지 음료나 음식을 먹지 않도록 한다.

✓ 지속적으로 구토를 하는 경우는 수분공급과 전해질의 균형을 유지하기 위해 정맥 또는 피하주사를 맞도록 한다.

2. 수면장애

수면장애는 신체적 증상과 심리사회적 · 영적 증상이 있다. 신체적 증상으로는 통증, 호흡곤란, 기침, 오심, 구토, 가려움증, 빈뇨, 야간성 근경련 등이 있으며, 심리 사회적 · 영적 증상에는 불안, 우울, 근심, 갈등, 죽음에 대한 공포, 영적 고통 등이 있다. 이러한 증상이 나타나는 환자에게는 그 원인을 파악하여 제거해 주는 것이 바람직하며, 호스피스 팀의 전인적인 접근을 통해 증상들을 관리하여 편안하게 수면을 취할 수 있도록 해야 한다.

3. 식욕부진

식욕부진은 암 환자들에게 가장 흔히 나타나는 증상이다. 식욕부진의 원인은 주로 식욕 억제 물질의 생성, 약물치료나 항암화학요법, 방사선 치료에 의한 매스꺼움, 구토, 입안 염증, 점막 건조증, 설사, 변비 등이 있다. 그로 인해 음식섭취가 곤란해지게 되며, 더 나아가 정신적으로는 걱정, 우울과 같은 감정이 생겨 음식에 대한 흥미를 잃게 되기도 한다. 그러므로 적절한 원인을 찾아 그 해결책을 선택해서 조절해 주는 것이 가장 중요하다고 볼 수 있다.

＊ 식사 원칙

✓ 하루 세끼 식사가 충분하지 않을 경우 3번의 간식으로 영양 보충을 한다.

✓ 환자가 먹고 싶어하는 음식, 좋아하는 음식을 준비하거나 평소 먹어보지 않은 새로운 음식을 먹도록 한다.

✓ 아침에 식욕이 가장 좋으므로 아침 식사는 꼭 먹도록 한다.

✓ 식사 전후로 입안을 청결하게 한다.

✓ 따뜻한 음식과 찬 음식을 함께 주지 않는다.

✓ 가능한 평상시 활동량을 늘리고 식사 시간에는 서두르지 않는다.

✓ 통증으로 식욕을 잃었다면 식사 전 진통제 투여를 한다.
✓ 음식 냄새를 맡지 않게 가능하면 환자를 주방과 멀리 떨어져 있도록 한다.
✓ 식사 전에 물을 많이 마시지 않도록 한다.
✓ 가능한 작은 식기를 사용하고 규칙적으로 조금씩 자주 먹도록 한다.
✓ 쉽게 손이 닿을 수 있는 곳에 음식을 두고, 식욕을 느낄 때마다 먹도록 한다.
✓ 여러 사람과 함께 먹도록 하고, 식사를 하는 동안 환자가 즐겨보는 드라마를 시청하게 하는 것도 좋다.
✓ 하루에 반드시 세끼를 식사할 필요는 없으나, 배고플 때마다 먹도록 한다.
✓ 식사와 간식은 소량씩 자주 준다.
✓ 음식은 보기 좋고 먹음직스럽게 만든다.
✓ 죽이나 미음 등 부드러운 음식으로 바꾼다.
✓ 식전에 입맛을 돋우는 음료수를 준다.
✓ 먹기 편하고 물기가 있는 음식을 준비한다.
✓ 식사 시 앉아서 먹도록 한다.
✓ 실내를 수시로 환기시킨다.
✓ 신체적 · 정신적 편안함을 유지시킨다.
✓ 약물치료로는 steroid, periactin, megace 등을 사용한다.

4. 호흡곤란

호흡곤란은 숨이 가쁘거나 호흡하기 힘들어하는 증상으로 심하면 가슴에 통증을 호소하기도 한다. 이는 다양한 원인에 의해 나타나며, 통증이 호흡곤란을 악화시킬 수도 있다. 맥박수가 빨라지고 피부가 차고 축축하게 느껴지는 현상을 보이게 되며, 심한 경우에는 귓불, 입술, 손톱에 청색증이 나타나게 된다.

호흡곤란은 환자나 가족에게 모두 심각하고 고통스러운 것으로, 암과 연관된 경우(흉막삼출액, 기관지가 눌린 경우, 무기폐, 기흉, 뇌 전이), 치료의 부작용(수술, 방사선치료, 항암제), 암과 별개의 동반된 질환(폐색전, 빈혈, 감염, 울혈성 심부전, 만성 폐쇄성 폐질환), 정신사회적 요인(불안, 공항장애) 등이 원인이 된다.

임종이 가까웠을 때는 심장에서 장기로 가는 순환이 감소하여 호흡이 불규칙하게 되므로 빠르거나 느린 호흡을 하게 되는 것이다.

＊ 호흡곤란 시 주의사항

✓ 상체를 지지하여 앉은 자세를 유지하도록 한다.
(환자는 침대에서 생활하므로, 등을 기대어 자세를 지지해 주는 것이 좋다)

✓ 호흡곤란이 멈추지 않으면 베개로 지지하고, 팔을 탁상에 편안히 놓아 엎드린 자세로 머리를 약간 숙인다.

✓ 코로 산소를 공급하거나 가습기나 젖은 물수건을 이용해 습한 공기를 제공한다.

✓ 창문을 열어 찬 공기를 쐬거나 촉촉한 천으로 얼굴을 닦아 준다.

✓ 음악을 듣거나 그림을 그려 기분을 전환하게 하여 호흡곤란 증세를 감소시키도록 한다.

✓ 입을 오무려 숨을 내쉬고 천천히 규칙적으로 깊게 숨을 쉬게 하여, 호흡곤란을 줄이는 숨쉬기를 하게 한다.

5. 변비

변비는 말기 환자가 자주 경험하게 되는 증상이다. 그들은 개인적으로 혼자 움직일 수 없는 상황이기 때문에 배변을 뒤로 미룬다. 또한 대부분의 환자가 침대에서 생활하는 경우가 많다 보니 활동량이 적어지게 된다. 이에 변비가 생길 뿐만 아니라 수분과 섬유질 섭취가 부족한 경우나 배변 시 항문 통증 혹은 장 폐색, 자율신경계의 기능 장애와 같은 의학적 원인으로 발생할 수 있으며, 마약성 진통제와 같은 약물 사용 등과 관련된 변비도 나타난다.

대부분의 환자들은 일주일에 두 번 정도 배변 상태를 확인하여, 세 번 정도의 배설을 하도록 해야 한다. 식사는 섬유질이 많은 음식이 좋고, 채소와 싱싱한 과일을 섭취하는 것도 좋다. 이를 예방하기 위해서는 완화제를 적당히 사용하는 것이 좋다. 장기간 마약제를 사용하는 환자의 경우라면 만성 복통, 오심과 구토, 복부 팽만, 변비, 가성 장폐색증, 식욕부진을 일으키는 마약성 장 증후군(narcotic bowel syndrome)이 생길 수 있으므로 마약성 진통제를 사용할 때는 반드시 완화제를 함께 사용하여야 한다.

* 변비 예방 수칙

✓ 매일 일정량의 수분을 섭취한다.

✓ 신선한 과일과 채소, 보리나 현미 같은 곡물류의 고섬유질 식품을 섭취한다.

✓ 변비 완화제를 복용한다.

6. 허약

말기 환자에 따라 정도의 차이는 있으나 환자의 대부분이 허약(몸이 약함)을 호소한다. 허약의 정도가 높을 경우 체중감소와 근육 악화가 따라올 수 있다. 원인 치료와 함께 환자의 감정 상태를 이해하고 일상생활을 갖도록 도와주고, 약물치료로는 스테로이드를 처방한다. 이 약물치료는 환자의 식욕을 돋우게 하고, 기분을 좋게 하며, 기운을 회복하는 데 도움을 준다. 하지만 장기간 사용할 때는 효과가 없을 수도 있기 때문에 유의해야 한다.

7. 욕창

욕창은 앉아 있거나 누워 있을 때 몸무게가 바닥, 침대 또는 다른 표면과 접촉하여 피부와 조직에 압력을 주게 되어 나타나는 증상이다. 임종이 가까워질수록 환자는 거동이 불편하게 되고 누워서 지내는 시간이 많아짐에 따라 움직임에 자유롭지 못하다. 환자 스스로 자세를 바꾸기 어렵고, 장기간 침대 생활을 하기 때문에 상황을 스스로 조절할 수 없게 되므로 욕창이 발생하게 되는 것이다. 압박 받은 부위의 피부가 붉게 변하고 갈라지거나 물집이 생기기도 한다. 물집으로 인해 벗겨진 상처에 환자는 통증을 호소하게 된다.

* 관리 원칙

✓ 통증으로 인해 움직임에 어려움이 있으므로 통증을 조절해야 한다.

✓ 식욕부진과 악액질 증후군이 있는 경우 욕창 발생이 쉬우므로 생선, 치즈, 참치, 우유, 계란 등 고단백 음식으로 섭취해 영양부족에 주의한다.

✓ 소변이나 대변으로 더러워진 옷은 즉시 갈아입히고 그 부위를 건조하게 한다.

✓ 휠체어를 탔을 때에는 20분마다, 침상에서는 2시간마다 자세를 바꿔준다.

✓ 피부를 부드럽고 유연하게 하기 위해 피부 보습제를 발라 준다.
✓ 피부는 문지르지 말고 가볍게 두드린다(마사지는 비효과적이고 해롭다).
✓ 과도한 수분손실은 피부에 손상을 주며 세균감염의 위험을 높이게 되므로 충분한 수분 섭취를 하도록 한다.
✓ 침대 시트는 주름이 없도록 팽팽하게 잡아당겨 주고 자주 갈아준다(환자가 소변 조절을 하지 못하면 일회용 패드를 깔고 더러워지면 교체한다).
✓ 베개로는 항상 상처와 그 주위를 보호하게 하고, 팔꿈치와 발꿈치에 패드를 대준다.
✓ 공기펌프 매트리스나 물 매트리스를 활용하여 압력을 최소화하도록 한다.

8. 배뇨 곤란

배뇨 곤란의 증상으로는 주로 요실금과 요로 폐쇄가 있다. 이 증상이 일어나는 원인에 따라 치료하는 것이 좋지만, 임종에 가까워질수록 소변줄을 사용하는 것이 가장 좋은 방법이다. 요로 폐쇄로 인한 증상으로는 빈뇨, 긴박뇨, 야뇨, 가늘어진 배뇨가 있으며, 배뇨 곤란, 방광 감각 손실, 배뇨 간격의 증가, 감소된 긴박감은 방광 근육 혹은 신경의 이상에 의한 것들이 있다.

요실금은 본인의 의지와는 상관없이 소변이 나오는 증상을 말한다. 자주 옷이나 침상이 젖고 냄새가 나기 때문에 무기력감을 느끼게 되고, 자존심에 상처를 입게 된다. 그러므로 원인에 따른 처방과 피부 관리 및 가족들의 세심한 배려가 필요하다.

요로 폐쇄는 주로 남자에게 나타나는 증상이다. 이는 폐쇄적 요로병증이 발생하며, 심할 경우는 신부전증, 만성 요정체증이 발생할 수도 있다. 전립선 비대증에 의한 경우에는 도뇨관 사용과 약물요법이 효과적이나 1~2주 치료에도 효과가 없으면 장기적 도뇨관 삽입, 간헐적 도뇨관 삽입, 수술 치료 등을 고려해 볼 수 있다. 그러나 암에 의한 2차적 요로 폐쇄의 경우에는 도뇨관 사용과 약물요법이 효과가 없으며, 삽입 도뇨법이나 수술적 치료가 필요하다.

9. 복수

복수는 복강 안에 수분이 축적되는 것을 말한다. 암 환자 중 15~50%에서 나타나며, 특히, 간암과 난소암의 환자에게서 60% 이상이 발생하게 된다. 복수는 암세포의 전이에 의해 생기는 경우가 가장 많으며, 잘 조절되지 않는 증상 중 하나이다. 예후에 관여하는 중요 인자로서 복수를 가진 환자의 1년 생존률은 40%, 3년 생존률은 10% 미만이라고 한다.

병리생리학적인 기전은 종양이 간을 침범하여 생기는 경우(15%), 종양이 복막을 침범하여 생기는 경우(50%), 종양이 간과 복막을 동시에 침범하여 생기는 경우(15%) 등으로 나눌 수 있다.

치료에는 약물, 복수천자, 복강 내 주사, 수술의 방법이 있다. 말기 암 환자에게는 알부민을 주면서(복수 1ℓ 뽑을 때마다 알부민 6g 공급) 축적된 수분을 최대한 많이 뽑아주는 치료를 한다. 임종이 가까울수록 환자에게 약물요법보다는 복수천자를 하는 것이 더욱 좋으나 경미한 경우에는 관찰만 하기도 한다.

10. 발열

말기 환자에게서 나타나는 열은 감염, 종양, 환경, 약물 등 여러 가지 이유에 의해서 발생할 수 있다. 다른 원인 없이 종양 자체에 의해서 발생하는 경우는 5~7% 정도를 차지한다. 림프종 환자에게서 주로 열이 발생하지만 그 외 백혈병, 간암, 점액종, 골원성 육종 등에서도 발생할 수 있다.

치료는 종양을 제거하는 것이 가장 좋지만, 만약 종양 치료가 힘든 경우는 약물을 사용하기도 한다.

11. 빈혈

빈혈은 모든 환자에게 약간은 있지만 대부분 만성 빈혈이므로 특별히 증상을 유발시키지 않는다. 이는 만성 질환, 항암 요법, 방사선 치료, 골수 침범, 철 결핍, 거대적아구성 빈혈, 척수이형성 적혈구 형성부진 등에 의한 적혈구 생산 감소, 출혈에 의한 적혈구 소실 및 자가면역성 용혈성 빈혈, 미세혈관병성 용혈성 빈혈, 감염, 비장 기능 항진증 등에 의한 적혈구 파괴 증가 등에 의해 발생한 것이다.

만성 빈혈에서 임상 증상은 적혈구 수치가 혈중 7~8g/di 이하로 떨어져야 나타나며, 어지러움, 빈맥, 호흡곤란, 피곤 등의 증상을 호소한다. 그러나 환자가 임상 증상을 호소하지 않으면 굳이 치료할 필요는 없다. 수혈은 환자의 혈중 헤모글로빈 수치보다는 임상 증상에 더 중요성을 두고 실시하는 것이 바람직하며, 이는 출혈에 의한 급성 빈혈의 경우에도 적용될 수 있다.

12. 림프부종

림프부종은 림프관의 이상에 의해 단백질이 비정상적으로 축적된 경우로 부종과 만성 염증으로 조직의 팽창을 유발시키는 것이다. 그 원인에는 선천적 이상, 감염 수술, 그리고 방사선 치료 등에 의한 림프액 이동의 이상이 있다. 림프부종은 초기에는 피부가 팽창되고 부으면서 불편함, 무거움, 긴장되고 화끈거리는 느낌 등을 호소하게 되기도 한다. 심한 정도에 따라 상피증(elephantiasis), 측부 혈관 확장 등이 관찰되기도 하며, 심한 통증이 동반될 경우에는 부종 이외에 다른 뼈로 전이, 신경 눌림, 심부정맥 폐쇄, 심부정맥 혈전 등의 다른 이유가 있는지도 생각해 보아야 한다.

13. 기침

기침은 호흡기관에 생기는 분비물이나 자극을 외부로 보내는 반사적, 생리적 방어 기전이라 할 수 있다. 기침은 말기 환자의 30% 정도에서 나타나며, 불면증이나 삶에 지장을 줄 정도로 심한 기침을 하는 경우도 있다. 심하게 지속되는 기침은 식욕부진, 오심, 구토, 수면장애, 근골격계 통증, 피곤, 출혈, 기흉, 기절 등을 유발시킬 수 있다.

일반적인 치료방법으로는 세 가지가 있다. 첫째, 원인이 되는 것을 찾아 교정하고, 담배나 자극적인 냄새 등을 피해야 한다. 둘째, 주위 환경에 변화를 준다. 방을 환기시키고, 필요에 따라 가습기를 사용하여 알맞은 습도를 유지해야 한다. 셋째, 약물로는 기관지 확장제, 항콜린성 약물, 마약성 약물, 스테로이드, 국소용 마취제, 점액용해제 등을 사용한다.

14. 딸꾹질

딸꾹질은 숨을 들이 마실 때 성문(glottis)이 닫히는 것과 연관되어 횡격막이 불수의적으로 수축되어 생기는 병적 호흡 반사를 말한다. 일시적으로 누구나 생길 수 있으나 지속적으로 발생하는 경우는 적다. 일단 발생하면 말기 환자를 괴롭히는 문제 중의 하나인데, 주로 뇌종양과 식도암 환자에게서 많이 나타난다. 횡격막 자극, 위팽만, 요독증 등에 의해 생길 수 있고, 탈수나 변비, 불안 등이 동반되면 증상을 더 악화시킬 수 있다. 말기 암 환자에게서 딸꾹질이 나타나는 가장 흔한 원인으로는 위팽만을 말한다.

일시적으로 나타날 경우에는 대개 치료하지 않고 관찰한다. 조절하는 방법에는 세 가지가 있다.

첫 번째는 원인 제거나 교정을 하는 것이고, 두 번째로는 안심과 지지를 하는 것이다. 세 번째로는 물리치료, 약물치료, 방사선 치료, 신경전달술 등을 고려해 본다. 물리치료는 인후부를 직접 자극해서 딸꾹질을 멈추게 하는 방법과 심호흡과 흉부 물리치료를 통해 횡격막의 지속적인 수축을 막아 딸꾹질을 막는 방법이 있다. 인후부 자극방법은 얼음물이나 미립성 설탕을 먹거나 비위관(nasogastriccather)을 이용하거나 뒤에서 소리 지르는 방법 등이 있다.

15. 설사

설사란 묽은 변을 하루 3번 이상 보는 경우를 말하지만 환자에 따라 차이가 있다. 말기 암 환자의 5% 정도에서 생기며, 호스피스 병동에 입원한 환자에서는 7~10% 정도 발생한다. 심한 경우가 아니면 환자는 변비로 고통받을 때의 기억이 있어서 불편함을 잘 느끼지 못한다. 원인 치료가 중요한데 일반적으로 가장 많은 원인은 하제 사용이다. 보통 하제를 중단한 후 24~48시간이 지나면 자연적으로 없어진다. 그 다음이 분변 매복(fecai impaction)과 장 폐쇄이다.

설사를 하는 환자의 경우에는 과거력과 신체적 검사를 통해 원인이 무엇인지를 사정하고, 수지관장을 통해 분변 매복을 제거해야 한다. 식사는 무자극성이고, 잔류량이 적은 것으로 제공하여 sorbitor 함유를 피하고, 흡수장애가 있을 경우에는 탄수화물 양을 줄인다. 당분이 있는 수분을 일정하게 섭취히고, 손상되기 쉬운 항문 근치의 피부는 크림 등을 발라 보호한다.

16. 장 폐쇄

장 폐쇄는 말기 암 환자의 3%에서 발생한다. 난소암(25%)과 대장항문암(10%)에서 가장 흔하게 나타나며, 자궁내막암, 전립선암, 방광암, 위암, 림프종 등에서도 생긴다. 장 폐쇄는 장강 내 폐쇄, 장벽 내 폐쇄, 장벽의 폐쇄로 나눌 수 있다. 장강 내 폐쇄는 주로 상행 결장의 원발성 암에 의해 polypoid 병변이 형성되어 장 폐쇄가 오는 경우를 말한다. 장벽 내 폐쇄는 장벽의 근막 안에서 암이 퍼져 장벽이 두꺼워져 이차적으로 장관이 좁아지게 되는 것을 말하며, 장벽 외 폐쇄는 장간막과 omentalmass에 의해 장이 눌려 이차적으로 장관이 좁아지게 되는 것을 말한다.

임상 증상은 처음에 변비나 설사 등 배변 운동 변화가 오고, 그 후로 오심, 구토, 산통이 생기면서 복부팽만과 지속적인 통증이 동반된다. 발생 부위는 소장이 50%, 대장이 33%, 대장과 소장 둘 다 12%이다. 대부분의 장 폐쇄 환자는 약물치료가 비강영양관에 의해서 조절되기가 어려우므로 임종 순간이 아닌 경우는 초기에 수술을 시행하는 것이 가장 좋다. 항생제 사용이 필요하지 않지만 감염의 위험성 있으면 초기에 항생제를 사용할 수도 있다. 주로 설암, 식도암, 위암 등에서 실시하며, 영양 공급뿐만 아니라 오심과 구토를 해결해 주기도 한다.

17. 우울

우울은 비정상적인 것이며, 특수한 질병이다. 그렇기 때문에 우울을 말기 암 환자의 정상적인 슬픔과 혼동해서는 안 된다. 우울 증상은 말기 암 환자의 10%에서 나타나며 치료를 받으면 좋아질 수 있다. 일반적인 환자의 경우는 식욕부진, 피곤함, 수면장애 등의 신체적 증상을 토대로 우울의 기준을 설정할 수 있지만, 말기 암 환자의 경우는 신체적 증상과 정신적 증상을 함께 고려해야 한다.

우울의 원인은 근심의 원인과 매우 유사하다. 우울과 근심은 보통 동시에 나타나는데 질병으로 사회적 고립, 질병과 치료에 대한 두려움, 가족에 대한 걱정, 독립성의 상실, 조절되지 않은 통증이 우울의 원인이 되기도 한다.

최대 2주, 최소 반나절의 저하된 기분은, 흥미 상실, 집중력 저하, 빈번한 울음, 희망 상실, 죄의식, 자아 존중감의 상실, 자살 충동과 같은 심리적인 특징으로 우울을 진단할 수 있다. 심한 우울증이 있는 경우는 환자에게 정신과 전문의의 상담을 권유해야 한다.

- ✓ 자신의 감정을 이야기하도록 하며 격려한다.
- ✓ 마음을 열고 대화한다.
- ✓ 신체적 증상을 조절해야 한다.
- ✓ 항우울제를 복용하도록 한다.
- ✓ 가족들과 의료진이 지지해 주어야 한다.

*** 정신과 전문의의 도움이 필요한 경우**

- ✓ 자살의 위험이 있는 경우
- ✓ 2~4번의 상담이나 약물치료에도 반응이 없는 경우

- ✓ 우울 증상이 더 악화된 경우
- ✓ 약물요법의 부작용으로 항우울증 치료제의 용량을 올릴 수 없는 경우
- ✓ 환자의 증상이 의학적 치료에 협조할 수 있는 환자의 능력에 지장을 줄 경우

18. 구강건조증

구강건조증은 말기 암 환자의 30% 정도 발생하는 증상이다. 구강의 침 분비가 감소하거나 구강 점막의 상처, 탈수, 불안, 우울 등의 신체적 요인과 항불안제, 항히스타민제, 항콜린제, 수면제, 이뇨제 등 약물에 의한 요인으로 발생할 수 있다. 구강건조증이 나타나게 되면 음식을 씹고 삼키는 데 더욱 힘들어지게 되므로 음식을 먹는 방법을 바꿔야 한다.

- ✓ 2시간마다 구강을 청결하게 하고 가습기를 이용하여 습기 많은 공기를 들이마시도록 한다.
- ✓ 비타민 C, 무설탕 껌, 레몬, 설탕, 캔디, 얼린 요구르트, 아이스크림을 먹는 것도 좋다(타액이 많이 분비되는 음식이기 때문에 입과 목이 아프면 먹지 않는 게 좋다).
- ✓ 인공타액이 필요하면 사용할 수 있다.
- ✓ 입이 심하게 건조하면 칫솔 대신 거즈를 감은 막대나 면봉을 사용한다(거칠고 단단한 칫솔, 자극성 강한 구강 세척제, 치실은 사용하지 않도록 한다).
- ✓ 입안에 상처가 생기지 않도록 하며 병원에서 처방받은 가글액을 사용한다.

19. 기타

1) 냄새

말기 환자가 자신에게 나는 냄새(욕창, 소변, 대변 냄새 등)로 인해 심한 우울증에 빠질 수 있다. 그러므로 자주 방을 환기시켜 주고, 가능한 자주 소독해 주어야 한다. 대소변으로 옷이나 침대 시트가 더럽혀졌으면 바로 교체해서 침상과 피부를 청결히 유지시켜야 한다. 또한 너무 진한 향기를 지니지 않은 공기 청정제를 사용하여 방안을 향긋하게 해주는 것도 좋은 방법이 될 수 있다.

2) 입안 관리

입안 청결은 매우 중요하다. 치아는 규칙적으로 닦아야 하고, 만약 입안에 궤양이 생겼다면 부드러운 칫솔과 면봉을 사용하여 잇몸의 손상을 예방해야 한다. 이를 닦지 못할 경우에는 구강 청결제를 사용하여 입안의 감촉을 산뜻하게 해야 한다. 구강에 하얀 막이 생겼다면 곰팡이 균에 감염되었다고 보아 빠른 시간 내에 항진균제를 복용하여야 한다. 입술이 말라 있으면 바세린을 발라주며, 틀니를 착용할 경우에는 청결하도록 유지하고, 틀니를 사용하지 않는 밤에는 물속에 담가 두는 것이 좋다.

3) 피부 관리

피부는 살아 있는 조직이며 간호의 중요한 한 부분이다. 그러므로 항상 청결하게 유지시켜 주어야 한다. 자주 목욕을 시켜주고, 오일이나 크림을 사용하여 피부를 건조하지 않도록 해야 한다. 또한 동시에 마사지도 해주어 환자의 기분을 좋게 해줄 수도 있다.

3 통증 관리

호스피스 환자가 느끼는 통증뿐만 아니라 환자가 겪는 고통을 총체적으로 파악하여 신체적, 정신적, 사회적, 영적 측면을 포괄한 전인 치료를 시행하여야 한다.

통증과 고통

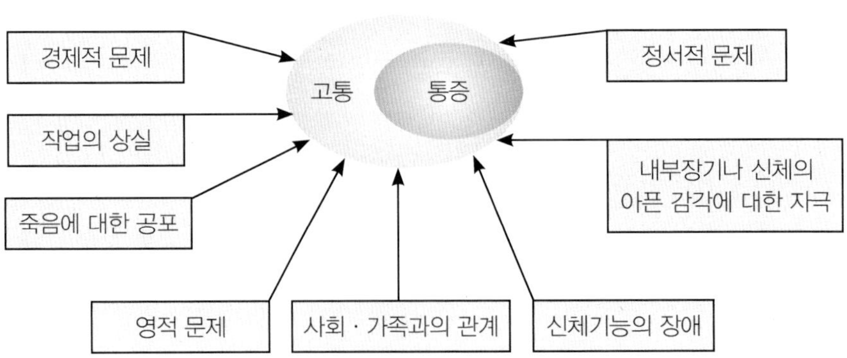

출처 : 염창환 등, 2000

1. 암성 통증 원인

1) 종양 침투로 인한 통증

암이 뼈로 전이되었을 때 가장 흔히 통증이 유발된다. 통증이 계속되고 움직이거나 서 있을 때 더욱 심해질 수 있다. 뼈 전이로 인해 병리적 골절이 되었을 때는 더 심한 통증을 호소하기도 한다. 연조직에 악성 종양이 침투했을 때에도 통증이 유발하는데, 이는 국소 조직이 파괴되고 통증에 민감한 조직인 근막이나 골막에 침투되었기 때문이다. 연조직에 악성 종양이 침투했을 때는 신경과 혈관이 눌리거나 침투되어 통증을 유발시키기도 한다. 게다가 피부와 점막에의 침투는 국소 통증을 일으킬 수 있으며 2차 감염에 의해 악화될 수도 있다. 또한 장기에 악성 종양이 침투하면 국소화하기 어렵게 되고, 깊고 쑤시는 통증이 발생하며 연관통도 나타나게 된다. 그러므로 속이 빈 장기에 종양이 침투한다면 산통이 나타나고 국소화하기 더더욱 어렵게 되고 연관통도 나타나게 될 것이다.

2) 치료로 인한 통증

수술 후, 화학 요법이 이루어져서 약제가 조직 내로 흘러 들어가면 조직 괴사가 발생하게 되어 통증을 호소할 수 있다. 방사선 치료로 인해 정맥염이 생기면 통증이 유발되기도 한다.

2. 통증 빈도

통증 빈도는 발생 부위와 암의 단계에 따라 다양하다. 진단 시 30~40% 환자는 중등도 이상의 통증을 호소하며, 말기 환자의 경우는 60% 이상이 중등도 이상의 통증을 호소한다. 대부분의 환자는 1개 이상의 통증을 호소하며, 4개 이상의 통증을 갖는 경우도 1/3 이상이나 된다.

◆ 원발성 암의 종류에 따른 통증 빈도

통증 빈도(%)	암 종류
> 80	뼈, 췌장, 식도
71~80	폐, 위, 간-담도, 전립선, 유방, 자궁, 난소
61~70	구강인두, 대장, 뇌, 신장, 방광
51~60	림프종, 백혈병, 연하조직

출처 : 염창황 등, 2000

3. 통증 측정

통증 정도는 단순한 조직 손상의 정도만으로 평가될 수 없으며, 정신적 상태와 개인적인 문화적 배경, 과거 경험 등이 복합적으로 작용하여 개인마다 통증을 다양한 강도와 양상으로 느끼게 된다. 이처럼 통증은 매우 주관적인 경험이므로 느끼는 정도가 개인마다 다양하다. 현재까지 통증을 객관적으로 정확하게 측정할 수 있는 방법은 어디에도 없다.

통증의 강도는 치료 방법을 결정하는 데 중요한 요인이 된다. 통증의 정도를 보다 객관적으로 표현함으로써 환자, 가족, 의료진 사이에서 원활한 통증 평가를 이뤄낼 수 있다. 통증이 없을 때는 0점으로 하고, 상상할 수 없을 정도의 심한 통증을 10점으로 하여 통증이 가장 심할 때, 가장 약할 때, 평균 그리고 현재의 통증 강도를 숫자 평가 척도로 나타낼 수 있다. 이 평가 척도를 이용하는 경우 가장 심한 통증을 기준으로 1~10점까지의 통증을 경도(1~4), 중등도(5~6), 중증(7~10)으로 구분하며, 이에 따라 진통제의 종류를 결정하기도 한다.

숫자 통증등급을 이용한 통증의 강도 평가방법

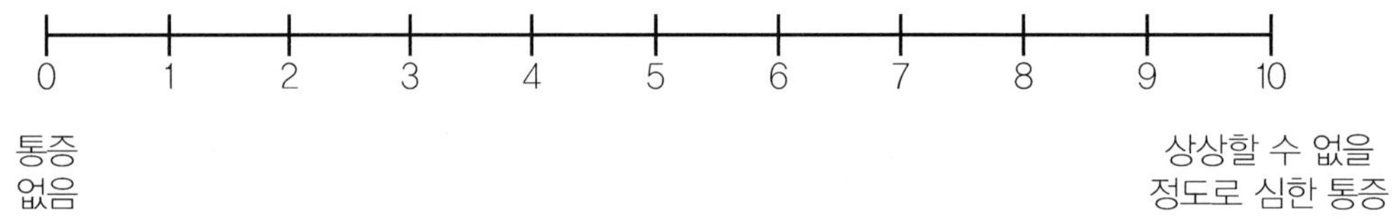

1) 통증의 여섯 가지 원칙

- ✓ 통증은 극히 주관적이기 때문에 환자의 진술을 믿어야 한다.
- ✓ 환자가 사용하는 언어, 정서, 보디랭귀지 등을 구체적으로 사정한다.
- ✓ 대부분의 환자는 한 가지 이상의 통증을 가지고 있기 때문에 각 형태별로 통증을 사정한다.
- ✓ 환자의 현재 질병 상태를 평가한다.
- ✓ 통증에 영향을 미치는 요인을 사정한다.
- ✓ 재평가한다.

4. 약물치료

1) 사용원칙

약물을 이용한 통증 조절의 가장 중요한 원칙은 환자 개개인에게 적합한 진통제의 종류, 용량 및 투여방법을 선택하는 것이다.

WHO 3단계 진통제 사다리

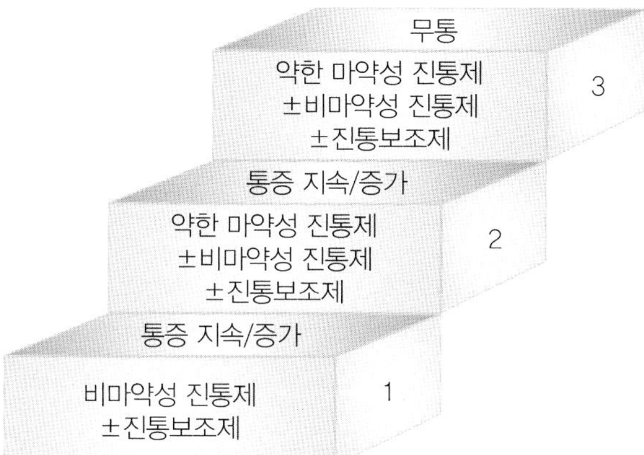

✓ 환자의 상황이 허락하는 한 먹는 진통제를 우선 투여한다.

✓ WHO 3단계 진통제 사다리에 따라 진통제를 선택 또는 추가한다.

- 약한 통증에는 비마약성 진통제를 우선 처방하고 통증이 계속될 때는 약한 마약성 진통제를 추가한다.
- 중등도 통증에는 처음부터 약한 마약성 진통제를 처방하고 통증이 계속될 때에는 강한 마약성 진통제를 추가한다.
- 심한 통증에는 처음부터 강한 마약성 진통제를 투여한다.
- 통증의 종류에 따라 통증 정도와 상관없이 진통 보조제를 병용하여 진통 효과를 증대시키도록 한다.

- ✓ 진통제를 일정한 시간 간격으로 투여하여 혈중 농도를 항상 일정하게 유지하면서 암성 통증의 재발을 예방할 수 있다. 통증이 잘 조절되던 중에 급작스럽게 발생하는 돌발성 통증에 대비하여 속효성 진통제를 미리 처방하여 돌발성 통증 발생 시 환자가 사용할 수 있도록 한다.
- ✓ 진통제 투여 후 통증 조절이 잘 되고 있는지 자주 관찰하여 효과를 평가하고, 통증이 효과적으로 조절되지 않으면 진통제 처방을 변경해야 한다.

2) 진통제의 투여방법

경구요법, 피부에 붙이는 패치제(patch), 항문좌약제, 정맥주사, patient-controlled analgesia (PCA), 경막외 주사 방법 등이 있다.

3) 중독, 내성, 신체적 의존성

(1) 중독 또는 탐닉(addiction)

중독은 마약 중독자가 정신적 쾌감을 목적으로 '마약'을 집요하게 갈구하는 현상을 말한다. 마약 중독자는 '마약'을 구하기 위해 사회적인 해악을 끼치기 때문에 각 나라마다 '마약'이 다른 용도로 사용되지 않도록 엄격하게 법률로 제한하고 있다. 하지만 환자가 의사의 처방에 따라 진통 목적으로 '마약성 진통제'를 사용하는 경우에는 중독될 가능성이 거의 없다. 통증이 심한 환자는 통증이 사라질 때까지 쾌감을 느낄 수가 없으며, 의사의 처방에 따른 용량은 환자의 통증이 사라지는 용량만을 처방하기 때문이다.

(2) 내성(tolerance)

내성은 장기간 약물을 사용할 때 약효가 점차 감소하는 현상으로 동일한 효과를 보기 위해서는 용량을 점차 늘여야 하는 현상을 말한다. 마약성 진통제의 여러 가지 약효(부작용 포함) 중에서 정신적 쾌감, 호흡 부전에 대한 내성이 가장 빨리 생기고, 구역, 구토, 어지러움에 대한 내성도 빨리(일주일 정도) 생기지만 진통, 변비에 대한 내성은 아주 천천히 생기거나 거의 생기지 않는다.

치명적인 부작용인 호흡부전에 대한 내성도 빨리 생기기 때문에 심한 만성 통증으로 장기간 마약성 진통제를 사용하는 말기 암 환자는 호흡부전의 우려가 거의 없고, 말기에 심한 통증으로 고용량의 진통제를 사용하더라도 호흡부전이 발생할 가능성은 희박하다.

구역, 구토, 어지러움 등의 부작용에 대한 내성도 비교적 빨리 생기기 때문에 오히려 장기간 진통제를 사용하는 데 도움이 된다. 하지만 변비 부작용에 대한 내성은 거의 생기지 않기 때문에 지속적으로 변비약을 먹거나 심하면 주기적으로 관장을 해야 하는 경우도 생기게 된다.

(3) 신체적 의존성(physiological dependence)

정신적 의존성(중독, 탐닉)과 구별되는 용어로서 장기간 약물을 사용함에 따라 신체가 약물에 적응하는 현상에서 약물을 갑자기 끊었을 때 금단증상(발열, 발한, 복통 등)이 나타나는 현상을 말한다. 만성 통증 환자가 통증이 사라져서 진통제를 갑자기 끊어야 하는 일은 거의 없다. 하지만 통증이 지속되어 의사의 처방에 따라 진통제를 규칙적으로 사용한다면, 신체적 의존성이 있어서도 금단증상이 일어나지 않기 때문에 장기간 사용하는 데 문제가 되지 않는다.

약물을 장기간 사용했을 때, 금단증상이 일어나지 않도록 몇 가지 주의할 점이 있다. 이는 부작용이 나타나더라도 갑자기 진통제 사용을 중단하거나 과량의 길항제(마약성 진통제의 작용을 방해하는 약물)를 갑자기 투여하지 말아야 한다는 것이다. 병이 호전되어 통증이 감소하는 경우에는 진통제의 용량을 줄일 수 있고, 나아가 병이 완쾌되어 진통제를 끊을 수 있을 때에는 의사의 처방에 따라 서서히 용량을 줄이면서 끊어야만 금단증상 없이 진통제를 끊을 수 있기 때문이다.

4) 진통제의 부작용

(1) 위염, 위출혈

비스테로이드성 소염진통제(NDSAIDs)를 사용할 때 흔하게 나타난다. 속이 쓰리거나 검은색의 변을 보는 경우에는 반드시 의사와 상의하여 치료를 받아야 한다. 타이레놀은 위장관에 대한 부작용이 적기 때문에 약한 통증의 진통 목적으로 가장 많이 사용되고 있다.

(2) 호흡 억제

마약성 진통제를 처음 사용하는 환자가 많은 양을 사용할 때 분당 호흡 횟수가 8회 미만으로 감소하는 호흡 억제가 나타날 수 있다. 이는 진통작용을 나타내는 용량이 중추신경 억제를 통한 호흡 억제 작용을 나타내는 용량보다 낮아 나타나는 증상이기 때문에 진통제의 용량을 소량부터 시작하여 서서히 증가시킨다면 호흡 억제를 피할 수 있다.

(3) 변비

마약성 진통제의 가장 흔한 부작용이다. 변비에 대한 내성은 거의 생기지 않기 때문에 장기간 마약성 진통제를 사용하는 대부분의 환자가 변비를 경험하게 된다.

변비의 가장 좋은 예방법은 물이나 주스, 그밖에 수분이 많은 음식이나 채소, 과일을 많이 섭취하는 것이며, 약물로는 산화마그네슘 알약, 기타 변비 치료제가 있다. 심한 경우는 항문에 관장액을 주입하여 변을 볼 수 있도록 정기적으로 관장을 하는 방법도 있다.

(4) 구역, 구토

구역, 구토 증상은 마약성 진통제를 사용하는 환자의 25~50% 정도가 경험하게 된다. 부작용으로 인한 오심과 구토는 보통 약을 복용한 지 하루나 이틀 후에도 지속될 수 있다. 그래도 이러한 증상이 나타나게 되면 의료진에게 오심이나 구토 증상에 대해 이야기하여 오심이나 구토의 부작용을 감소하는 약제를 처방해 줄 수 있다.

항구토제를 사용하면 구역, 구토를 억제할 수 있다. 또한 이는 내성이 생기면서 수일 후에는 점차 감소한다.

(5) 졸림, 어지러움

초기에 나타날 수 있으나 내성이 생김에 따라 서서히 감소하게 된다. 이는 통증 없이 충분한 숙면을 취할 수 있어서 좋을 수도 있다. 하지만 낮에도 계속 졸려서 정신을 못 차릴 정도라면 의사와 상의하여 진통제를 바꾸거나 중추신경 흥분제를 사용해야 한다.

(6) 배뇨 곤란

특히 경막외 주사를 이용하는 경우에 심하며 소변을 보기 어려운 경우가 있다. 이 경우 의사와 상의하여 진통제의 종류, 투여방법을 바꾸거나 적절한 보조 치료제를 병용해야 한다.

(7) 금단증상

마약성 진통제를 갑자기 끊는 경우에 나타나며, 심한 통증, 발한, 발열 등의 증상이 나타난다. 따라서 어떠한 부작용이 나타나더라도 갑자기 진통제의 사용을 중단해서는 안 되며, 의사의 지시에 따라 서서히 용량을 줄여 나가야 한다.

(8) 통증 조절을 위한 보조적 요법

통증 조절을 위한 보조적 요법은 진통제의 효과를 높이고 다른 불편한 증상을 완화시키는 작용을 한다. 이완요법, 냉찜질, 온찜질, 마사지나 휴식, 텔레비전 보는 것 등이 이에 속하며, 이러한 요법은 통증으로부터 주위를 환기시키는 데 효과가 있으므로 가족의 도움을 받아 사용하는 것이 좋다.

6 장
심리 · 사회 간호

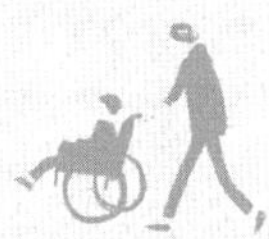

1. 죽음에 대한 심리적 반응
2. 임종 환자 가족의 심리상태
3. 호스피스 대상자의 간호
4. 사회적 간호

1 죽음에 대한 심리적 반응

1. 죽음을 앞둔 사람들의 심리변화

퀴블러 로스(Kuler Rose, 1968)는 죽어가는 환자 200명을 관찰한 결과 대부분의 환자는 다음의 다섯 단계를 거쳐 죽음에 이른다고 그녀의 저서 《Death and Dying》을 통해 발표한 바 있다. 그러나 모든 사람이 반드시 이 단계가 순차적으로 나타나는 것은 아니다. 마지막 여섯 번째 단계는 죽음학의 세계적인 권위자인 알폰소데켄 신부가 첨가한 것이다.

1) 부정 단계

임종에 가까운 환자가 첫 번째 경험하는 것이 바로 부정이다. 이는 환자가 자신의 병이 죽음에 가까이 있음을 알았을 때 나타나는 현상이다. 이러한 부정은 환자의 언어나 행동에 의해 나타난다. 즉, "아니야, 난 믿을 수 없어. 나에게는 그런 일이 일어날 수 없어."라는 표현을 흔히 하게 된다. 환자는 진단이 잘못되었을 것이라는 생각과 좀 더 나은 진단이 내려지기를 바라는 마음에서 여러 병원을 찾아다니며 검사를 하게 된다. 환자는 검사 결과를 믿지 않고 다른 사람의 것과 바뀌지 않았나 생각해 보기도 하며, 병에 대한 걱정보다는 앞으로 살아갈 날에 대한 생각과 더불어 미래에 대한 이야기까지도 한다. 어떤 환자는 증상이 없어질 것이라는 느낌 때문에 치료를 거부하기도 하며, 신체에 아무 변화도 없기 때문에 자신의 병이 심각한 것이 아니라고 말하기도 한다.

이러한 단계에 있는 환자는 본인이 부정 단계에 있다는 사실을 알아야 하고, 가족은 환자에게 부정할 시간적 여유가 있어야 함을 이해해야 한다. 간호사는 환자로 하여금 자신의 병에 대해 좀 더 현실적인 견해를 갖도록 도와주어야 하며, 만일 환자가 그의 죽음에 관해서 누군가와 대화하고자 하면 잘 들어주어 그 고통을 조금이나마 덜어주어야 한다. 이러한 대화는 환자가 사실을 직면할 준비가 되어 있을 때에야 가능할 것이다.

2) 분노 단계

환자는 "왜 하필이면 나야?"라고 하면서 자기 자신에게나 사랑하는 사람에게 혹은 병원 직원에게 또는 자신이 믿는 신에게까지 분노를 직접적으로 표현하는 단계이다.

이 분노 단계는 병원 직원이나 가족이 감당하기 매우 어려워한다. 환자의 분노 감정은 자주 바뀌게 되고, 감정을 주위 환경이나 남에게 떠넘기기 때문이다. 때때로 불만을 터뜨리며, 의사에게도 불만을 토로한다. 이러한 경우 주변에서는 환자가 왜 그러한 행동을 하는지 이해하려고 노력해야 한다. 그리하여 환자로 하여금 그의 분노를 표현하도록 한다면 환자는 편안해 하고 이유 없이 괴롭히지 않을 것이다.

환자는 이해와 관심을 받으며, 그를 위해 충분한 시간을 할애한다는 것을 알게 되면 그의 분노는 조금씩 줄어들 것이다. 자신이 아직도 가치 있는 사람, 보살핌을 받는 사람이라 생각할 수 있도록 해야 한다.

3) 타협 단계

타협 단계는 다가오는 죽음을 조금 늦춰 더 살고 싶어 타협하고자 하는 단계이다. 이 단계는 매우 짧다. 이는 부정-분노 후에 오는 단계로 환자는 타협을 시도한다. 자신이 병이 있다는 불가피한 사실을 받아들이고 연기하려는 시도를 하게 된다. 이러한 타협은 대개 절내자와 혹은 자신과 타협하는 것들이다.

환자의 말을 무시하지 않는 것이 좋으며, "모든 것이 잘 될 거에요.", "그건 당신의 잘못이 아니에요." 등의 가벼운 대답은 피하는 것이 좋다.

4) 우울 단계

우울은 부정-분노-타협의 단계가 끝나고 찾아오며, 식욕 상실, 수면장애, 피로 등의 초기 단계에서 무력감, 무능감에 이르기까지 발전할 수 있다. 이는 대부분 다음 네 가지 경우에 의해 나타나게 된다. 회복의 가망이 없는 환자가 자기의 병을 더는 부인하지 못할 때, 외과적 치료와 입원을 계속해야 될 때, 증상이 더 뚜렷해지고 몸이 현저하게 쇠약해질 때, 조연한 자세와 무감동, 분노와 걱정이 극도의 상실감으로 바뀔 때 심한 우울증에 빠지게 된다. 이 단계에는 반작용적 우울증과 예비적 우울증의 두 종류의 우울증이 있다.

✓ 반작용적 우울증

반작용적 우울증은 과거나 현재의 손상과 관계된다. 수술로 인한 신체 부분의 손실, 실직, 자식을 돌볼 수 없는 상태 등으로 인해 발생하는 우울증을 말한다. 즉, 신체의 손실로 인해 일할 수 없음에 대한 걱정과 환자가 자식이 있는 부모라면, 부모 없이 남게 될 아이들과 가족들에 대한 경제적 부담을 걱정하는 것이다.

✓ 예비적 우울증

예비적 우울증은 환자가 느낄 수 있는 상실감에서 오는 우울증을 말한다. 잃고 싶지 않은 것을 잃어야 할 때의 슬픔, 절망 등이 우울의 증상으로 나타나는 것이다. 사랑하는 사람이나 물건, 소중한 무언가를 잃어버렸을 때 일어나는 것이다.

이 시기의 환자는 대화를 원하지 않는다. 그냥 조용히 있기를 원하기도 하고 울기도 한다. 이때는 환자가 슬픔에 젖도록 놓아두어야 하며 그가 감정을 표현할 기회를 필요로 할 때 옆에 가만히 앉아 있거나 이야기를 하며 조용히 귀담아 들어주어야 한다.

5) 수용 단계

환자는 우울 단계에서 도움을 받아 다음 단계로 발전하여 모든 것을 수용하게 된다. 이 단계에서 환자는 자기 운명을 두고 분노하거나 우울해하지 않는다. 대부분의 환자는 죽음 자체를 피할 수 없는 사실로 수용하게 되며, 먼 여정을 떠나기 전에 마지막 휴식을 갖고 싶어 한다. 주변 사람들은 환자가 버림받지 않았음을 깨닫게 해 주어야 하며, 여전히 소중한 존재임을 느낄 수 있도록 해 주어야 한다. 또한 희망을 가지고 행동을 계획하고 실행하도록 해야 한다.

6) 희망 단계

죽음 자체를 피할 수 없는 운명으로 받아들이는 단계로, 수용 단계와 비슷한 단계라고도 말할 수 있다. 이 시기는 평온한 마음과 자세로 죽음을 맞이하도록 하며, 영생을 기다리며 죽음 이후의 새로운 삶을 희망할 수 있도록 도와야 한다.

2. 두려움

환자에게 있어서 가장 큰 두려움은 죽음에 대한 두려움이 아니라 버려지는 것에 대한 두려움이다. 사랑하는 사람이 두렵고 싫어서 자신을 버릴 것이라는 것에 대해 혹은 간호 제공자가 자신을 '죽어가는 실패물'로 포기할 것이라는 것에 대해 깊고 괴로운 두려움을 느낄 수 있다. 이러한 두려움은 환자가 간호 제공자에게 의존해야 하는 정도가 심해질수록 더 깊어진다. 또 의사나 간호사가 자신의 고통이나 증상을 심각하게 인지하지 않거나 치료를 소홀히 할 때 불안해하고 더 이상 자신의 상태에 대해 말하지 않으려고 한다. 따라서 이들은 증상에 대해 약을 요구하기보다는 치료가 필요한 증상을 가지고 있다는 것을 간호 제공자에게 알리고자 하는 것이다.

일반적이고 흔한 두려움은 환자 스스로 가장 기본적인 것도 할 수 없게 되는 의존에 대한 두려움이고, 정신을 잃을 것에 대한 두려움이다. 죽어가는 과정에서의 신체적인 측면과 관련된 두려움은 참을 수 없는 통증과 질식, 출혈 등에 대한 두려움이 있을 수 있다. 또 돌이킬 수 없는 잘못에 대해, 용서받지 못할 것이라는 죄의식과 같은 정서적인 두려움도 있다. 이들의 두려움은 경청을 통해서 알 수 있으며, 이는 환자로 하여금 자신들의 두려움을 분명히 알도록 해야 한다. 이를 통해 잘못 알고 있는 사실에 대해 바른 정보를 제공하고, 환자를 한 인간으로 받아들여 항상 도움을 제공할 준비가 되어 있음을 알려줌으로써 두려움을 덜어 줄 수 있다.

3. 죽음의 공포

죽음에 대한 공포는 통증, 고독, 아름답지 못한 모습에 대한 두려움, 내가 사회나 가족에게 짐이 되지 않겠는가 하는 공포, 무지에 대한 공포, 삶 자체의 두려움에서 오는 공포, 이 세상에서 맡았던 일을 다 마치지 못하고 죽는 것에 대한 공포, 자신이 몽땅 없어진다는 공포, 죽은 다음에 심판을 받는다고 하는 공포 등이 있다. 공포를 극복하는 방법에는 첫째, 죽음에 대한 교육을 통해 죽음 자체가 무엇이고 그것이 어떤 과정으로 우리에게 오게 되는가를 배우는 과정을 통해 공포를 해소할 수 있다. 둘째, 죽은 후에 영원한 생명이 있다고 하는 하나님의 사랑에 근거한 확실한 신앙을 가질 수 있다. 셋째, 유머에 대한 감각을 발전시킬 수 있다. 넷째, 음악 치료를 받을 수 있다.

4. 불확실성

불확실성은 충분한 단서가 없어 사건을 조직하거나 범주화할 수 없을 때 생기는 인지 상태를 말한다. 불확실성은 사건이나 상황에 분명한 가치를 부여할 수 없고, 결과를 정확히 예측할 수 없을 때 생긴다. 환자는 질병 상태에 대한 모호함, 치료와 간호체계의 복잡성, 진단과 질병의 심각성에 대한 정보의 결여, 질병 과정과 예후에 대한 예측 불허 등으로 불확실성을 경험한다. 질병과 그 원인, 증후, 치료 및 간호체계 등에 대한 정보를 제공하고 진행에 대해 즉각적이고 관련된 피드백을 주는 것은 경험한 사건과 기대한 사건 사이의 일치를 높이고, 또 익숙하지 않고 놀라운 질병 상황의 특성을 줄여줄 수 있다. 따라서 지금 건강상태에 대해 좀 더 정확히 해석하고 미래에 대해 좀 더 현실적으로 기대하게 하며, 질병 궤도에서의 자신의 상태를 결정하고 미래에 대해 현실적인 기대를 하게 할 수 있다. 사회적 지지망을 통한 다른 사람과의 상호작용 또한 대상자에게 자신의 질병에 대한 인식을 명확하게 하고 불확실성에 대처하도록 새로운 자원을 조사하게 할 수 있다.

5. 무력감

받아들일 수 없는 진단에 대해 공격과 도피로 나타내는 반응이 효과적이지 못하다면 무력감이 일어날 수 있고, 외적으로 제시되는 모든 행동이 중단될 수 있다. 침묵과 무력감의 반응은 다가오는 죽음으로 인해 자신의 몸과 주위환경을 조절할 수 없다는 인식을 갖는 말기 암 환자에서 흔히 관찰된다. 무력감은 질병으로 인한 독립심을 약화시킬 때, 또 생리적 기능을 통제할 수 없을 때, 자율적인 결정을 못하게 될 때, 또 다른 상실을 예방하지 못하거나 통제할 수 없을 때, 자가 간호의 능력이 없을 때 더해진다.

적극적 격려와 지지를 통해 대상자는 의사결정 과정에 필요한 참여자가 될 수 있으며 치료에 대한 정보를 알려주는 것이 필수적이다. 또한 가능한 대상자 스스로 자신들의 치료 결정을 조절하도록 허용해야 한다. 쉽게 도달할 수 있는 단기 목표설정과 진행에 대한 인지는 대상자가 환경을 조절할 수 있도록 하는 확신을 세우게 하는 데 필요하다.

6. 외로움

외로움은 때때로 현재의 사회적 관계에서의 불만족과 기대가 충족되지 않는 데서 생기는 주관적 경험을 말한다. 환자는 자신의 언어에 귀를 기울이고 외로움이나 무서움을 이해해 주는 누군가를 필요로 한다. 그러므로 무엇인가의 형태로 최후까지 사회생활을 유지하는 것이 중요하다. 친구 없이 혼자서 미지의 것에 대해 향하는 것은 생각만으로도 무서운 것이기 때문이다.

이들이 느끼는 외로움은 스트레스가 많은 상황이나 주요 생활양식의 변화에서 비롯될 수 있기 때문에 자살 가능성이 사정되어야 한다. 외로움으로 부적당함과 소외감을 호소하는 대상자는 가족과 간호 제공자의 꾸준한 지지로 외로움을 이겨낼 수 있도록 도와야 한다.

보호자, 의사 혹은 간호사는 환자에게 깊은 관심을 갖고 있음을 보여주어야, 신뢰를 바탕으로 하는 치료적인 관계가 유지될 수 있다. 이러한 신뢰 관계 자체만으로도 치료적인 관계를 유지할 수 있고, 치료가 될 수도 있다. 그리고 무료한 시간을 채워 주고, 생의 의미를 부여하도록 하며, 새로운 의미 관계를 발전시킬 수 있는 사람들의 도움을 받게 한다.

7. 절망

절망이란 무능감, 무력감, 실망, 포기가 순환적으로 작용하는 연속적인 상태를 말한다. 무능감은 자아 가치 소멸, 조절의 상실, 의사결정 능력이 감소할 때에 생기게 되며, 무력감은 자기 간호 능력 소멸, 좌절된 의존감, 자원이 고갈될 경우에 생기게 된다. 실망은 미래가 침울하게 상상되고, 무익하고, 불가능하고, 무의미하다고 느낄 때 나타나며, 포기는 더는 대처할 수 없다고 인지할 때 나타나는 반응이다.

또한 절망감은 종종 우울을 동반하고 걱정스런 모습을 나타낸다. 또 이들은 무감동하고 다른 사람과 분리되어 빈약한 자아개념과 자기비하를 보이며, 종종 자신이 고립되거나 소외됨을 느끼게도 된다. 절망상태에 있는 말기 환자에 대한 간호 중재로 가장 중요한 것은 희망을 고취시키는 것이다. 희망은 존재의 의미와 목적을 부여하며 삶에서 희망보다 더 본질적인 것은 없다. 따라서 사람이 숨을 쉬고 있을지라도 희망이 없으면 죽은 것과 같게 되는 것이 이러한 이유 때문이다. 희망은 죽어가는 과정 속에서도 의미 있는 삶을 살다가 편안한 죽음을 맞게 하는 중요한 요소인 것이라 말할 수 있다.

2 임종 환자 가족의 심리상태

상실과 슬픔을 경험하고 있는 임종 환자의 심리상태를 크게 두 가지로 분류할 수 있다. 첫 번째로 가족원과 임종 환자와의 관계에 대한 것이고, 두 번째로 가족원 자신에 관한 것이다.

1. 가족원과 임종 환자의 관계에 대한 것

❶ 가족 구성원은 임종 환자와 같이 있기를 원한다.

❷ 임종 환자에게 도움을 주고자 한다.

❸ 임종 환자의 평안을 확인하기를 원한다.

❹ 임종 환자의 상태에 대해 알기를 원한다.

❺ 임종 시기가 임박했다는 사실을 알기를 원한다.

2. 가족원 자신에 관한 것

❶ 자신의 감정을 표현하고자 한다.

❷ 다른 사람들로부터 위로와 지지를 받고자 한다.

3 호스피스 대상자의 간호

호스피스 대상자 간호의 기본은 교제를 요구하면서 인생의 마지막에 있는 환자에 대해 죽음을 인간적이고 상대적인 것으로 생각하여 그 침상 옆에 앉아서 환자의 감정을 중요하게 여겨 환자의 말에 귀를 기울이고 이해적 태도를 나타내는 데 있다. 생각해 보면 죽음은 누구에게나 일어나며 아주 당연한 것임에도 불구하고 기피하려는 마음이 대단히 뿌리 깊게 내리고 있어서 이에 대처할 수 없게 하는 것인지도 모른다. 그러나 이 마음을 극복하지 않으면 진정한 의미에서의 임종 간호는 가능치 않을 것이다. 그러므로 진정한 죽음의 간호를 하기 위해서는 우선 간호사가 죽음을 기피하려는 마음부터 해방되어야 한다. 간호사와 환자 사이의 긍정적인 관계는 환자가 재산과 체력뿐만 아니라 요구를 지닌 독특한 개인으로서 대우받는 데 입각한 것이다. 환자 행동의 분명한 수용, 목적 있는 그리고 주의 깊은 경청 및 간호사에 의한 교육은 치유 관계의 발전을 높여줄 수 있다.

1. 죽음에 임하는 환자는 교제를 원한다.

교제라는 것은 관계, 상관, 의사소통이라는 의미를 내포하고 있다. 즉, 다른 사람과의 인간관계를 갖는 것을 희망하고 있는 것이다. 이때 의사소통은 언어적 의사소통뿐 아니라 비언어적 의사소통도 포함된다. 특히 죽음이 가까운 특별한 시기의 환자는 교제를 바란다. 의료팀과의 교제를 원하고 있으며, 가족과의 교제도 희망한다. 간호사는 환자와 가족이 충분하게 긴밀한 의사소통을 할 수 있도록 배려하여야 한다. 또한 말기 환자의 경우는 가족이 옆에 있도록 허락하는 병원 측의 대응을 필요로 한다. 면회시간을 제한하고 있는 병동도 많지만, 말기 환자에 관해서는 제한하지 않고, 면회자의 연령에 대해서도 제한하지 않는 예외적인 대응책 역시 필요하다.

1) 옆에 있어 준다.

이것은 임종 간호의 기본으로 "나는 일정한 시간을 당신을 위해 할애한다."는 것을 환자에게 알릴 수 있는 행위이다. 임종 환자는 "자신이 어떠한 존재로 보이는가?"에 관해서 다른 어떤 환자보다도 민감하다. 옆에 앉아 있는 것에 대해서 환자와 간호하는 사람과의 시선이 수평이 되어야 하고, 같은 인간으로서 이야기한다는 분위기가 발생하여야 한다.

임박한 죽음에 대해서 대상자와 이야기를 나누는 것은 결코 쉬운 일이 아니며, 또한 가족과 함께 죽음을 논한다는 것 역시 쉽지 않은 일이다. 왜냐하면 아직도 죽음을 감추어야 될 화제라고 생각하는 경향이 많기 때문이다. 친구에게 이야기하듯이 차분한 목소리로 임종 환자와 대화하며, 인간 대 인간의 관계를 유지해야 한다.

2) 환자의 언어에 귀를 기울인다.

환자의 기분, 감정, 개인적인 사정 등에 특별한 관심을 가지고 귀를 기울이는 적극적 경청이 필요하다. 환자는 자신의 말에 경청하는지 아닌지를 곧잘 알아차리게 된다. 환자가 표현하는 것이 어리석게 보일지 몰라도 충분히 귀를 기울여야 한다. 왜냐하면 상식에 어긋나는 소리일지라도 환자에게는 충분한 이유가 있기 때문이다. 임종 환자가 말하는 것뿐만 아니라 말하지 않는 것도 마음의 눈과 귀를 사용하여 환자의 사생활 보호에 대한 요구를 인정해야 한다. 그러므로 간호 제공자는 결코 의사소통을 강요해서는 안 되며, 환자가 이야기할 준비가 될 때까지 기다려야 한다. 환자는 의사나 간호사와 개방적인 의사소통의 관계를 이루는 데 어려움을 가질 수 있다. 또한 간호 제공자에 대한 시간 부족으로 인해 환자는 억제된 감정을 표출하지 않고, 특수 전문인에 대한 두려운 감정으로 인해 환자는 어리석게 보이고 싶지 않은 마음을 가질 수 있다. 그러므로 이들은 대답에 대한 두려움 때문에 질문을 하는 것을 꺼려할 수 있어 더욱 위축되고 고독감, 무력감, 절망감 등을 강화할 수 있다.

3) 감정에 초점을 맞춘다.

감정에 초점을 맞춘다는 일은 머리로는 알고 있지만, 실제로 제대로 안 되고 있는 실정이다. 환자 이야기에는 숨겨진 감정이 드러나 있다. 그렇기 때문에 그 감정에 초점을 맞춰 환자의 말에 귀를 기울이는 것이 중요하다. 환자가 슬퍼하여 눈물을 흘릴 때 비참하다고 폄하는 것에 대해서 나쁘다고 하지 말아야 하며, 또 억지로 웃음을 지어야 된다고 하지 말아야 한다. 그러므로 감정표현에 대해서는 너그럽게 허용해야 하고, 개방적인 의사소통을 하고 사소한 것이라도 거짓말을 하지 않아야 한다. 정직하게 관심을 표현해야 한다. 환자 감정에 대한 적당한 인정은 자신이 이해받고 보살핌을 받는다는 느낌을 증가시켜 줄 것이고, 환자의 독특한 능력에 대해 인식해 줌으로써 환자와 간호사 사이의 신뢰감과 안정감은 증가될 것이다.

4) 이해하는 태도를 취한다.

간호 제공자는 환자의 마음속에 들어가야 한다. 환자의 기분, 마음, 감정을 간호사가 바르게 이해하고 있는지 아닌지 다시 한 번 환자에게 되풀이하는 태도를 가져야 한다. 환자가 바라는 것은 자신이 죽는다는 일에 대해 불안하다는 것을 누군가에게 알리고 싶고 알아주기 바라며, 환자는 혼자만이 알고 있는 두려움과 불안에 대해 이해해 주는 사람을 옆에 두고 싶다는 뜻이다.

2. 임종 환자는 죽을 때까지 인생의 총결산을 원한다.

환자에게는 입원부터 죽음까지의 기간이 인생의 총결산을 하는 시기라 할 수 있다. 단지, 임종 환자를 보고 있는 것만으로 환자 인생의 총결산에 참여하는 것이 아니다. 정말 환자의 일생에 참여하고자 한다면 의료인이 먼저 들어가야 한다. 그 사람이 지금까지 어떻게 살아왔느냐에 따라 죽음에 이르는 상태는 다를 수 있고, 그보다도 중요한 것은 의료인들이 그 사람에게 어떻게 관여하느냐에 따라 그 사람의 죽음의 상태가 변화시킬 수도 있다. 그러므로 의료인들은 환자에게 어떻게 하는 것이 가장 좋은가를 생각하여 환자를 중심으로 중요하다고 볼 수 있는 것이다.

3. 죽음을 개인적이 아닌 인간적인 것으로 취하려고 한다.

환자는 '죽는 사람', 나는 '산 사람'이라는 기분이 있으면 진정한 의미에서 죽음의 간호는 할 수 없다. 그러나 '당신은 죽을 사람', '나도 언젠가 죽을 사람'이라는 생각으로 간호한다면 그 사람의 존재는 환자의 죽음 과정에서 아주 큰 의미를 준다고 생각한다.

4 사회적 간호

1. 호스피스에서 사회적 간호의 목적

사회적 간호란 임종을 앞둔 말기 환자가 여생을 보다 충만하게 영위할 수 있도록 환자와 그의 가족들이 경험하는 사회경제적, 사회문화적, 심리사회적 고통을 경감시키며, 사회적 기능 회복을 목적으로 도움을 제공하는 전문적 활동을 말한다. 또한 이는 질병에 대한 생 · 심리 · 사회적 모델에 기반하여 임종 후 사별 가족의 건강을 위해 환자와 가족의 사회적 스트레스를 감소시키고, 사회적 기능향상을 위하여 노력하고자 한다. 이는 의학적으로 보면 예방의학적 의미가 있다고도 할 수 있다.

이러한 호스피스에서 사회적 간호의 목적을 미국사회복지사협회(NASW)에서 정의한 병원사회사업의 목적을 토대로 재정리하면 다음과 같다.

- ✓ 임종에 직면한 환자와 가족의 심신 충격과 관련된 위기에 관한 사항이 그들의 삶에 있어서 미치는 심리사회적인 영향을 이해하고 다룰 수 있도록 지원하고, 또한 그들이 미래계획을 수립할 수 있도록 돕는다.
- ✓ 임종에 직면한 환자에게 예상되는 슬픔과 애도 과정을 도와준다. 가족 구성원에게는 상담을 통해 다른 사별과 관련된 서비스를 제공한다. 여기에는 실천적인 조정도 포함된다.

- ✓ 말기질환이나 임종에 대한 조정과 적응할 수 있는 대처 양식을 개발시키고 새로운 환경에 재통합되거나 연계가 용이하도록 한다.
- ✓ 상호학문적(학제간)팀에 참여하여 의료상황에 영향을 받는 환자와 가족들의 특별한 심리 · 사회적인 측면에 대하여 이해와 인식을 제공한다.
- ✓ 선택된 환자 집단의 요구를 사정(assessment)하고, 적절한 프로그램을 기획하고 실행하며 지역사회조직과 연계하여 이러한 요구를 만족시킬 수 있는 서비스를 개발한다. 여기에는 지지, 심리 · 교육적인 집단, 교육적인 포럼(forum), 사회화나 재통합과 관련된 활동 등이 포함된다.
- ✓ 잠재적인 방임, 학대, 그리고 취약 환자에 있어서 착취 가능성을 파악하여 공인된 기관과 연계를 맺는다.
- ✓ 호스피스 기관의 목적과 목표를 지원하고, 환자 요구에 대한 기관의 민감성을 증진시킨다.

2. 사회적 간호의 유형

1) 정보와 원조의 제공

환자와 가족에게 정보와 재정을 지원하는 것은 그들이 서비스 전달 체계를 이해하도록 도와주며 필요한 재정적인 논의와 선택사항을 설명하는 것이다. 특히 원조의 제공은 후원자 연결, 각종 기금 조성 등 환자와 가족에게 필요한 자원을 지원함으로써 특히 그들의 경제적, 사회적 안정에 기여할 수 있다.

예컨대 이러한 역할로는 환자에게 적절한 호스피스의 설명을 포함하여 보험과 재정지원의 선택사항을 상기시키는 것, 필요한 의료장비를 알아보고 제공하는 것, 환자의 생계비용, 처방전, 장비, 비용 상황과 기타에 대해 재정적 원천인 가족과 연계하는 것, 장례 절차에 대한 논의를 마련하고 정보를 제공하는 것 등이 있다.

2) 지역사회 연결

이는 환자를 완화의료 전문의에게 보내거나, 지역사회 프로그램과 교육을 제공함으로써 지역사회 기관과 환자를 연결하는 것이다.

이러한 역할에는 환자와 가족을 지역사회 기관에 의뢰하는 것을 포함하여 어린이 대상의 캠프 진행과 보조, 지역사회 워크샵과 강의, 호스피스에 대한 요청이 들어 온 입원환자의 사전계획 수립, 최근에 입원한 말기 환자의 퇴원계획 관리, 장기보호 시설에 호스피스 제공 등을 그 예로 들 수 있다.

3) 임상 치료

환자 개인과 가족을 위한 임상 치료는 심리사회적 기술의 사용과 말기에 접어든 질병을 극복하는 방법을 포함한다.

이러한 역할로는 예컨대 환자와 가족에 대한 사정(assessment), 그들에 대한 상담과 지원, 위기개입, 환자와 가족의 사례관리, 호스피스 환자와 가족 및 아동을 대상으로 한 집단사회 사업실천, 사별에 따른 가족 구성원과 주요 보호자에 대한 관리 그리고 환자의 접촉과 옹호 등이 있다.

3. 사회적 간호의 방법

사회적 간호는 매우 다양한 방법에 의하여 실천된다. 이러한 실천방법은 각각 개별적으로 사용되기도 한다. 하지만 대부분은 동시에 복합적으로 이루어진다. 그러나 특히 각 기관(시설)의 기능 및 조직과 팀의 인적 구성, 그리고 호스피스의 인력, 역할기대 등에 따라 달라질 수 있다.

대표적인 사회적 간호방법으로는 환자와 가족에게 직접적으로 도움을 줄 수 있는 상담 치료, 환경의 조정, 자원체계의 조직 및 동원 등을 들 수 있다.

1) 상담 치료

상담 치료란 환자의 심리사회적 고통을 완화시키는 데 유용하다. 이는 주로 개별적이거나 집단적인 면접과 의사소통기법을 통하여 말기 환자와 그의 가족이 정서적인 안정과 평형을 유지하도록 지지적인 상담을 제공한다(이광재, 1993). 이 실천방법은 안심시킴(reassurance), 환기(ventilation), 정화(abreaction), 지지(support), 설득(persuasion), 암시(suggestion) 등의 지지요법을 통한 공포, 불안, 분노의 경감과 문제 상황에 대처하게 된다. 필요한 정보제공, 새로 야기된 문제에 대한 가족 내의 원활한 의사소통 조장, 나아가서는 임종한 장소(병원이나 가정, 호스피스 등)에 대한 환자의 선택과 재정적인 계획, 묘지와 장례식 절차에 대한 결정 그리고 자녀와 남아 있는 가족에 대한 바람 등 실용적인 방법까지도 찾을 수 있도록 '인격적이고 자유로운 결단'을 지원하는 것이다.

이 방법의 범주에는 흥미와 관심을 수반하는 경청, 환자나 그 가족에게 수용의 전달, 환자와 가족의 불안감에 대한 안정 제공, 격려, 애정의 선물기법 등과 말기 환자와 그 가족의 자유로운 감정의 표현을 격려하는 과정으로서 환기, 정화법 등이 있으며, 이에 대한 치료기술로는 전이, 감정의 동원과 명확화, 해석의 통찰로의 유도 등이 있다.

특히 임종을 앞둔 환자의 근본적인 대처과업으로는 불안을 극복하고 자존심을 유지하며, 그가 상실하는 사람들과 대상에 대한 애도 과정을 거치는 일이 있다. 그런데 이때 가장 중요한 대처기전 중의 하나가 희망을 유지하는 것이다. 이에 대하여 환자와 그의 가족의 내적 문제를 조정하여 희망과 두려움의 내면적 균형을 유지하도록 지원하면서 죽음에 대한 점진적인 자각에 대하여 응답을 주고 그의 감정이 발산할 수 있도록 기회를 제공한다. 환자와 그의 가족이 죽음이 임박해 온다는 사실에 관련하여 건설적인 계획과 결정을 하도록 지원해 주는 것이다.

2) 환경조정

임종을 앞둔 환자의 남은 삶을 보다 효과적이고 보람되도록 하기 위해 환경은 조정되어야 할 대상이다. 여기서 말하는 환경은 생태학적인 환경은 물론이고, 환자를 둘러싸고 있는 인간관계 및 사회관계를 포함하는 것이다.

따라서 호스피스에서 환경조정이란 말기 환자의 긴장이나 고통을 감소시키기 위해 그 상황을 이해하고 향상시키려는 모든 노력으로서, 기회의 제공이나 상황의 조정을 의미한다. 특히 사회적 지지와 적응에 대한 강화, 조정과 치료환경의 의도적 개선은 이 프로그램의 핵심적인 기능이라고 말할 수 있다. 그러므로 말기 환자와 가족의 심리사회적 고통과 신체적 고통을 완화시키는 데 유용할 수 있다. 예컨대 호스피스 대상자의 체계와 다른 사람, 조직 사이에 일어나는 분쟁에 대한 중재 활동이나 임종 환자와 그 가정의 직장 또는 학교 문제를 해결하기 위해 직장이나 학교 측에 환자의 상황을 설명하고 협의하여 환자의 이익을 대변하는 일, 주간 호스피스에서 행하는 보조

치료로서의 예술, 오락요법 참여, 자기표현, 환기 등의 기회제공, 생일이나 결혼기념일을 통한 대화와 유쾌한 상황 또는 즐거운 추억의 유도, 가정에서는 화장실, 욕실, 침대, 부엌 등 시설 개선, 병원이나 지역사회의 호스피스 대상자를 위한 서비스 개선을 위한 노력 등이다. 여기에서 교육은 자주 활용되는 사회적 간호의 실천 방법으로, 환자와 가족을 대상으로 개별적이거나 집단적으로 수행될 수 있다. 이러한 교육의 목적은 환자와 가족들에게 질병에 대한 정보를 제공하고 습득하게 하여 병황(病況)에 대한 이해를 돕고, 환자와의 생활에서 비롯되는 제반 문제나 어려움을 극복하게 하는 심리적 지지환경을 조성하여 가족 구성원들이 호스피스에 적극적으로 참여하도록 돕는 것이다.

환경조정기법에서는 말기 환자와 가족이 사회적 기능을 원활히 하도록 하기 위한 심리적, 사회적, 신체적 고통의 제거나 변화를 위해 주기적으로 가족체계 및 환자를 둘러싼 환경체계와 밀접한 관계를 가지며, 변화 노력을 시도하게 되는 일련의 치료적 과정을 갖게 된다. 이때 임종을 앞둔 대상자들이나 그의 가족들이 자기의 환경을 개선하기 위하여 가능한 스스로 필요한 변화를 발견해 내도록 격려를 해주는 것이 가장 중요하다.

3) 자원체계의 조직 · 동원

자원체계는 지역사회, 가정은 물론 호스피스 팀 내에서 이용 가능한 지지자원을 동원시켜 말기 환자나 그의 가족을 돕는 일과 그들이 제공되는 지원을 적절히 활용하여 지식과 정보를 교환하는 일체의 활동을 말한다.

이는 '자원복지(voluntarism)'에 대한 전문적 지식과 가치를 가지고 있으며, 보조 치료를 지도하는 요법 지도자나 호스피스 자원봉사자는 체계적으로 조직, 동원, 효율적인 관리를 할 수 있다. 이들은 환자에게 지지적 원조를 주는 데 유리한 입장에서 특정의 전문 분야(법률가, 심리학자 중)의 조언자를 활용할 수 있고, 심한 불안을 갖고 있는 환자에게 정다운 친구나 친지의 도움을 줄 수도 있다. 또한 지역사회 자원체계의 공동 정보망을 조성하고 이를 통한 후원자 연결이나 각종 기금조성, 소원 들어주기, 단체 연결, 의료급여 및 자선 진료 알선, 법률부조나 주택제공, 무의탁 고령 말기 환지를 위한 무료 간병봉사자 알선, 환자의(돌볼 곳 없는) 아동 양육 위탁 등 많은 자원체계의 서비스가 있다.

이 실천방법은 말기 환자와 그의 가족에게 필요한 자원을 적절히 지원함으로써 그들의 경제적, 심리적, 사회적 안정에 직접적으로 기여하는 것이야말로 호스피스 팀 구성원 가운데 사회복지사의 독특한 업무라고 볼 수 있다. 특히 제도적으로 확충되지 않은 한국 호스피스의 경우에 더욱 중요하고 역할 기대가 큰 방법이라고 할 수 있을 것이다.

(1) 호스피스 연계망

호스피스 기관 연계망에서 가장 중요한 점은 말기 환자와 그 가족의 연속적 간호를 위한 기관(지지망)들이 상호 협력적 관계에 있는 것이다. 말기 환자의 특성은 다른 일반적인 환자와는 달리 하루 24시간, 주 7일 동안 필요한 지지와 자원을 획득해야 할 상황에서 그들의 능력을 위태롭게 할 가능성이 매우 크다고 할 수 있다. 그러므로 호스피스 기관은 그 목적을 달성하기 위해 필요한 모든 자원을 충분히 보유하고 있어야 한다. 그러나 현실에서는 이를 모두 확보하고 있는 기관은 매우 드물게 나타난다고 볼 수 있다.

호스피스 연계망(network)은 이렇게 자기 자신의 힘으로만 환자의 요구를 충족시킬 수 없는 기관들 사이의 상호연계를 통한 보완적(residual) 지원을 제공하는 기능을 하도록 설계된 것이다. 그러므로 말기 환자가 삶의 주기에서 겪는 다양한 고통과 요구에 대하여 최소한의 비용으로 최고의 성취수준(best performance)을 제공하기 위한 제도적 장치라고 설명할 수 있는 것이다.

연계망은 사람들 사이의 일련의 연계, 자원의 유출 및 유입 또는 사회적 지지의 배분에 관련된 사회적 유대로 정의할 수 있다. 즉, 사회적 유대라고도 말할 수 있는 것이다. 그러므로 호스피스 기관의 연계망은 환자의 의뢰는 물론 자원봉사자 · 호스피스 전문가 · 직원의 서비스 교환 · 자금 · 장비 · 기술적 문제에 관한 정보의 교환 등을 포함한다고 볼 수 있다.

말기 환자와 그의 가족들은 의료적, 인적, 물적, 제도적, 법적인 자원을 필요로 하며 이들 요구는 또한 복합적인 개인적 요인들에 따라 차이가 발생할 수도 있다. 그러므로 어느 한 호스피스 기관에서 이를 연속적으로 혼자서 해결할 수 있다는 것은 거의 불가능하다고 볼 수 있다. 따라서 의료적 자원과 지역사회 자원의 획득 및 통합은 효과적이며 책임감 있는 질적, 전문적 서비스 제공을 위한 호스피스 실천 모델을 구축하는 것이야말로 매우 중요한 전략이 될 수 있다.

이렇듯 호스피스 기관은 이와 관련된 다른 기관들과 호흡을 맞출 수 있는 업무관계를 발전시키면서 동시에 책임감, 전문적 정체성과 기능에 대한 명확한 개념을 유지하고 있어야만 한다.

(2) 자원체계의 접근방법

최근의 변화하는 사회 환경, 제한되는 인적 자원 등을 고려해 볼 때 호스피스에서 자원체계를 어떻게 이해하고 준비하며 활용해야 하는지에 대해 생각해 보아야 한다. 즉, 자원체계를 활용하기 위하여 '어떠한 체계적인 접근을 할까?'라는 생각은 그 서비스의 질을 결정지어 줄 수 있는 중요한 도구로서 매우 큰 영향을 줄 수 있다. 그렇기 때문에 말기 환자와의 첫 만남에서부터 자원체계의 활용을 위한 다음과 같은 체계적인 접근이 필요하다는 것이다.

6

✓ 환자의 현재 자원요구 측정

말기 환자에 대한 개입을 함에 있어 초기 면접 때부터 환자의 문제 규명을 위한 사정(assessment) 작업으로서 '현재 문제가 무엇인가?' 에 대한 문제 목록을 검토하고, '어떻게 환자를 도와야 할 것인가?' 에 대한 원조 방법을 모색해야 한다. 또한 이러한 원조를 위해 '제반 원조자들은 무엇을 해야 하는가?' 를 검토해야 한다.

✓ 자원체계에 대한 평가

말기 환자와 가족의 문제해결을 위한 환자, 가족, 치료진, 자원봉사자 등 환자를 둘러싼 수많은 체계들과의 빈번한 접촉 과정이 일어나야 한다. 그리고 이를 통해 현재 환자와 가족의 고통 완화를 위해 활용되고 있는 자원과 과거에 활용되었던 자원, 그리고 앞으로 필요한 자원들에 대해 평가해야 한다.

✓ 자원 활용에 대한 환자의 감정에 대한 평가

각 단계별로 적용, 활용되는 자원에 대한 대상자의 감정에 대해서도 각별한 배려의 정신이 필요하다. 예를 들어, 환자의 치료를 위해 담당하였던 주치의는 환자가 갖고 있는 감정들, 과거에 담당하였던 간호사를 통한 호스피스 부서에 대한 감정들, 앞으로 활용해야 하는 자원에 대한 환자의 감정들에 대해 정확히 파악하고 이해해야 한다.

✓ 자원체계 매뉴얼과 효과성 측정

임상 실무에 필요한 자원체계에 관한 구체적인 내용이 담긴 자원체계망(network)에 대한 분야별 매뉴얼(예를 들면, 특수병원, 사회복지시설, 재원조달사 등)을 정리하여 사무실에 비치하고 있어야 한다. 이는 자원체계망(network)의 분야별 매뉴얼로 필수적으로 요구되기 때문에 언제든지 필요할 때 즉시 살펴볼 수 있도록 마련되어야 한다.

7 장
영적 간호

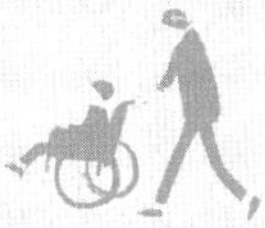

1. 영의 개념
2. 종교별 특성
3. 영적 문제
4. 영적 요구
5. 영적 간호

즉 여호와 하나님이 흙으로 사람을 빚어 만드시고 생기를 그 코에 불어 넣으시니 사람이 생령이 된지라(창세기 : 2장 7절).

여호와 하나님이 아담과 하와를 이끌어 에덴동산에 두시고 모든 것을 다스리고 지키게 하셨는데, 그중 동산 중앙에 있는 나무의 실과는 먹지 말라 명하셨고 먹으면 죽는다 말씀하셨다. 그러나 여자가 이 실과를 따먹음으로…(창세기 : 2장~3장)

우리 인간은 절대자인 하나님의 호흡과 생기인 영을 불어 넣어 주심으로서 흙에서 새 생명이 소생했다. 그러나 선악의 실과를 먹음으로 세상을 보는 눈이 밝아졌고 영성을 잃게 되었다. 이것이 영적 문제이며 영적 고통의 시작인 것이다.

1 영의 개념

영(spirit)은 히브리어의 루아흐(Ruah), 히랍어의 프뉴마(Pneuma), 라틴어의 아니마(Anima)로 '바람', '입김', '숨', 그리고 '생명의 본질'을 의미한다. 《철학대사전》(1974)에는 Inspiring으로 '생기를 주는', '원기를 주는', '영감을 일으키는'이라는 의미를 포함하고 있다. 또한 종교적으로는 인간에 내재하는 하나님의 모상(Imago Dai)를 나타내기도 한다. 이는 하나님, 자신, 타인과 의미있는 관계를 가질 수 있도록 인간으로 하여금 생각하고 느끼게 하며, 도덕적이고 창의적인 존재(Creative being)가 되도록 한다는 데 초점을 두게 된다.

영성(spirituality)은 초월적 가치를 추구하는 인간 본질의 한 부분이다. 인생의 목적과 의미를 찾고, 믿음과 사랑을 가지고 인간에게 고통을 초월할 수 있게 해주며, 종교적인 면에서는 인간의 정신적 개화를 목적으로 하는 모든 종류의 교의나 실천적인 것들을 총칭한다. 이러한 영성의 특성은 개인의 배경, 문화, 독특한 신앙에 따라 다양하고 영적 요구의 표현도 각 개인에 따라 독특하다. 영적 돌봄에서 종교적인 면은 영성의 중요한 요소가 되고 개인의 신앙, 좋아하는 것들, 습관과도 관련이 있다. 인간은 영성을 가진 존재로 영성에 대한 신념을 유지하고 더욱 증가시키고자 하는 영적 요구가 있으며 여기에 특정한 신앙을 요구하는 종교적 행위가 포함된다.

② 종교별 특성

1. 천주교

- 수정란 상태부터 인간으로서의 생명(靈)을 가지게 된다고 믿어 낙태를 금한다.
- 모든 영에 대한 세례는 성직자가 행하지만, 경우에 따라 교회가 인정하는 범위 안에서 누구나 행할 수 있다.
- 의료행위의 수용을 원칙적으로 한다(이식, 생검, 절단, 부검 등).
- 병자에게 도유식(anointing)을 장려하고, 죽기 전 종부성사를 의무로 한다.
- 사망 후 예식이 있으며, 신체의 모든 부분은 매장이나 화장을 해야 한다.
- 봉제(奉齊) 수요일과 성금요일에는 단식과 금육을 지키거나 입원 중에는 의무적 단식이나 금육에서 제외된다.

2. 개신교

- 부검, 치료적 유산 등을 포함하여 대부분의 의료를 수용하지만 의도적 유산은 승인하지 않는다.
- 대부분 개신교의 경우 '안수'를 통한 질병의 치료 가능성을 믿는다.
- 약물 사용, 수혈, 이식, 사체에 대한 부검 제한은 없으며, 산아(産兒) 제한이나 불임은 개인적 양심으로 돌린다.
- 예수의 고난을 상징하는 떡과 포도주를 나누는 성찬 의식을 행한다.
- 임종이 가까우면 인공적인 생명 연장은 단념하게 한다.

3. 불교

- 인간이 존재하고 있는 현실적 실존상태를 중요시한다.
- 인생을 고통으로 본다.

✓ 자아 아집에 집착되어 현실이 그에 따르지 못할 때 질병이 발생된다고 보며, 아집을 소멸시키는 방법의 하나로서 현실로부터 자유로움을 권장한다.

✓ 현재 의식이 소멸되면 '기(氣)' 의식상태에 들어가 모든 번뇌가 소멸되어 무아 상태가 되므로 고통이 사라지게 된다.

✓ 살생은 허용하지 않지만 약물 사용, 수혈, 예방접종 등은 허용한다.

✓ 사망 후 매장, 화장을 모두 인정하며, 종교의식에서 염창은 사망한 사람 앞에서 행한다.

3 영적 문제

1. 영적 고통

영적 고통의 원인은 종교적, 문화적 결속으로부터의 분리와 믿음 및 가치체계에 대한 도전으로 볼 수 있다. 영적 고통을 경험하는 호스피스 환자에게 흔히 나타나는 특징은 다음과 같다.

✓ 삶과 죽음의 의미, 믿음에 대한 관심의 표현

✓ 하나님에 대한 분노

✓ 고통의 의미에 대한 질문

✓ 믿음에 대한 내적 갈등의 표현

✓ 하나님(신, 절대자, 초월자, 최고의 가치)에 대한 관심의 표현

✓ 자신의 존재 의미에 대한 의문

✓ 일상적인 종교의식에의 참여가 불가능함

✓ 영적 도움을 구함

✓ 치료와 관련된 도덕적, 윤리적 의미에 대한 질문

✓ 종교지도자에 대한 분노의 표현

✓ 행동과 기분의 변화(분노, 울음, 위축, 선입견, 불안, 적대감, 무감동)

✓ 질병과 죽음을 잘못에 대한 벌로 생각함

✓ 하나님의 용서에 대한 불신

- ✓ 자기 자신의 수용을 거부함
- ✓ 자기 비난에 빠짐
- ✓ 자신의 문제에 대한 책임 회피

이러한 영적 고통의 특성은 하나님(초월자), 가치, 믿음과 관련된 수직적 차원과 자신의 존재의미, 대인관계, 환경 등과 관련된 수평적인 차원을 포함한다. 영적 고통이 해소되고 필요한 영적 요구가 채워지면 인간은 영적 안녕 상태에 있게 된다고 말할 수 있다.

2. 영적 안녕

영적 안녕이란 하나님, 자신, 이웃, 환경과의 관계에서의 조화된 삶으로서 영적 고통이나 갈등이 감소되고 영적 요구가 충족된 평안한 상태를 말한다. 영적 안녕을 갖게 되면 어렵고 힘든 처지와 환경에도 불구하고 자신의 생애에 대해 긍정적인 태도를 보이게 된다.

엘리슨은 다음과 같은 지표들을 제시하여 영적 안녕을 설명하였다.

- ✓ 나는 하나님이 나를 사랑하시고 돌봐주심을 믿는다.
- ✓ 나는 하나님과 개인적으로 의미 있는 관계를 갖고 있다.
- ✓ 나는 하나님과 관계를 맺음으로써 고독감을 느끼지 않는다.
- ✓ 나는 삶이 긍정적인 경험이라고 느낀다.
- ✓ 나는 삶이 충만하고, 만족하다고 느낀다.
- ✓ 나의 삶의 궁극적 목적이 있음을 믿는다.

호스피스 대상자의 영적인 상태는 영적 고통에서 영적 안녕에 이르는 연속선상에서 기복이 나타난다. 그러므로 호스피스 팀은 임종자의 영적 상태에 따라 나타나는 행위들을 이해하고, 특히 임종자의 영적 문제에 접근할 때 독특하고 다양한 개인의 영성을 수용해야 한다. 그러므로 행위의 특성이 의미하는 바를 이해할 수 있게 되고, 영적 상태에 어떠한 영향을 미치는지를 알 수 있게 된다.

따라서 영적 간호는 영적 고통과 요구의 문제를 이해하고 해결하려는 노력을 통해 죽음의 과정에서 하나님, 자신, 이웃, 환경과의 올바른 관계를 유지 · 증진하고, 영적 안녕 상태에서 희망을 가지고 평온한 죽음을 맞이하도록 도와주고자 하는 것이다.

3. 내적 자원의 부족

내적 자원의 부족과 관련된 특징들은 다음과 같다.

- ✓ 영적 역량의 저하
- ✓ 삶의 의미 부재
- ✓ 기도와 명상 같은 영적 수양을 부적절하게 이용
- ✓ 용서하지 못함
- ✓ 상황에 맞춰 다른 사람과 감정 나누기, 유머, 이완 같은 기술을 잘 이용하지 못함
- ✓ 종교예식에 참여하고 다른 사람과 교류하고 마지막 여행 가기와 같은 활력이 되는 일은 부적절함

4. 신념체계 문제

개인의 신념체계를 감지하지 못하거나 감지하기 어려운 것을 포함한 신념체계 문제의 특성에는 다음과 같은 것이 있다.

- ✓ 삶의 무의미감의 표현
- ✓ 현재 신념체계, 세계관, 철학, 종교·비종교적인 것을 포함한 적절성에 대한 질문
- ✓ 바라는 신념이나 세계관, 그리고 영적 고통에 도움이 되는 철학적 표현
- ✓ '왜 내가 고통을 겪어야 하나?'와 같은 질문
- ✓ 비슷한 신념을 나누는 종교적 영적 단체와 격리
- ✓ 믿음 상실

5. 종교적 요구

종교적 요구에 대한 특성은 다음과 같다.

- ✓ 종교에 대한 간절한 표현 욕구
- ✓ 종교적 지도자의 부재
- ✓ 전통적인 종교 단체로부터의 격리
- ✓ 해결되지 못한 종교적 문제로 인한 영적 고통
- ✓ 종교적 · 영적 예식의 결여

4 영적 요구

인간에게 표현되는 영적 요구는 대체로 자기 존재에 관한 의문이나 자기에게서 일어나는 일에 대한 의미를 알고 싶어 하는 것이다. 그런데 영적 측면에서 볼 때, 질병은 영적 위기를 초래할 수 있고, 영적 위기의 극복은 인격의 변화와 성숙을 가져올 수 있다.

말기 환자에 있어서 영적 요구 내용을 구체적으로 살펴보면 의미의 추구, 용서, 사랑과 희망 등 네 가지 요인과 관련이 있으며 모든 호스피스 대상자가 이러한 영적 요구를 똑같은 양상으로 경험하는 것은 아니며, 사람마다 차이가 있다. 영적 요구를 좀 더 구체적으로 살펴보면 다음과 같다.

1. 의미 추구의 요구

과거와 현재를 통해, 자신의 삶을 뒤돌아보면서 삶의 목적과 의미를 알고자 하는데, 다음과 같이 나눠볼 수 있다.

- ✓ 의미 있는 죽음을 맞이하고자 하는 욕구
- ✓ 죽음에 대한 두려움을 줄이고 적응하려는 요구
- ✓ 미지의 세계에 대해 이해하고자 하는 요구
- ✓ 죽음에 대한 좌절감을 극복하려는 요구
- ✓ 삶의 목적과 의미 추구의 요구
- ✓ 고통의 의미를 이해하고자 하는 요구

위에서 언급한 요구가 충족될 경우, 개인은 우주의 자연 질서에 순응한다는 느낌과 자신의 존엄성을 경험하게 될 것이다.

2. 용서에 대한 요구

누구나 지난 세월을 돌이켜 보면 후회와 아쉬움이 있기 마련이다. 호스피스 환자들로 점차 쇠약해지는 상황 속에서 지난날 혹은 최근의 자신의 잘못을 용서받고 싶어 하며 타인의 자신에 대한 잘못을 용서하려는 마음을 갖게 된다. 이때 절대자(하나님)나 의미 있는 타인이 자신을 용서해 준다는 것을 느끼거나 확인하게 되면 좀 더 평화롭게 죽음을 맞이 할 수 있으며, 생의 마지막까지 최선을 다하려고 노력하게 된다.

3. 사랑에 대한 요구

인간은 일생에서의 남은 기간 동안 절대자(하나님)의 사랑뿐만 아니라 대인관계에서도 사랑을 경험하고자 한다. 또한 과거에 사랑을 나누었던 이들을 기억하며, 특히 임종에 가까워지면 사랑하는 이와 가족, 친지들을 그리워하고 만나서 인사를 나누고 싶어 한다. 가족과 친지들은 그 환자가 자신에게 베풀었던 사랑에 대해 감사를 표하는 것이 필요하고, 또한 환자에 대한 자신들의 애틋한 마음과 사랑을 표현하는 것이 바람직하다.

4. 희망에 대한 요구

거의 모든 호스피스 환자는 '혹시나' 하는 희망을 가진다. "혹시 새로운 약이 개발되어, 기적이 일어나지 않을까?" 하는 희망을 갖는다는 것이다. 이러한 희망을 꺾을 이유는 없지만 부추길 필요도 없다. 오히려 호스피스 팀이 줄 수 있는 희망은 "끝까지 최선을 다하겠다.", "당신이 필요로 할 때는 늘 옆에서 도움이 되어주겠다.", "정기적으로 방문하겠다."는 것이다. 혹시 환자가 영원한 세계에 대한 소망을 간직하게 된다면 그것이야말로 더없이 좋은, 의미 있는 희망이 될 것이다.

이렇듯 호스피스 환자가 가지는 희망에는 긍정적이고 현실성이 있는 일반적 희망과 특수한 희망으로 나눌 수 있다. 일반적인 희망은 임종자가 직접 경험할 수 있는 것에 대한 희망을 의미하며, 특수한 희망은 고통으로부터 해방되는 좀 더 나은 사후의 삶에 대한 희망 혹은 남기고 가는 가족을 위해 무엇인가를 하고자 하는 희망을 말한다. 특수한 희망은 일반적인 희망보다는 철학적이고 초월적인 희망이라 할 수 있다.

5 영적 간호

1. 영적 요구의 사정

여러 가지 영적 요구에 따른 적절한 사정이 필요하지만 신체적 요구의 사정과는 달리 객관적이고 타당성 있는 영적 사정의 기준설정이 미흡한 상태이다. 그러나 말기 환자의 영적 문제를 사정할 때에는 영적 관심에 대해 환자가 지니고 있는 단서나 태도를 관찰하는 것이 도움이 된다. 그러므로 현재 상황에 대한 환자의 반응을 나타내는 단서, 행동 및 태도를 관찰해야 한다.

영적 사정에서 가장 좋은 접근 방법은 한 가지 질문을 한 뒤에 바로 다른 질문을 피하는 것이다. 그 대신 질문을 통해 영적 요구를 나타내는 언어적, 비언어적인 실마리를 찾아내는 것이 중요하다. 또한 모든 환자의 영적인 문제를 완전하게 사정을 할 수는 없지만 환자의 질병과 죽음에 영향을 주게 되는 영적 관심사의 중요한 부분을 알아내야 한다.

2. 경청

환자의 개개인의 독특한 요구를 발견하고 잘 이해하기 위해서는 상대가 하는 말의 의미를 이해하여 마음속 생각까지 파악하는 것이 중요하다. 그러나 이를 위해서는 무엇보다도 경청의 기술이 요구된다.

상대가 진정 말하고자 하는 것이 무엇인지 들을 수 있는 방법을 배워야 하는데, 짧은 시간 안에 할 수 있는 일은 아니다. 환자를 잘 이해하려면 그들이 말하는 것을 충분히 들어야 하고, 그들이 마음속에 담아두고 할 수 없는 말까지도 들을 수 있도록 노력해야 한다. 오랜 시간 긴 대화를 하는 것보다는 실제의 문제가 무엇인지 짧은 순간에 정확한 뜻을 살피고 이해하는 것이 훨씬 중요하다. 열려진 귀는 열려진 마음을 나타낸다.

경청은 말하는 이와 듣는 이 모두를 깨우치게 하는 능력이 있다. 즉, 상대의 관심과 요구를 경청함으로써 상대를 긍정적으로 이해하게 되며 또한 환자가 자기 생각과 감정 혹은 내면의 자기 모습을 이야기하는 과정에서 스스로 자신을 확인할 수 있고 아울러 문제해결과 치유를 자연스럽게 받아들일 수 있다.

3. 기도를 통한 도움

기도를 통해 초월자(하나님)의 존재를 경험하게 되면 심리적, 영적으로 치유될 수 있다. 기도는 환자의 상태나 환경에 따라 내용과 방법을 잘 선택하여 적용해야 하며 환자가 원하는 것을 구체적으로 잘 파악한 후, 그에 알맞은 기도를 해야 한다. 기도하는 자세는 전인적이어야 하며, 경건한 마음과 깊은 신뢰를 가져야 한다. 또한 응답에 집착하지 않고 진지한 태도와 겸손한 마음과 믿음을 가지고 꾸준히 기도해야 하며, 환자가 종교 문제로 갈등을 겪지 않도록 해야 한다. 기도에 대한 환자의 의견을 존중하고 함께 있어 줌으로써 환자에게 편안한 환경을 마련하고 불안감을 느끼지 않도록 해야 한다.

기도는 환자 자신을 위한 준비 단계에서부터 시행할 수 있다. 환자와의 개인적 관계를 형성하고자 할 때, 구체적으로 환자가 영적 요구를 나타낼 때, 불안 혹은 걱정을 느낄 수 있는 상황일 때 기도가 가능하다. 또한 입원 당시, 검사, 치료, 수술, 투약, 취침, 분만, 임종의 시기에까지 기도는 가능하다. 특히 치료가망이 없거나 절박한 상황 혹은 불확실한 상황일 때의 기도는 필수적이다. 환자가 기도를 필요로 할 때 언제든지 기도할 준비가 되어 있어야 하며, 문제가 발생되기 전 혹은 직후나 악화되기 전에 기도하는 것이 좋다.

4. 성서나 다른 종교 서적의 이용

환자에게 성서나 다른 종교 서적을 읽게 하는 것은 스스로에게 안정감을 줄 수 있다. 따라서 환자가 표현하거나 표현하지 않은 욕구에 대한 실제적 파악이 필요하다. 환자가 어떤 종류의 책을 읽고 무엇을 느끼는지를 알아보고 그에 대한 개인적인 의미를 파악해야 하며, 환자가 감정을 억제하지 않도록 배려해야 한다.

5. 종교 예식에 참여하도록 환자를 돕고, 조용한 환경을 유지

종교 예식에 참여하도록 배려해 주고, 기도, 묵상 혹은 독서를 하는 동안 커튼을 치거나 문을 닫고 환자가 조용한 시간을 보내도록 하며, 텔레비전이나 라디오를 끄고 전화 소리가 울리지 않게 배려하여 조용한 환경을 조성해 준다.

6. 환자의 영적 지도자나 사목자에게 의뢰

영적 간호는 각 종교의 지도자들과 상호 보완의 관계를 유지해야 한다. 환자나 가족 구성원의 특별한 종교의식이나 예식을 요구할 때 간호사는 환자가 원하는 종교의 지도자를 건강팀의 중요한 일원으로 보아 도움을 받도록 하며 종교의식에 필요한 것을 배려해 주어야 한다. 영적 간호에서 중요시되는 종교 지도자의 역할은 다음과 같다.

- ✓ 죽음에 대한 뚜렷한 철학과 내세에 대한 믿음으로 호스피스에 임한다.
- ✓ 환자의 종교를 그대로 인정하고 수용한다.
- ✓ 감정이입의 자세로 들어주는 자의 역할을 한다.
- ✓ 환자와 함께 기도하고 성경을 낭독해 준다.
- ✓ 환자의 모든 문제와 갈등에 더불어 '여행'하는 마음으로 동참한다.
- ✓ 환자 곁에 있어 준다.
- ✓ 종교마다 필요한 예식을 행한다.

7. 음악의 사용

음악은 과거 좋은 기억을 상기시키며, 사람을 편안하게 하는 효력을 발휘한다. 그에 비해 찬송은 인간의 마음에 영감을 불러일으켜 평화와 기쁨을 얻게 하는 영적 도움까지 줄 수 있다. 따라서 대상자들의 다양한 요구에 적절하게 맞는 음악은 영적 안녕을 유지·증진하는 데 도움을 줄 수 있다.

실제적으로 대상자가 노래를 부르는 것은 자신의 내적 감정을 밖으로 표현하도록 하고, 질병으로부터 생기는 우울감을 없애주며, 태도와 감정을 변화시켜 기분을 전환하도록 한다. 이에 긴장감을 풀어주는 역할까지 한다. 가장 좋은 노래는 가사의 내용이 대상자의 요구나 상황과 직접 관계된 것으로 실제적인 도움이 되는 것이며, 자신이 잘 알고 익숙하게 사용할 수 있는 노래여야 한다. 또한 편안한 음악을 듣는 것은 긴장된 근육을 이완시키기도 하고, 피로, 고통, 이별, 외로움, 슬픔에 젖어 있을 때 잠을 자도록 도와주는 역할을 한다. 그리고 대상자가 육체적으로 부담이 없다면 실질적으로 악기를 연주하도록 도움을 주는 것 역시 영적 간호에 좋은 방법일 것이다.

8 장
임종 간호

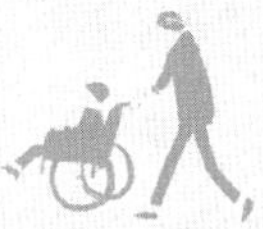

1. 임종 시기에 대한 호스피스의 견해
2. 임종 시기에 유의해야 할 점
3. 임종을 앞둔 환자의 증상
4. 임종이 임박한 증상 및 대응책
5. 임종 직후 간호
6. 장례절차

1 임종 시기에 대한 호스피스의 견해

1. 생의 존중과 죽음의 과정에 대한 경의

환자가 어떤 상태든지 한 사람의 인간이기 때문에 그 사람이 갖고 있는 생명의 신성함을 존중해야 한다. 이러한 환자의 인간다운 삶을 돕는 것이야말로 말기치료의 목적이라 할 수 있다.

인간은 죽음의 과정에서 여러 가지 단계를 거치게 된다.

- ✓ 죽음을 부정함
- ✓ 초조함이나 불안감이 심해짐
- ✓ 가족이나 의료진에게 노여움을 나타냄
- ✓ 심한 우울 상태에 빠짐

위의 증상이 나타나면 각각의 단계를 수용하고 환자가 자연스럽게 다음 단계로 넘어갈 수 있도록 돕는 것을 원칙으로 하고 있다.

2. 자연스런 죽음을 유지

자연스럽지 않게 목숨을 연장하는 것을 피하고, 자연스런 죽음이 찾아오기 전에 죽음을 서두르는 것을 피해야 한다. 이 두 가지를 실현시켜 자연스럽게 찾아오는 죽음을 유지하는 것이 호스피스의 원칙이다.

3. 불쾌한 신체 증상의 완화

통증을 비롯하여 오심, 구토, 호흡곤란, 전신 권태감 등 말기에 나타나는 주요 증상을 적극적으로 완화시켜 주어 편안한 죽음을 맞도록 도와주어야 한다.

4. 전인적 돌봄

신체 증상의 조절뿐만 아니라 정신적, 사회적, 영적 간호도 중요시하여 환자를 전인적으로 돌보아야 한다.

5. 가족 돌봄

환자의 죽음이 다가올 때 환자의 전인적인 돌봄뿐만 아니라 가족의 슬픔에 대한 지지, 사별 후 슬픔에 대한 지지 등 가족에 대한 간호도 매우 중요하다.

2 임종 시기에 유의해야 할 점

1. 절박한 죽음에 대한 인식

죽음의 시기를 정확하게 예측하기는 어려운 일이다. 그렇지만 죽음이 가까운 환자에게 나타날 수 있는 다양한 증상을 통해 환자와 가족이 죽음에 대한 인식을 정확하게 가질 수 있도록 설명해 주어야 한다.

2. 가족의 참가

호스피스 환자 가족들은 임종 시기에 고칼로리 수액, 수혈, 검사, 진정 등을 할 것인지 말 것인지를 참가하여 결정하는 경우가 많다. 또한 가족은 병자의 몸 닦아주기, 가래 받아내기 등의 자연스러운 형태로 환자의 치료에 참가할 수 있도록 하는 것 역시 중요한 일이다.

3. 팀 접근

마지막 임종 시기까지도 팀 접근은 지속적으로 필요하다.

4. 환자의 요구

보호자 혹은 의사, 간호사들은 '무엇이 환자가 요구하는 것인가?'를 의식적으로 생각해 둘 필요가 있다. 주의하지 않으면 의료인 측의 요구나 가족의 요구를 환자의 요구로 혼동하는 경우가 있기 때문이다. 환자는 원하고 있지 않은데 민간요법을 계속 고집하는 가족이 있는 경우, 혹은 환자의 희망을 충분히 확인하지 않고 치료 계획을 진행하는 의료인이 바로 환자의 요구를 수용하지 않은 예라고 할 수 있을 것이다.

5. 증상의 조절

죽음이 다가옴에 따라 환자는 많은 불쾌한 증상에 시달린다. 이러한 불쾌한 증상을 조절하기 위해서 여러 가지 수단이 필요한데, 환자는 극도로 쇠약해져 있으므로 부작용을 유발할 위험한 방법은 적절하지 않으므로 좀 더 안전한 약물 요법이 중심이 된다. 결국 섭취가 곤란한 경우가 많으므로 좌약이나 지속피하주입법을 사용하는 경우가 많다. 환자의 부담을 적게 하기 위해서 지금까지 투약해온 약제 중 사용하지 않아도 되는 약제는 가능한 중지하고, 짧은 시간에 필요로 하는 약제만 사용하도록 한다. 이런 종류의 약제는 그다지 많지 않고 원칙적으로 진통제, 항경련제, 진정제 정도이다. 죽음이 다가옴에 따라 구강치료나 피부치료가 무시되기 쉬운데 환자나 가족에게 이 두 가지는 매우 중요하다.

6. 가족의 요구

의사나 간호사는 환자의 죽음이 다가옴에 따라 가족을 피하는 경향이 있다. 특히 일반병동에서의 죽음은 '의학의 패배'라고 느낄 수 있기 때문에 환자의 죽음이 임박해 있다는 사실을 가족에게 알리기를 꺼려하는 경우가 있다. 그러나 중요한 점은 이러한 환자의 상태를 가족에게 충분히 설명하여 가족이 어떻게 느끼고 있는가에 대해 알아두어야 한다. 환자가 식사나 수분을 충분히 취하지 않은 점, 고통스러운 표정을 짓고 있는 점, 앞뒤가 맞지 않는 말을 하는 점 등 말기 특유의 증상에 대해 가족이 불안하게 생각하고 있는 경우가 많으므로 충분히 설명해야 한다.

7. 심리 · 사회적 지지

죽음이 임박했을 때 심리·사회적 지지 중 중요한 점은 의료진이 마음대로 환자나 가족의 요구를 추측하는 점을 피해야 하는 것이다. 죽음이 절박해 있을 때 독특한 긴장감이 있어서 환자나 가족에게 솔직하게 묻지 않고 환자는 이렇게 할 것을 원하고 있을 것이라고 추측하며, 그 추측에 따라서 행동한다. 그러나 때로는 그 추측이 완전히 어긋나는 경우도 있을 수 있다.

8. 여러 환경에서의 돌봄

환자가 어디에서 인생을 마감하느냐에 대한 문제는 매우 중요하다. 임종 장소와 관련된 연구 결과를 살펴보면, 가정에서 죽음을 희망하는 사람이 많다. 하지만 말기 암처럼 조절이 어려운 증상이 출현하거나 급변할 가능성이 높은 병에 걸린 경우에는 환자도, 가족도 가정에서 요양하는 데 있어서 매우 불안한 느낌을 받게 될 것이다.

우리나라의 경우, 암 환자가 병원에서 사망하는 경우는 전체 암 사망의 50% 정도로 점점 증가하고 있는 추세다. 그러므로 가족과 가정 호스피스 팀이 협력하여 가정에서의 사망을 희망하는 환자를 지지하는 시스템 구축이 요망된다.

3 임종을 앞둔 환자의 증상

1. 신체적 증상

환자는 통증, 식욕부진, 호흡곤란, 오심, 구토, 잘 먹지 못함, 불면증, 부종, 복수, 변비 및 배뇨곤란 등의 문제가 발생하는 것이 대부분이다.

2. 정서적 문제

환자는 근심, 걱정, 우울, 분노, 두려움, 불안, 부정 및 외로움이 발생한다.

3. 영적 문제

환자는 신앙적 지지를 바라거나 갖고 있던 믿음에 대하여도 부정하는 태도를 보이게 된다. 그로 인해 신앙에 대한 혼돈이 있을 수 있으며, 마음이 연약해지기도 한다.

4. 가족의 문제

환자의 존재로 가족 간의 불화를 가져올 수 있을 뿐만 아니라 가족으로 인해 우울해 하기도 하고, 가족을 염려하기도 한다. 또한 가족의 신체적 건강 문제에 우려하는 문제가 생기기도 한다.

④ 임종이 임박한 증상 및 대응책

1. 죽음에 임박했을 때의 증후들

- ✓ 숨이 가쁘고 깊게 몰아쉬고 가래가 끓는다.
- ✓ 점점 숨을 깊게, 천천히 내쉰다.
- ✓ 손발이 차가워지고, 식은땀을 흘리며, 피부색은 점점 퍼렇게 변한다.
- ✓ 맥박이 약해지고 혈압이 떨어진다.
- ✓ 대소변을 의식하지 못하고 보게 되며, 항문이 열린다.
- ✓ 의식이 점차적으로 흐려지고 혼수상태에 빠진다.

2. 정상적인 신체적인 증상과 대응책

1) 차가워짐

환자는 손과 발에서부터 시작해서 팔과 다리의 순서로 점차 싸늘해진다. 그러면서 피부의 색깔은 하얗게 혹은 파랗게 변하게 된다. 혈액순환의 저하가 사지로부터 점차 몸의 중요한 기관으로 이행되는 것은 정상적인 순서다. 이때 환자에게 담요를 덮어 주어 따뜻하게 해주는 것은 좋으나 전기 기구는 사용하지 말아야 한다.

2) 수면

환자는 점차 잠자는 시간이 많아지게 된다. 또한 의사소통하기 어렵고 그에 대해 반응하지 못할 수도 있다. 이러한 변화는 신진대사 변화의 일부로서 정상적인 상태이다. 환자의 주변인들은 환자 옆에 앉아서 그의 손을 잡은 채 흔들거나 큰 소리로 말하지 말고, 부드럽고 자연스럽게 이야기하는 것이 바람직하다. 또한 환자 앞에서 환자가 없는 것 같이 말하지 말고 환자가 반응하지 못한다 하더라도 정상인에게 말하는 것처럼 이야기하는 것이 좋다.

3) 혼돈하는 것

환자는 시간, 장소, 자기 주위에 있는 사람이 누구인가에 대해 혼돈을 일으키게 된다. 이 원인은 환경의 변화, 과도한 자극의 잘못된 지각, 불안, 우울, 통증, 피로, 방광팽만, 변비, 감염, 탈수, 마약성 진통제 사용, 신진대사의 변화 등에서 나타날 수 있다. 혼돈은 간헐적이며, 중간중간에 의식이 명료한 간격이 있다.

환자에게 말하기 전에 내가 누구냐고 묻기보다는 내가 누구라고 이름을 밝혀 주는 것이 더 좋다. 무언가 의사소통의 필요가 있을 때는 "지금은 약 드실 시간입니다."와 같이 부드러우면서도 분명하고 확신에 찬 어조로 말하는 것이 환자의 안위를 위해 중요하며, "당신은 이제 아프지 않게 될 것입니다."와 같이 의사소통하는 이유를 설명해 주는 것이 도움이 된다. 조용한 분위기, 낯익은 사람들, 갑작스런 변화는 피하고, 반복하여 설명해 주어 환자에게 자주 현실 감각을 주는 것이 좋다.

8

4) 실금 또는 실변

환자는 근육이 무력해짐으로 인해 대소변을 조절하지 못하고 실금 또는 실변하게 된다. 이때는 환자와 침상은 청결하게 하고, 편안하게 유지해 주는 것이 좋다. 침상에는 홑이불 밑에 방수포를 씌우고, 환자에게는 기저귀와 같은 것을 채워 주면 도움이 된다. 피부 자극과 습기를 예방하기 위해 호스피스 간호사에게 의뢰하여 소변술(유치도뇨관)을 꽂아야 하는지 결정하도록 한다.

5) 울혈

환자는 가슴에서 돌 구르는 것과 같은 소리를 듣게 된다. 이는 심각하거나 새로운 통증이 생기게 되어 나는 소리가 아니다. 수분 섭취가 적어지고 정상적인 분비물을 기침으로 내보내는 능력이 저하되면서 나타나는 정상적인 변화상태인 것이다. 이때는 환자의 고개를 옆으로 부드럽게 돌려 배액이 잘 되도록 해주어야 하고, 젖은 헝겊으로 입안을 닦아 주어야 한다.

6) 불안정함

환자는 불안정해지고 같은 동작을 반복하게 된다. 이러한 현상은 뇌에 산소공급이 부족해지고 신진대사가 변화함으로 인해 생기게 되며, 자주 일어날 수도 있다. 이때 억지로 그런 동작을 하지 못하도록 방해하거나 억제하는 것은 좋지 않다. 그보다도 환자의 이마를 가볍게 문질러 주거나 책을 읽어 주며, 혹은 진정시킬 수 있는 음악을 들려주는 것이 환자를 차분하게 만드는 효과가 있다.

7) 수분과 음식의 섭취량 감소

환자는 점차 음식이나 수분을 잘 먹지 않으려고 하게 되는데, 그 이유는 환자의 몸이 소화하는 일보다는 다른 기능을 하는 데에 더욱 에너지를 소모하려고 하기 때문이다. 이때는 억지로 먹이려고 하지 말아야 한다. 이로 인해 환자를 오히려 불편하게 할 수 있기 때문이다. 대신에 작은 얼음 조각이나 주스 얼린 것 등을 입에 넣어 주는 것이 입안을 상쾌하게 해준다. 글리세린에 적신 솜으로 구강 간호를 해주는 것과 이마에 찬 물수건을 얹어 주는 것도 도움이 된다.

8) 소변량 감소

수분 섭취가 적어짐에 따라 신장을 통해 이루어지는 수분의 순환도 감소된다. 그러므로 소변량은 자연히 줄어들게 되는 것이다.

9) 호흡하는 양상의 변화

호흡곤란과 거친 호흡은 환자에게 가장 빈번하게 일어나는 호흡 증상이다. 불쾌감을 유발하는 호흡곤란은 보통 불안을 동반하므로 불안 완화를 위한 조치가 취해져야 한다. 누군가 환자 곁에 있거나 따뜻한 손과 부드러운 목소리가 불안 완화에 도움이 된다. 청색증을 동반하고 심한 호흡곤란이 있을 때 환자에게는 산소가 효과적이다. 필요시에는 항불안제, 모르핀을 이용하여 환자를 편하게 하여 호흡수를 감소시킬 수도 있다.

죽음 직전에 환자는 호흡이 얕아지고 거칠어지며 호흡 정지 시간이 길어지고 호흡수와 깊이는 감소한다. 동시에 인두와 기관지 내에 분비물이 축척되어 '그르렁'과 같은 크고 거친 소리를 들을 수 있다. 그러나 이는 통증으로 인한 것이 아님을 가족에게 설명하여 가족이 고통받지 않도록 해야 한다. 환자를 옆으로 눕혀 분비물의 배출을 도와주면 완화될 수 있다.

10) 통증

대부분 임종 환자들이 마약성 약물을 투여받는 상태에 있다. 연구에 의하면 암으로 죽는 환자의 98%가 생의 마지막 24시간 동안에도 마약성 진통제 투여를 받는다고 한다. 환자가 반 혼수상태에 있을 때도 소량의 진통제는 좌약 또는 주사로 계속 주어야 통증을 완화시킬 수 있다.

3. 정상적인 정서적, 정신적, 영적 증상과 적절한 대응책

1) 위축

환자는 임종이 다가옴에 따라 반응이 없어지고 위축되며, 함께 이야기하지 않으려 한다. 이런 상태를 보이는 데에 환자는 주변의 모든 관계에서 해방되고자 하며, 이런 행위는 환자 스스로 떠나기 위한 준비과정으로 여겨진다. 환자는 마지막까지 들을 수 있기 때문에 가족은 사랑하는 환자에게 정상적인 목소리로 이야기하고, 말할 때는 자신이 누구인지를 밝혀주고 환자가 편안히 죽을 수 있도록 도움이 되는 이야기를 해주는 것이 좋다.

2) '환상'과 같은 경험

환자는 이미 죽은 사람과 얘기하거나 또는 다른 이에게는 보이지 않거나 실제로 없는 것을 봤다고 이야기하는 경우가 있다. 이것은 환상이나 약리작용을 말하는 것이 아니다. 환자는 우리가 살고 있는 세상으로부터 분리되기 시작하는 것이고, 다른 세상에 전환하려고 준비되는 중인 것이다. 그러므로 들리는 것에 대하여 무시하거나 따지거나 부정하지 말아야 한다. 환자 주변의 사람들은 볼 수 없거나 들리지 않기 때문에 이것이 보통 사람들에게는 이해할 수 없는 행위인 것이다. 따라서 환자가 겪은 경험이기 때문에 현실이 아니라고 해서도 안 된다. 즉, 환자의 경험을 부정하지 말아야 한다는 것이다. 환자에게 있어서 그런 것은 정상적이고 평범한 것이라 할 수 있는 것이기 때문이다.

3) 안절부절못함

환자는 불안한 마음을 갖기 때문에 자꾸 무언가를 되풀이하고 안정하지 못할 수 있다. 이와 같은 증상은 환자가 아직 해결하지 못한 문제로 인해 불편한 마음 때문에 편안하게 죽지 못하는 것이다.

호스피스 팀원은 안절부절못하는 환자에게 격려해 줄 수 있으며, 환자가 긴장감이나 공포로부터 벗어날 수 있도록 환자를 도울 수도 있다. 환자를 편하게 해줄 수 있는 다른 방법으로는 평소 환자가 즐겼던 장소나 좋았던 경험을 상기시켜 줄 수 있고, 좋아하는 성경 구절을 읽어줄 수도 있다. 또한 좋아하는 음악을 들려주거나 환자의 죽음을 인정하고 받아들일 수 있는 태도를 갖도록 도와주어야 한다.

4) 대인관계 감소

환자는 몇 사람 혹은 단 한 사람과 함께 있으려고 한다. 이는 환자가 떠나기 위해 준비한다는 것으로, 그/그녀가 죽음에 임박하여 어떤 사람이 제일 필요한지를 보여주는 것이기도 하다. 만약 환자가 마지막까지 함께 있고 싶어하는 소수의 사람 가운데에 당신(그, 나)이 포함되지 않았다 하더라도 환자가 중요하지 않다고 생각하거나 사랑하지 않는다는 것은 아니다. 이는 당신(그, 나)이 이미 환자에 대해 해주어야 할 책임을 다했으며, 이제는 작별해야 한다고 말할 수 있는 때라는 것이다. 만일 당신(그, 나)이 환자가 마지막까지 함께 있고 싶어하는 소수 사람 중의 한 사람이라면 이는 환자가 편히 죽기 위해 당신(그, 나)의 지지와 확인, 도움이 필요하다는 것을 의미한다고 볼 수 있다.

5) 환자의 죽음을 인정하고 받아들이는 것

환자 주변의 사람들은 환자가 떠나는 것에 대하여 죄의식을 갖지 않게 하여야 한다. 주변 사람들은 환자와 함께 있고자 하는 그들의 요구를 이루려고 환자의 죽음을 인정하지 않는다. 이처럼 환자의 죽음을 인정하는 것은 매우 어려운 일이다. 임종하는 환자는 스스로 많은 불편이 있더라도 가족의 허락이 없으면 더 오래 살려고 한다. 그가 죽음이라는 준비를 하는 그 순간에 있어서 가장 큰 선물은 바로 언제라도 죽을 수 있도록 허락하는 것이라고 생각할 수 있다.

6) 마지막 인사

환자는 죽음을 준비하고, 가족은 환자를 보낼 준비가 됐다면 마지막 작별인사를 해야 할 때가 된 것이다. 그를 보내주는 것은 당신이 환자에게 해줄 수 있는 사랑의 선물이 될 것이며, 이는 환자가 삶을 마무리하고 육체로부터 떠나는 일을 성취하도록 해줄 것이다. 환자와 함께 침대에 누워서 손을 잡거나 키스하는 것, 또는 환자를 꼬옥 껴안아 주면서 나중에 '왜 내가 그때 그에게 이런 말을 하지 않았을까?'하고 후회하는 일이 없도록 필요한 이야기를 다 하는 것이 도움이 될 것이다. 그냥 간단하게 "당신을 사랑해."라고 말을 할 수도 있다. 이 말에는 즐거웠던 추억, 장소, 함께 나누었던 행동이 포함되어 있기 때문이다. '내가 잘못했던 일이나 불편하게 해주었던 것에 대해서 미안하게 생각하고.', '~에 대해서 감사하고' 하는 이야기들이 할 수 있는 말들이다. 눈물은 '안녕'이라는 말의 일부분이기도 하다. 이때의 눈물은 사랑한다는 의미를 포함하고 있으며, 환자의 죽음을 인정한다는 의미를 더하고 있으므로 눈물을 숨길 필요는 없다.

5 임종 직후 간호

환자가 임종한 시간을 가족들에게 알려 주어야 한다. 많은 사람이 침대 곁에서 기도하기도 하고, 울기도 하며, 침묵을 지키기도 하며, 환자의 모든 것을 회상하기도 한다.

어떤 사람들은 마음의 평정을 찾기 위해 그 자리를 떠나기도 하며, 또 다른 사람들은 다른 사람이 무섭게 느끼고 이상하게 여길지라도 시신을 만지고 몸을 씻기기를 원할 수도 있다.

1. 임종 후 생리적 변화

✓ 사후 한랭(algor mortis)

- 사후 체온이 점차 떨어지는 현상

✓ 사후 강직(rigor mortis)

- 사후 2~4시간에 신체가 경직되는 현상
- 자연스럽고 편안한 모습을 보이도록 사후 강직이 오기 전에 체위를 반듯이 해주어야 한다. 만약 눈을 떴다면 눈은 감겨야 하고, 입을 벌렸다면 다물게 해주는 것이 중요하다.

8

✓ 시반(livor mortis)

- 혈액순환이 정지되면서 적혈구가 파괴되어 주위 조직을 변색시켜 피부색을 변하게 하는 현상

2. 사망 확인

사망 판정의 세 가지 징후가 있다.

✓ 호흡 정지

✓ 심정지

✓ 동공 확대와 대광반사 소실

6 장례 절차

현대에 일반적으로 진행하고 있는 상장례 절차를 임종에서부터 수시, 염습을 하고 성복(成服), 탈상을 하기까지의 과정을 살펴보면 다음과 같다.

집에서 임종을 맞이할 때는 병세가 위중하면 안방이나 거처하던 처소(處所)로 옮기는 것이 좋다. 환자를 바르게 눕혀 편하게 한 후 깨끗한 새 옷으로 갈아 입혀 드리고, 환자가 편안히 운명할 수 있도록 가족들이 도와드려야 한다. 환자 곁은 항상 비우지 않고 지켜야 하며, 흐느끼거나 소리 내어 울거나 곡을 하여 환자의 마음을 불안하게 하거나 혼란스럽게 하는 일은 삼가는 것이 바람직하다.

각자의 종교에 따라 성직자를 모시는 것도 좋다. 임종에 관한 종교적 의례는 각 종교에 따라 불교에서는 임종염불, 천주교는 종부성사, 기독교는 임종예배 등이 있다. 이런 종교 의례는 종교를 통해 죽음이 임박한 사람들에게 육체적 고통과 정신적 두려움 및 외로움을 이겨내고 편안하게 운명을 맞이할 수 있도록 한다. 또한 가족들에게는 주검에 대한 두려움과 처리에 대한 불안함을 덜어 줄 수 있기 때문에 운명이 가까워오면 평소 믿고 있거나 관심 있던 종교의 성직자를 모셔다 임종 의례를 행하는 것이 도움이 된다. 성직자가 행하는 것이 원칙이나 사정이 허락하지 않은 경우에는 보조하는 분이나 일반 신도, 혹은 가족들도 의례를 행할 수 있다.

임종을 한 후에 행하는 복(초혼이라고도 함)은 사자(死者)의 허공에 떠 있는 유혼(遊昏)을 불러서 돌아와 살아나기를 기원하는 마음에서 행해졌던 절차로 현대의 주택 구조상 옛날과 같이 지붕에서 행할 수 없으므로 추녀 밑에서 행하기도 하고, 도시에서는 집단 주거의 형태가 많으므로 행하는 데 어려움이 있어 많이 생략하기도 한다. 예전에는 복을 수시 전에 하였는데 요즘은 수시를 하고 난 후에 하기도 하나 대체로 수시하기 전에 하는 경우가 많다. 또한 수시는 요즈음 상(喪)이 발생한 후 당일에 행하는 한 절차로 나타나고 있다.

수시는 시신을 바르게 한다는 뜻이다. 즉, 시신이 굳어지기 전에 수족(手足)을 골고루 주물러 굽힘이 없이 바르게 펴고 묶어 주는 것을 말한다. 조선시대에서는 수시란 명칭이 등장하지 않지만 시신을 반듯이 한다는 뜻을 지닌 천시(遷屍)라는 명칭이 등장하였다고 한다.

수시의 절차는 다음과 같다. 먼저 눈을 감기고 배설물을 치운 후 몸을 깨끗이 한 다음 팔다리를 반듯이 편다. 이미 굳어져 잘 펴지지 않으면 더운물로 굳어진 부위를 씻어 주거나 따뜻한 수건을 주물러 잘 펴지도록 하여 반듯하게 한 다음 정갈한 옷(수시복, 수세복)으로 갈아입힌다. 칠성판을 받침대 위에 놓고 시신을 그 위에 반듯하게 모시며, 두 팔과 손을 바르게 펴서 배 위에 올려놓은 다음 면이나 베 혹은 종이로 만든 끈을 이용하여 허리와 같이 움직여지지 않도록 동여맨다. 동여맬 때는 매듭을 짓지 않고 양 끝을 합쳐서 끈을 몇 번 비틀어서 한쪽으로 끼워 넣는다. 끈을 풀 때 잡아당기기만 하여도 풀릴 수 있도록 하기 위함이다. 양 어깨, 팔꿈치, 무릎, 발목을 동여맨 후 지금가지 동여맨 방향과 직각으로 하여 무릎을 고정시킨 끈을 연결하여 준다. 탈지면으로 입, 코, 귀 등을 모두 막아 주고 턱을 받친 후 백지나 탈지면으로 머리를 덮어 마무리한다. 수세포(홑이불)로 몸을 덮은 후, 머리와 다리 부분의 이불을 안쪽으로 말아 마무리하고 벽쪽을 모신 다음 병풍으로 가린다. 병풍 앞에 상을 차려 고인의 사진을 올려놓고, 촛대와 향로를 놓은 다음에 촛불을 켜고 향을 피운다.

글이나 등으로 상을 당했음을 알리는 표지물을 부착하고, 일가친척과 친지들에게 알린다. 현대에는 부고를 신문에 내기도 하고 인쇄물이나 전화, 인터넷 등의 매체를 이용하기도 하며, 신문이나 매스컴에 부음이 나기도 한다. 부고에는 사망 원인, 빈소가 차려져 있는 장소, 발인 일시와 장소, 장지, 호상, 상주 등을 기입하며, 호상이나 상주가 낸다.

제사상은 예서에 나와 있는 절차고 차려지지는 않지만 습속으로 행해져 왔다. 현재에도 제사상을 차리지만, 더불어 사자상을 차리는 경우도 있다. 사자상은 작은 상에 짚신 세 켤레, 밥 세 그

릇, 돈(엽전이나 동전), 간장을 올려서 대문 밖에 놓아둔다. 현대에는 종교적인 이유로 혹은 집단 주택이 많고 주택의 구조상 차리기도 힘들어 많이 생략되고 있는 절차인 것이다.

둘째 날은 염습을 한다. 습(襲)이란 원래는 의복을 겹쳐 입는 것을 의미한다. 그러나 요즘은 시신을 목욕시키고 수의를 입히는 절차를 말하며, 소렴과 대렴으로 나누게 된다. 소렴은 수의를 입힌 다음 매장포(埋葬布)로 시신을 싸서 단단히 동여매는 절차이며, 대렴은 입관시키는 것이다. 옛날에는 습을 운명 당일에 하고, 소렴을 사망 이튿날 한다고 했으며, 대렴은 소렴한 다음날 한다고 전한다. 그러나 지금은 시신을 목욕시키고 수의를 입힌 다음 포로 싸서 요와 이불을 덮어 입관시키는 것을 염습이라고 하여 사망 다음날 습과 소렴, 대렴의 과정과 성복을 한꺼번에 치루고 있는 것이 일반적인 장례절차이다.

그러나 현대사회에 접어들면서 염습하는 방법은 지역에 다라 다르게 나타나기도 하고, 병원이나 장례식장에 따라 각기 다르게 행해지기도 한다. 정성을 드려 씻겨 드리고, 입혀 드리고, 모시면 되는 것이지 일정한 방법을 정해서 그대로 해야만 한다는 것은 있을 수 없는 일이다. 그렇지만 그 방법을 모르는 사람들이나 배우고자 하는 사람들은 옛날부터 해오던 방법을 알고 현대에 맞게 바꾸어 많은 사람이 해오고 있는 방법을 알 필요가 있다고 생각한다.

먼저 습(襲)의 과정을 설명해야 한다. 입히기 편하도록 윗옷은 윗옷끼리, 아래옷은 아래옷끼리 겹쳐서 입히는 순서대로 정리해 놓는다. 병풍을 걷어내고 수시할 때 동여매었던 끈을 푼 후, 수시복을 벗겨낸 다음 목욕을 시킨다. 옛날 목욕시키는 물은 자단향(紫檀香) 끓인 물이나 향탕수(향을 다린 물), 양미번(기장쌀의 뜨물)이나 탕(단향을 달인 물), 쑥 삶은 물을 사용하였다고 한다. 그러나 요즘은 깨끗한 물이나 알코올을 사용하거나 이 둘을 섞어 사용한다고 한다. 양쪽 발톱을 깎아 각각 오낭에 넣어 양쪽 발가락에 끼운 다음 버선을 신긴다. 양쪽 손톱을 깎아 각각 오낭에 넣어 양쪽 손가락에 끼운 다음 악수를 끼우고 손 등에서 끈을 맨다. 아래옷을 입힌 후 윗옷을 입힌다. 겉옷에 대를 한 다음 수의를 잘 여며 마무리하고, 얼굴을 씻기며 머리를 감긴 다음 반함(飯含)을 한다. 반함이란 쌀이나 구슬을 입안에 물리는 것이다. 반함을 한 후에는 충이를 하고 명목으로 얼굴을 감싼 다음 한 개 남은 오낭에 머리카락을 넣어서 복건이나 여모 속에 넣고 씌운다. 얼굴이 움직이지 않도록 턱에 보공을 하기도 한다.

소렴(小殮)은 수의를 입힌 시신을 의금(衣衾)으로 수렴한다는 뜻이 있다. 이불(소렴금이라고도 함)로 싸서 매포 · 염포로 담담히 묶는 것을 말한다. 요즘은 관 전체를 매장을 하거나 화장을 하는 경우는 소렴, 대렴을 구분하지 않는다. 곧바로 관 속에 염포, 지요, 베게를 깔고 입관을 시키면 된다. 매장할 때 시신만 매장하는 탈관(脫棺)·퇴관(退棺) 풍습이 있는 지역에서는 베로 시신을 단단히 묶어 주는데, 이를 매질한다고 한다. 탈관 시에는 매질을 반드시 하지만, 관 전체를 매장하는 지역에서 매질을 하기도 한다.

대렴(大斂)은 시신을 관 속에 입관시키는 과정을 말한다. 입관시킨 후에는 관속의 빈 곳에 보공을 한다. 고인이 평시에 입던 옷이나 줄풀 말린 것으로 잘라 창호지에 말아 보공을 하기도 한다. 그러나 요즘 대부분 백지나 종이로 채운다. 구의(柩衣)로 위를 덮고 뚜껑을 덮고 못질한 후 소창으로 관끈을 잘 엮고 손잡이를 만들어 운구하기에 좋도록 한다. 그 후 명정(銘旌)을 덮고 관보를 씌운 다음 제자리에 관을 모시고 병풍을 치며, 영좌(靈座)를 설치하고, 혼백(魂帛)을 둔다. 요즘은 사진으로 대신하는 것이 상례(常禮)이다. 대렴이 끝나고 나서는 바로 성복제를 지낸다. 그 후에야 비로소 상복(喪服)을 입게 된다.

현대에도 전통적인 굴건제복의 형태를 띤 상복을 입기도 한다. 그러나 옛날처럼 베의 짜임이나 모양을 달리하는 구분이 아니고 일반적인 고운 베로 만들어진 것을 착용하고 있으며, 한복으로 된 흰색의 소복을 기본으로 하고 그 위에 베옷을 걸치기도 한다. 남자들의 경우, 양복을 상복으로 하는 경우도 많다. 이때에는 검은색 정장을 기본으로 하여 건을 쓰기도 하고, 최의나 두루마기를 걸치는 등 일정한 기준 없이 뒤섞여 착용하는 경우도 나타난다. 여자들 역시 베옷, 흰 치마저고리, 검정 치마저고리, 검정 양장의 정장 등 일정한 기준 없이 착용하고 있다.

옛날에는 성복 전에 특별한 사정이 없는 한 조문을 하지 않았으나 현대에는 장례 기간이 3일 밖에 되지 않기 때문에, 완전한 죽음의 인정을 언제라고 생각하는가에 따라 성복을 하기 전에도 조문을 하고 받고 있다.

셋째 날에 발인을 한다. 발인은 죽은 사람이 집을 떠날 때 관 앞에서 행하는 의식을 말한다. 현대에는 사당이 없는 경우가 많으므로 전통적인 장례의 형식을 따르더라도 전날 사당에 고하는 천구의식 등이 생략되고, 종교적인 의례를 행하는 경우가 많다. 일반적인 발인식의 순서는 개식, 각 종교에 따른 의례, 고인의 약력소개, 추도사, 분향·헌화, 폐식, 출관의 순으로 진행되며, 종교에 따라 교회, 성당, 사찰로 고인을 옮겨 의례를 행하기도 한다.

운구는 관을 들고 나가는 것으로, 요즘 습속에는 관이 방 밖으로 나갈 때 바가지를 밟아 깨뜨리고 나가기도 한다. 관의 머리 쪽을 선두로 해서 운구해 나가지만 종교에 따라 발부터 나가기도 한다. 상여가 있는 장례의 경우에는 다음과 같은 순서로 진행된다. 방상씨, 명정, 공포 · 만장(조선시대 에서에는 요여 뒤에 위치), 요여, 상여, 상여 좌우에 삽선을 세우고 그 뒤로 영구시종, 상주, 복인, 조객의 순으로 따르게 된다. 그러나 요즘은 영구차를 주로 이용하고 있기 때문에 영정이 앞서고 영구, 상주, 조문객이 순으로 뒤따른다.

현대 대부분의 장례절차에서 영정은 승용차에, 영구는 버스에 상주와 같이 간다. 영정 뒤에 따로 영구를 실은 차를 마련하여 앞서고 그 뒤에 상주와 조문객이 탄 버스, 조문 승용차의 순으로 차량 행렬을 이루는 경우가 많다. 운구 도중 생전에 많은 시간을 보낸 장소, 가까운 사람이나 친구 집 앞 등에서 제물을 차리고 노제를 지내기도 하며, 조문이 늦은 사람들은 이때 조문을 하기도 한다.

현대에도 매장할 때 전통적인 절차로 회격, 실토, 평토제, 본분제 등 제사를 지내며 행하는 경우도 있다. 그러나 일반적으로 장지에 도착하여 하관, 평토, 봉분의 시기에 따라 간단히 제사를 지내거나 종교적인 의례를 행한다. 성분이 끝나면 위령제를 지내기도 한다. 이러한 제의 절차는 현대에는 많이 생략하기도 하지만 종교에 따른 의례를 행하는 것으로 대신하기도 한다. 화장을 할 경우에 유족들은 화장 후 수습된 유골을 산골(散骨 : 자연으로 돌려보내는 것)하거나 납골당, 납골묘, 날골탑 등에 봉안하게 된다.

장례를 지낸 후 시작되는 상중 제의례로 묘지나 납골 시설에 안치한 후 영정을 모시고 집으로 돌아오면서 곡하는 절차인 반곡과 반혼이 있다. 그러나 현대에는 집에서 장례를 치루기도 하지만 주택의 구조상 집단주택이 많아 곡을 하지 않거나 생략하는 경우가 많으며, 초우제를 반곡제와 병행하여 간단한 제사를 올리기도 한다. 종교적인 시설을 이용할 경우에는 그곳에서 제사를 지내거나 종교적인 의례를 행하기도 한다.

옛 의례에서 우제는 추오, 재우, 삼우 등 세 번을 지냈다. 그러나 현재에는 장례 당일 초우제를 올리고, 다음날 재우제(再虞祭)를 지내기도 하나 3일장을 하고 나서 장례 3일째 되는 날에 삼우제를 주로 지내는 편이라 재우가 많이 생략되고 있다고 하겠다. 삼우도 날짜의 천간을 맞추어 날을 잡아 지내기보다는 주로 장례 3일째 되는 날에 묘소에서 지내거나 집 또는 종교기관 등을 이용하고 있다.

현대의 간소해진 상장례에서도 삼우제를 비롯하여 졸곡제, 소상이나 대상까지 지내는 사람들도 있다. 그러나 보통의 경우는 삼우제, 49일, 100일, 1년, 3년 등 개인의 형편에 따라 다양하게 탈상을 지내고 있다. 탈상은 집에서 제(祭)를 지내면서 하기도 하고, 종교적인 절차에 따라 종교기관에서 행하기도 한다.

9 장
의사소통

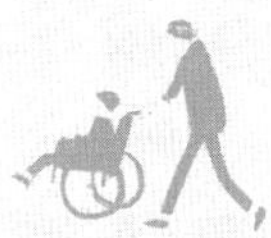

1. 의사소통의 정의
2. 의사소통의 유형
3. 의사소통의 단계
4. 치료적 의사소통 기법
5. 비효과적인 의사소통 기법
6. 효과적인 의사소통의 필수 요소
7. 타인의 의사소통
8. 죽음의 각 단계에 있는 환자와의 소통

1 의사소통의 정의

의사소통은 둘 이상의 사람들 사이에 사실, 생각, 의견 또는 감정의 교환을 통하여 공통적 이해를 하고 대상자의 의식이나 태도 또는 행동에 변화를 일으키게 하는 과정을 말한다. 의사소통은 환경 내에서 항상 변화하고 진행하는 일련의 개인적 상호 작용 체계로 개인이 노력하지 않을 때조차도 계속 일어난다.

2 의사소통의 유형

1. 언어적 의사소통

언어적 의사소통은 사실적인 정보를 정확하게 효율적으로 전달할 수는 있으나 느낌이나 의미의 뉘앙스를 전달하기에는 효과적인 수단이 되지 못하며 의사소통 중에서 지극히 소량만을 나타낼 뿐이다. 언어는 외연적인 의미와 함축적인 의미를 지니고 있기 때문에 서로 다른 문화집단에 따라 의미를 달리 해석할 수 있다. 외연적 의미는 언어의 사실적인 혹은 구체적인 의미를 말하며, 함축적인 의미는 그 언어가 내포하며 암시하고 있는 의미를 말한다.

2. 비언어적 의사소통

비언어적 의사소통은 언어가 담고 있지 못하는 모든 것 – 오감(미각, 청각, 후각, 시각, 촉각) – 을 포함한다. 비언어적 의사소통은 대화로 말하는 언어보다 인간이 전달하고자 하는 의미를 더욱 정확하게 내포한다.

1) 비언어적 의사소통의 유형

(1) 음성적 단서

음성적 단서는 언어의 모든 성질을 포함한다. 즉, 소리의 높이, 음조, 특성, 소리 내는 정도 혹은 강도, 말하는 속도와 리듬, 웃음, 신음소리, 기침과 같은 비언어적인 소리 등을 나타낸다.

호스피스 환자를 대할 때 환자의 기침, 신음소리에 특히 귀를 기울여야 하며, 환자의 말이 힘이 있는지, 알아들을 수 있는지도 파악해야 한다. 또한 환자가 천천히 말할 때 인내를 가지고 기다려야 한다. 간호사는 서두르지 않는 침착한 어조로 적당한 속도와 높이의 어조를 사용하여 말해야 하며, 불필요한 웃음은 삼가야 한다.

(2) 행동적 단서

행동적 단서는 운동에 관한 것이며 몸의 움직임을 말한다. 자동적인 반사, 자세, 얼굴 표정, 제스처, 기타 모든 종류의 행동을 포함한다. 얼굴의 움직임과 자세는 특별히 환자의 기분을 해석하는 데에 중요하며, 눈 맞춤은 의사소통에서 매우 중요하다.

호스피스 환자를 처음 대할 때 먼저 얼굴 표정을 살펴 환자의 기분을 빨리 알아차리는 것이 중요하다. 간호사는 얼굴을 찌푸리지 말고 부드러운 인상을 주도록 해야 하며, 환자와 대화할 때에는 반드시 눈을 바라보며 신중하게 환자의 이야기를 듣고 있음을 알려야 한다. 그리고 불필요한 몸놀림은 삼가는 것이 좋다.

(3) 사물적 단서

사물적 단서는 의복, 화장품, 향수, 보석, 안경, 가발 등 어떤 물건을 통해서 환자의 감각을 상대방에게 알리는 것을 말한다. 어떤 메시지를 전달하기 위해서는 개인이 의식적으로 선택할 수 있는 것이므로 비언어적 의사소통의 다른 유형에 비해 정확성은 떨어진다. 간호사가 환자를 만나러 갈 때 병원에서는 유니폼을 입기 때문에 관계없다. 그러나 가정방문할 때는 간편하면서 화려하지 않은 복장을 하도록 하며 지나친 화장은 삼가도록 한다. 또한 값비싸거나 너무 화려한 보석 착용은 삼가야 할 것이다.

(4) 공간

이 공간은 두 사람 간에 관계의 특성을 전달하는 곳이다. 입원한 환자에게 개인적인 소유물과 개인적인 생활공간을 자신이 조절하고 즐길 수 있도록 허용하여야 한다. 호스피스 환자를 대할 때 간호사가 먼저 다가가야 하므로 환자와의 적당한 거리를 유지해야 한다. 환자의 목소리가 낮고 작아 잘 들을 수 없으면 친밀한 거리(45cm)를 유지해야 하며, 적당한 억양으로 이야기할 수 있으면 친교거리(45~120cm)를 유지하는 것이 좋다.

(5) 접촉

개인적 공간과 행동을 포함하며 비언어적인 메시지 중에서 가장 개인적인 것이라 할 수 있다. 접촉에 대한 개인의 반응은 그 현장, 문화적 배경, 관계의 유형, 의사전달자의 성별, 나이, 기대 등에 의해 영향을 받는다. 접촉은 다른 사람이 감각을 느끼고, 지각하는 것이므로 다른 사람이 흔적을 남기도록 허용하는 방법으로 이용될 수 있다. 접촉은 애정과 관심을 표시하는 것이다. 볼을 가볍게 만지는 것, 손을 만지는 것, 어깨 위에 손을 올려놓는 것 등은 애정과 관심의 흔한 표현이라 할 수 있다.

임종을 앞두고 있거나 의사소통을 못하는 사람들에게는 접촉을 통해서 말하는 것보다 더 많은 메시지를 교환할 수 있다.

3 의사소통의 단계

1. 준비(계획)단계

- ✓ 대상자를 만나러 가기 전에 필요한 자료를 수집한다.
- ✓ 경건한 시간을 갖고, 대상자를 만나기 전에 정서적으로 힘든 일이 있었더라도 마음이 대상자에게 집중되도록 준비한다.

2. 시작단계

- ✓ 자신의 소개로부터 대화를 시작하여 자연스럽게 이어가도록 한다. 이때 적절한 거리를 유지하고, 다리를 가지런히 모으고 상체를 대상자 쪽으로 약간 기울인다.
- ✓ 눈높이가 대상자와 같도록 배려하고 항상 눈을 마주치도록 하며 기꺼이 시간을 보내겠다는 태도를 표명한다.

- 대상자가 준비되어 있는지 확인하고 시작한다. 즉, 통증 정도나 다른 상황을 파악하여 준비되면 대화를 시작한다. 대상자가 처해 있는 상황에 따라 의사소통을 원하는 정도가 달라질 것이므로 이에 민감하게 대응해야 한다.
- 실내 환경에서 도와줄 것이 있는지 확인하여 먼저 배려한다.
- 주위 분위기는 안정된 분위기로 유지시켜 대상자가 자신의 감정과 생각을 쉽게 표출할 수 있는 환경을 조성한다.
- 대상자의 언어적 의사소통능력을 사정한다.
- 대상자와 깊은 정서적인 경험을 함께 하게 되면 상호신뢰감(rapport)이 형성된다.

3. 진행단계

- 긍정적으로 수용적이며 온화한 태도로 대한다. 진정한 사랑에서 우러나온 깊은 관심을 표명하며 이에 적절한 몸짓(고개를 끄덕임, 손잡기 등)을 표현한다.
- 솔직한 태도로 임한다. 거짓으로 안심시키는 말이나 태도를 취해서는 안 된다.
- 대상자의 상태를 정확히 이해하고, 대상자에 맞는 공동의 목표를 세워 진행하여 이에 도달할 수 있도록 사려 깊고 신중하게 돕는다.
- 대상자가 계속 이해되고 용납되며 또 존중되고 있음을 느끼도록 배려한다.
- 의사소통 중 대상자가 능동적으로 참여하고 있다는 느낌을 스스로 갖게 하여 자신이 중요한 사람이라고 느끼게 한다.
- 영적인 민감성을 갖고 대상자의 요구를 파악하여 이를 가능한 한 충족시키며 공감을 표현한다.
- 무엇을 말할 것인가를 미리 준비할 필요는 없다. 바로 그 순간, 그 현장에서 스스로 느끼는 것을 솔직하게 표현하면 된다.
- 대상자가 희망을 갖도록 돕는 것은 남은 기간 동안 삶을 통합할 수 있는 시간들을 허용하고 기다려 준다.
- 이야기를 거부한다고 해서 곧 자리를 떠나서는 안 된다. 가까운 곳에 조용히 앉아 있거나 쓰다듬어 줌으로써 도움을 줄 수 있다.

9

- 언어적 표현과 비언어적인 표현이 일치하는지 관찰하고 상징적 언어, 자주 반복되는 동작, 회피하는 태도 등에 대한 예리한 관찰이 필요하다.
- 감정표현이 충분히 이루어질 수 있도록 도와 마음의 평정을 얻을 수 있도록 돕는다. 때때로 대답하기 어려운 질문을 할 경우에는 감정적인 수용을 원하는 경우가 많다.
- 충고, 판단, 비판, 비난하지 않는다. 더욱이 우리의 욕구에 맞추어 강요하거나 대상자가 행동해주기를 기대해서는 안 된다.
- 상투적인 말로 대응하거나 대상자의 경험을 경시하는 일이 없어야 한다.
- 부담이 큰 질문은 피하고, 여러 가지 질문을 동시에 하지 않는다. 질문은 되도록 간접개방형으로 한다.
- 말을 중간에서 끊지 않으며 끝까지 주의 깊게 경청한다.
- 일반적인 것에서 구체적인 것으로 묻는다.
- 대상자가 이해할 수 있는 용어로 질문하고 중성적인 어조로 묻는다.
- 대상자는 말하는 것보다 비언어적 의사소통을 통해 더 많은 것을 전달하고 있으므로 이를 주시해야 한다.
- 대상자를 지루해하거나 부담스럽게 느끼지 않도록 훈련해야 한다.
- 대상자가 소외된 느낌을 갖지 않도록 주의한다. 따라서 대상자가 볼 수 있으나 들을 수 없는 거리에서 다른 사람과 이야기하는 것을 주의해야 한다.
- 의식이 없어지는 순간까지도 대상자는 많은 것을 느낄 수 있음을 명심한다.
- 대상자를 사랑하는 모든 사람이 끝까지 최선을 다해야 하며, 죽음의 순간까지 함께하면서 지켜줄 것임을 확신할 수 있도록 도와야 한다.

4. 끝맺음 단계

- 끝맺기 10분 전쯤에 종료 시간을 알린다.
- 함께해준 것에 감사의 뜻을 표현한다.
- 다음 약속을 정하되 시간을 정확히 정할 수 없는 경우에는 여유 있게 시간을 정한다.
- 종료 후에는 자신의 부담감, 슬픔, 무력감을 표출할 수 있는 출구를 마련하여 마음을 평화롭게 유지한다.

4 치료적 의사소통 기법

1. 적극적인 경청(active listening)

여러 가지 종류의 의사소통 기술이 있지만 경청은 가장 어려운 부분이다. 대화를 나눌 때 상대방을 위한 개방적, 수용적, 긍정적인 관심을 가지고 들어야 한다. 그것에 대해 판단하지 않는다는 것은 고도의 기술과 인내를 요한다. 또한 말하는 상대방의 감정을 마치 내가 느끼고 이해하는 것처럼 감정이입이 되어 들어준다는 것은 중요한 적극적 경청자의 자원이다. 일반적으로 감정이입이 가장 잘 이루어지는 사례로 연애 기간에 남녀 간의 감정이동과 어머니와 어린 자식 간의 감정교류라고 할 수 있다. 이때는 상대방의 표정 하나 몸동작 하나에도 마치 내가 그 사람인 양 감정이입이 잘 되는 것을 볼 수 있다.

적극적인 경청은 단순히 상대방의 말을 대충대충 듣는 것이 아니라 관심을 집중하여 주의 깊게 주어진 상황의 소리를 듣는 것이다. 이는 타인을 위해 수행하는 최고의 봉사가 될 수 있다. 경청은 상대방에 대한 존경심의 신호이며, 강력한 강화이기도 하다.

2. 말없이 들어주기(passive listening)

통증으로 고통스러워하는 환자나 죽어가는 환자에게 관심을 갖고 있다는 확신을 주어야 한다. 이러한 말없이 들어수는 행위는 발이나 비언어적인 태도를 최대한 자제함으로써 죽어가는 환자를 지지할 수 있다.

긍정적이고 수용하는 태도로 상대방의 말을 주의 깊게 들어만 주고, 그 말에 대한 반응을 하지 않는다. 이는 상대방을 바라보며, 상대방이 계속해서 말할 수 있도록 하는 것이다. 사려 깊은 침묵은 자신과 상대방에게 생각을 정리할 시간을 주며 환자의 감정을 언어화하도록 돕는다. 말보다는 진지한 경청이 중요하다. 환자는 열심히 들어 줄 사람이 있을 정도로 자신이 중요한 사람임을 깨닫게 되며, 동시에 내적인 긴장을 해소시킬 수 있다.

* 방법

✓ 환자와 가까운 곳에서 침묵을 지킨다.

✓ 자세를 취함으로써 환자가 말하고 싶도록 한다.

✓ 동의 혹은 이해한다는 표시로 고개를 끄덕이는 동작을 취하고, 흥미와 지지를 표현한다.

✓ 환자가 얘기할 때 말하는 의미가 무엇인가에 대해 깊이 생각한다.

✓ 환자가 얘기하려는 것과 회피하려는 것이 무엇인지 깨닫기 위해 노력하며, 주의 깊게 듣는다.

3. 함께 이어 주기

조건 없이 환자와 같이 있어준다. 즉, 자기 자신을 제공해 주는 것이다.

4. 개방적 질문하기

개방적이고 일반적인 질문으로 대상자와 어떤 이야기든지 하도록 기회를 만들어야 한다.

✓ ○○○씨 괴로운 것이 무엇인지 저에게 말씀하십시오.

✓ ○○○씨 무엇에 대해서 생각하고 있습니까?

✓ 무엇을 도와드릴까요?

✓ 기분은 어떠세요?

✓ 무슨 하실 말씀이 있으십니까?

5. 수용

환자의 행위에 대해서 옳고 그름을 판단하지 않고, 있는 그대로를 수용하는 표시를 보낸다. 그의 표현에 비평하지 않음으로써 상대방이 하고자 하는 이야기나 하고 있는 이야기를 계속할 수 있도록 한다.

수용은 치료적인 것으로 긍정, 부정인 두 감정을 모두 수용한다. 이때 자기 이해의 계기가 마련되고 성장하게 되며, 이들이 자기 감정적인 부분임을 자각할 때 비로소 진정으로 자신을 이해하고 통찰할 수 있게 된다. 그러나 수용이 반드시 동의를 의미하는 것은 아니라는 것을 알아야 할 것이다.

- ✓ 환자 : 나는 주위 사람들에게 못된 짓을 참 많이도 했어요.
- ✓ 간호사 : 네(머리를 끄덕 끄덕).
- ✓ 환자 : 지금 이런 병에 걸린 것도 다 그 죄의 대가라고 봐요.
- ✓ 간호사 : 그런 생각이 드시는군요.

6. 시작한 이야기를 계속하도록 이끌기

하던 이야기를 마저 계속할 수 있도록 호응해 주고, 관심을 가져주어야 한다. 혹, 어떤 상황으로 이야기가 단절되었다 할지라도 다시 그 이야기를 계속하도록 한다.

- ✓ 계속 말씀하세요.
- ✓ 그래서 어떻게 되었어요?
- ✓ 그 다음에는요?

7. 이야기하는 사건의 때와 순서를 명확히 알도록 하기

그 일이 어떻게 일어났는지를 명확히 하고, 또 다른 일이 일어난 정도에 따라 어려움이나 중요한 인간관계를 알기 위해서이다.

- ✓ 그 일이 일어나기 전에 무슨 일이 있었어요?
- ✓ 언제 일어난 일이에요?
- ✓ 일이 일어나기 이전이에요, 이후예요?

8. 관찰하는 것을 말로 표현

관찰한 느낌을 조용히 말로 표현하여 자신을 표현할 수 있다. 어떠한 행동을 함에 그 행동에 대해 서로 이해해야 하며, 무슨 일이 일어나고 있는지 확인하여 도와주려는 것으로 이는 자신의 행위를 명확히 하려는 것이다. 따라서 이 기술에서는 서로의 관찰을 비교할 수 있고, 그에게 자신을 인식하도록 격려할 수도 있다.

- ✓ 긴장하고 계신 것 같아요.
- ✓ 어느 때가 제일 불편하십니까?
- ✓ 화가 나셨군요. 불안해 보이는데요.
- ✓ 그렇게 움직일 때 아픕니까?
- ✓ 찡그리고 계시는데….
- ✓ 그렇게 하시면 제가 불편을 느끼는데요.

9. 느끼고 생각한 것을 표현하도록 격려

어떤 사물과 사건에 대해 다르게 이해하더라도 그대로 들어준다. 자신의 감정을 자유롭게 말할 수 있다고 느낀다면 환자는 충동을 조절할 수 있을 것이다.

- ✓ 불안하다고 느끼실 때는 저에게 말씀해 주십시오.
- ✓ 무슨 일이에요? 무엇을 보셨습니까?
- ✓ 땀을 많이 흘리고 계시는데 무슨 일이 있으신가요?

10. 되풀이해서 말하기

환자가 말한 대로 혹은 다른 말로 같은 내용을 되풀이해서 말한다. 환자는 자신이 중요하게 생각하는 것들을 되풀이해서 표현하는 것이다. 그러나 지나치게 반복해서 말한다면 대상자를 화나게 할 수 있고, 혹은 너무 상투적이기 때문에 적당히 사용해야 한다.

- 환자 : 밤새도록 한숨도 못 잤어요.
- 간호사 : 주무시기 어렵다구요?
- 환자 : 난 이 방이 싫어요.
- 간호사 : 이 방이 싫다구요?

11. 내용의 반영

내용의 반영은 '확인'이라고 할 수 있다. 말한 것 혹은 이야기한 것을 대상자에게 말하여 다시 생각하게 하여 자신이 결정하도록 한다. 느낌이나 질문, 생각, 중요한 단어들을 부연하여 반영시켜 좀 더 이야기하도록 한다. 이해한 메시지의 내용을 인지적인 단어로 서술하도록 한다.

- 환자 : 내가 방으로 들어왔을 때 내가 기절을 하고 있는 것을 느꼈어요. 나는 너무 많은 일을 빠르게 하려고 한다는 것을 알았고, 그것을 할 준비가 되어 있지 않았었어요.
- 간호사 : 당신은 자신이 시험을 볼 준비가 되었다고 생각했는데 막상 시험장소에 갔을 때는 자신이 너무 빨리 시험을 보려고 한다는 것을 깨닫게 되었군요.

12. 감정의 반영

감정의 반영은 내용에 대해 대상자가 가지고 있는 감정에 대한 반응이다. 감정의 반영목적은 대상자가 모호하게 표현한 감정을 명확한 의식의 수준으로 끌어내기 위해 내용보다는 감정에 초점을 둔다. 즉, 감정의 반영은 자신의 감정을 수용하고 인정하도록 도와준다.

- 환자 : 그것이 내가 직업을 바꾸는 것을 꺼려하는 이유는 아닙니다. 바로 나를 위해… 나를 믿고 일한 사람을 실망시킬 것 같아서요.
- 간호사 : 당신은 직원들에게 책임감을 느끼고 있군요. 그리고 직장에서 일어난 일에 대해서 슬픔과 죄책감을 느끼고 있군요.
- 환자 : 그래요. 난 슬프고… 죄책감이 들기도 하고… 매우 화가 나 있어요.

13. 감정을 말로 표현하기

환자가 이야기하는 말의 뜻을 이해하고, 환자의 감정을 거리낌 없이 표현하도록 이끈다.

- 환자 : 의사가 불친절하니 퇴원시켜 주세요.
- 간호사 : ○○○씨에게 관심이 없다고 느껴서 불안하고 화가 나시지요?

14. 비교할 수 있도록 격려하기

지금 갖는 경험, 느낌, 생각이 과거에도 있었다면 그때의 것과 비교해서 말하도록 한다.

- 환자 : 저의 오빠는 당뇨가 있고, 언니는 저혈당이 있습니다. 술을 많이 마시는 사람은 혈액 내의 당을 연소시키는 데에 문제가 있는 잡지에서 본 적이 있습니다.
- 간호사 : ㅇㅇㅇ씨는 당뇨와 혈당의 가족력 때문에 ㅇㅇㅇ씨도 역시 혈당에 문제가 있을지 모르겠다는 생각을 하고 계시는군요.
- 환자 : 네, 저는 의사가 저에게 혈액검사를 해야 된다고 말하면 걱정이 됩니다.

15. 초점 맞추기

초점 맞추기는 대상자가 중요한 주제로 나아가는 것을 도와준다. 초점 맞추기를 효과적으로 사용하고자 한다면 대상자가 좀 더 구체적인 표현을 하도록 하여야 한다. 모호하지 않고 명확하게, 현실에 초점을 두도록 도와주어야 하는 것이다. 추상적이거나 일반화는 피하고 대상자가 문제에 직면하고, 문제를 상세하게 분석하도록 도와준다. 또한 환자 자신의 삶의 경험이나 문제에 대해서 이야기하도록 도와주며, 그러한 사항을 향상하도록 할 책임감이 있다는 것을 수용해야 한다. 만약에 목적이 환자의 생각, 감정, 신념을 변화시키는 것이라면 대상자는 우선 그러한 것들을 규명하고 그것이 자신의 것임을 인정해야 한다.

- 환자 : 여자들은 언제나 자신을 억누릅니다. 우리는 그것에 대해서는 전혀 생각을 하지 않는 것 같아요.
- 간호사 : 당신이 여자로서 어떻게 느끼는지 말할 수 있어요?
- 환자가 지각한 것을 묘사하도록 격려하고, 자신이 지각한 것을 서로 비교해 보도록 해야 한다. 더불어 경험한 사건들을 시간의 순서에 따라 보도록 해야 한다. 이것이야말로 문제를 구체적으로 보고, 분석하는 데 도움을 주는 초점 맞추기 기법인 것이다.

16. 명료화하기

지각을 명료화하는 것을 도와주는 기능과 이러한 것들과 대상자의 행동 사이의 명백한 연결을 제공하는 기능을 가지고 있기 때문에 이 명료화 기법은 매우 중요하다. 즉, "당신이 무엇을 의미하는지 확실하게 알지는 못합니다. ○○○씨에 대해서 이야기하고 있는 것입니까?" 혹은 "그것에 대해서 다시 한 번 말씀해 주시겠어요?" 등의 대화를 할 수 있다.

- 환자 : 저는 무슨 일이 일어났었는지 하나도 모르겠습니다. 저는 애들을 이웃집에 맡기고 사람을 만나러 술집에 갔었습니다. 다음날 깨어났을 때는 모르는 남자와 함께 호텔에 있었습니다(울기 시작하면서 움켜쥔 주먹으로 눈물을 닦아낸다).
- 간호사 : ○○○씨 낯선 곳에서 깨어났고, 무슨 일이 일어났는지 몰라 놀라움과 수치스러움을 느끼셨군요.
- 환자 : 그 일은 너무 무서운 일이었어요. 저는 그런 일이 또다시 일어날까 두렵습니다. 제 남편이 저를 데리러 호텔에 왔을 때 집으로 갈 수 없었고, 그때 저는 심한 굴욕감을느꼈습니다.

9

17. 현실을 지각하도록 돕기

환자가 지각이상(착각, 환각)의 행동을 보일 때, 현실을 바로 보도록 의사소통을 이끈다.

- 환자 : 누군가 나보고 "죽어!"라고 말하고 있어요. "내 욕을 하는 소리가 들려요."(주위에는 아무도 없고, 혼자서 불안한 모습으로 서 있다).
- 간호사 : 내게는 들리지 않는데요. 그 소리 때문에 불안하시군요.

18. 주제 확인

주제를 확인함으로써 감정(우울이나 불안), 행위(권위적인 것에 대한 반항이나 위축), 경험(사랑, 상처, 강간) 등을 서로 연결할 수 있다.

19. 정보제공

정보제공기법은 도움을 주는 사람과 도움을 받는 사람 간에 단순한 사실을 공유하는 것이다. 정보제공은 암시 혹은 충고 등과는 구별해야 한다.

20. 협조

"함께 상의해서 고통과 불안이 더 심해지는 이유를 알아봅시다.", "함께 앞으로의 계획에 대해서 생각해 봅시다."와 같이 문제를 함께 의논해서 해결할 수 있도록 용기를 준다.

21. 요약

"…이라고 말씀하셨는데… 그것이 맞지요?"와 같이 환자가 이야기한 전체적인 내용을 요약한다. 대상자는 면담이 끝날 때에 서로 같은 생각을 하고 있음을 알린다. 결말을 짓는 말을 하고 환자로 하여금 끝맺도록 한다.

22. 행동에 대한 계획 격려

환자가 같은 문제를 다시 당하게 되는 경우 어떻게 할 것인가에 대해 환자 스스로 계획하는 일에 협력하고 격려한다. 좀 더 진전된 환자에게 사용할 수 있다.

- ✓ 다음에 이런 문제가 발생한다면 어떻게 해결할 수 있을까요?
- ✓ 지금 집에 가신다면 아이들을 어떻게 돌보시겠어요?
- ✓ 외래치료는 어떤 교통수단을 이용하실 생각이신지요?

5 비효과적인 의사소통 기법

1. 경청의 실패

상대방의 말을 잘 듣지 않는 것은 기본적인 방해 요소이다. 이는 대상자에게 "너는 들어줄 만한 가치가 없어.", "나는 너에게 이제 싫증이 났어."의 의미를 전달하게 된다.

2. 판단

조력자의 가치, 믿음, 지각 등을 환자의 것보다 우위에 두려고 할 때 나타나며, 이때 환자는 일반적으로 자신에 대한 가치가 저하됨을 느낀다.

3. 일시적인 안심

"좋은 약이 많이 개발되어 암은 요즘 걱정할 만한 병이 아니에요.", "곧 나아질 거예요", "당신은 잘 해나가고 있어요."등과 같은 말은 실제로 문제가 있음에도 불구하고 일시적으로 환자를 안심시키는 말이다. 이런 말들은 존재하는 환자의 문제를 무시하거나 경시하는 태도로 느끼기도 한다.

4. 거절

대상자의 생각이나 말과 행동에 대해 숙고하지 않거나 경멸하는 것으로 "그런 것은 말하지 마세요.", "지금은 바쁜 시간인데요." 등과 같은 말은 환자의 느낌이나 주제에 대한 이야기를 나누기 싫다는 것으로 느껴진다. 또한 이를 통해 환자는 자신이 거절당했다는 느낌을 갖게 될 것이다.

5. 지나친 동의와 이견

"나도 그렇게 생각합니다."와 같은 말은 상대방보다 자신의 판단을 우위에 둔 말이다. "그것은 틀렸어요.", "나는 절대로 동의하지 않아요." 등과 같이 대상자의 의견에 반대하는 경우는 지나친 동의와 마찬가지로 상대방보다 자신의 판단을 우위에 둔 말이다. 다른 의견에 대한 반응은 대상자가 틀렸다는 것을 내포하기 때문에, 이러한 경우 대상자는 불안을 경험할 수 있으며 자신을 방어하려고 할 수 있다.

6. 불필요한 칭찬과 비난

대상자의 생각과 행동에 대하여 판단하는 권리가 상대방보다는 자신에게 있는 의미를 전달한다.

- ✓ 울지 마세요. 우는 것은 몸에 해롭습니다.
- ✓ 과거 건강하실 때는 몰라도 지금은 어림없는 말씀이죠.

7. 방어

방어는 언어적 공격으로부터 보호하려는 태도이다. 환자가 비평하는 것을 방어하면서 환자의 느낌, 의견, 감정을 표현할 권리가 없다는 것을 암시한다. 이러한 반응은 대상자의 진실한 감정을 표현하지 못하게 한다.

8. 문자적인 반응

환자의 질문 중에서도 태도나 느낌에 대해 이해를 구하는 경우가 많다. 그럼에도 불구하고 단순히 문자적인 답변을 하는 경우를 말한다.

9. 허위

대상자가 환자에게 사실이 아닌 이야기를 하여 사실이 밝혀졌을 때 일어나는 현상이다. 이로 인해 대상자와 환자와의 관계가 더욱 어렵게 되고 신뢰도가 낮아지게 되는 경우를 나타낸다.

10. 상투적인 반응

"병원에서 하라는 대로만 하면 곧 퇴원하게 될 거예요.", "날씨가 좋군요.", "용기 잃지 마세요." 등의 의미가 없는 상투적인 문구나 흔한 표현들을 하는 것은 환자와의 관계에서 의미가 없다. 뜻있는 말을 할 수 없으면 아무 말도 하지 말아야 한다.

6 효과적인 의사소통

1. 성공적인 의사소통의 네 가지 기분

1) 효율성

의사소통은 간단명료하여야 하며, 적절한 순간포착으로 효율적인 메시지를 구성할 수 있어야 한다.

2) 적절성

의사소통이 상황에 꼭 맞을 때 메시지는 적절하다. 그러나 메시지 양이 많거나 혹은 적거나 하여 효율적이지 못할 때나, 빗나간 대답을 할 때 등은 의사소통의 부적절한 경우라 할 수 있다.

3) 융통성

의사소통하는 개인은 유일하고 변화 가능한 존재이기 때문에 사람들이 어떤 메시지를 어떻게 받을지 항상 확신할 수 없다. 그러므로 의사소통 시에는 반드시 융통성이 있어야 한다.

4) 회환

회환은 수행되었는지 점검해 보고, 잘못된 것이 있으면 수정하는 과정을 말한다. 메시지를 받는 사람과 주는 사람 사이에 필요한 과정으로 회환을 통해 의도한 대로 메시지가 이해되었는지를 알 수 있다.

2. 효과적인 의사소통의 필수 요소

1) 대상자의 언어적 의사소통 능력을 사정한다.

호스피스 환자는 질병 및 치료과정으로부터 오는 피곤함 때문에, 방사선 치료나 화학요법을 받은 환자는 구내염 때문에 대화하기 어려울 수 있다. 그 밖에도 기관절제수술을 받은 환사는 말을 할 수 없다. 이러한 경우 서판을 사용할 수도 있다.

2) 주의 깊은 관찰이 필요하다.

비언어적 의사소통은 주의 깊은 관찰이 필요하다. 대상자의 표정, 찡그림, 제스처 등을 살펴 그의 요구를 파악할 수 있기 때문이다.

3) 함께 있어 준다.

호스피스 환자에게는 말보다 묵묵히 그의 옆에 함께 있어주는 것이 필요하다. 조건 없이 환자 곁에 있으면서 힘이 되어 주어야 한다. 대부분 눈에 보이는 무언가를 해주지 않으면 효과적이 아니라고 생각할 수 있지만 죽어가는 환자 곁에 있는 것만으로 환자에게는 큰 힘이 될 수 있다.

4) 공감해야 한다.

간호 제공자는 대상자와 가족들의 기분을 함께 느낄 수 있는 능력(공감)이 있어야 한다. 공감은 느낌에 대한 반응이다. 태어날 때부터 가지고 태어나는 것이 아니라 특수훈련을 통해서 증진될 수 있는 정교한 대인 관계술이다.

* 공감의 4단계

- ✓ 1단계 : 자신의 느낌에 주시
- ✓ 2단계 : 자신의 느낌을 표현
- ✓ 3단계 : 타인의 느낌에 주시
- ✓ 4단계 : 이해심을 갖고 느낌에 대한 반응

공감이 타인과 함께 느끼는 것이라면 동정은 타인에 대하여 느끼는 과정이다. 공감은 타인의 느낌에 초점을 둔다. 그러나 동정은 타인의 느낌을 얻을 수 있지만 그 느낌에 의해 생긴 자신의 느낌에 초점을 둔다. 즉, 동정하는 사람은 이야기를 들으면서 상대방의 입장에서가 아니라 내 입장에서 이해하고 수용한다. 그러므로 환자에게 동정을 느끼게 해서는 안 된다.

5) 신뢰성이 있어야 한다.

신뢰성이 있는 응답은 환자의 성실함에 가치를 두며, 적절한 사실이 주어졌을 때 환자의 문제를 풀 수 있는 능력에 신념을 가져야 한다. 환자에게 앞으로 가능한 행동을 계획하도록 용기를 주고, 이에 환자는 자신의 운명에 대해 책임질 수 있는 능력을 가질 수 있을 것이다.

6) 진실성이 있어야 한다.

진실성이란 다른 사람들에 대해 실질적이거나 정직하게 되는 능력을 말한다. 진실성이 효과적이기 위해서는 적절한 시기를 맞추어야 한다. 진실하면 환자를 훨씬 잘 다룰 수 있으며, 궁극적으로는 환자가 실질적 문제를 해결하는 것을 도와줄 수 있게 되는 것이다.

7) 즉시성을 가져야 한다.

즉시성은 환자와의 사이에서의 지금, 그곳에서 발생하는 것에 대한 즉각적인 응답을 의미한다. 만약 방어적이거나 회피하는 태도로 대하면 그 관계는 위협을 받게 된다. 그러나 그와는 반대로 개방적이고 이성적이며 관심을 갖고 대한다면 환자와 대상자의 관계는 강화될 수 있을 것이다.

8) 온정이 느껴져야 한다.

온정은 환자를 대하는 신뢰와 공감에 밀접한 연관이 있다. 온정은 심정을 토로하거나 혹은 수다스럽거나 허물없는 행위와 혼동되어서는 안 된다.

7 타인과의 의사소통

호스피스 팀원은 효과적으로 호스피스 실무를 수행하기 위해서 다음과 같은 두 가지 유형의 의사소통을 하게 된다.

1. 호스피스 팀원 사이의 의사소통

대상자가 경험하는 총체적 고통을 해소하고자 호스피스 케어는 다학제적인 팀 접근을 하게 된다. 다양한 배경의 여러 인력이 실무에 관여하게 되므로 팀원들 사이의 의사소통은 매우 중요하다. 그렇다면 이를 위해 몇 가지 방향을 생각해 보도록 하자.

첫째, 호스피스는 실무 팀 모임을 정기적으로 가진다. 대개 1~2주에 1회 정도 모임을 가지며, 이때 현재 돌보는 환자, 지난번 모임 이후에 새로 가입된 환자와 사망한 환자 및 유가족에 대한 정보 교환과 논의를 한다.

둘째, 자원봉사자 팀 모임을 정기적으로 가진다. 대개 2~4주에 한 번 정도 모임을 가지며, 이 때 호스피스 봉사를 하면서 느낀 점과 애로사항, 보람, 배운 점 등에 대해 이야기를 나눈다.

셋째, 실무 팀은 실무 책임자를 중심으로, 자원봉사자는 자원봉사자 팀장을 중심으로 하여 솔직하고 개방적인 의견 교환이 필요할 때마다 수시로 한다.

마지막으로 모든 호스피스 종사자는 자신이 관여한 모든 호스피스 활동을 서식에 따라 기록으로 남겨야 한다. 이 역시 서로 간에 행해지는 의사소통의 한 방법인 것이다.

2. 호스피스 대상자와의 의사소통

호스피스 대상자는 많은 도움을 필요로 하고 있는 반면에, 심신이 몹시 연약한 상태에 있다. 이러한 점을 이해하고 인간으로서의 연약함을 공감하는 자세로 접근하는 것이 바람직하다. 이들과 대화를 나눌 때 도움이 되는 몇 가지를 소개하면 다음과 같다.

첫째, 침상 옆에 앉아서 대상자와 눈높이를 맞춘다. 물리적인 거리는 50cm~1m가 적당하다. 둘째, 집중하여 경청한다. 대상자의 눈을 바라보며 고개를 끄덕이면서 잘 들어주는 것은 대상자로 하여금 자신이 가치 있는 존재이며, 이해받고 있음을 느낄 수 있는 계기가 될 것이다. 셋째, 대상자의 감정이나 느낌에 초점을 맞춘다. 환자가 말하는 내용보다는 그것에 대해서 환자가 어떻게 느끼며, 어떤 감정 상태인지를 파악하여 이해하고 공감해 주는 것이 중요하다. 이때 환자는 만족감과 편안함을 느끼게 된다.

8 죽음의 각 단계에 있는 환자와의 의사소통

1. 부정의 단계

- 환자 : 내가 암에 걸렸다는 것을 믿을 수 없어요. 있을 수 없는 일이예요.
- 간호사 : 의사가 암이라고 한 말을 믿기가 어렵지요?
- 환자 : 이런 일이 나에게 생길 수 없어요.

- 간호사 : (처음에 말을 하지 않고 조용히 있다가 환자 옆에 가서)알고 싶은 것이 있으면 말씀하세요.
- 환자 : 나는 다른 의사에게 가봐야 한다고 생각해요.
- 간호사 : 당신을 도우려고 노력하고 있어요. 당신을 편안하게 할 수 있도록 나에게 협력해주면 좋겠어요.
- 환자 : 내가 제일 고통을 받는 것은 어지러운 것이예요. 어지럽지만 않으면 다른 것은 참을 수 있을 것 같아요.
- 간호사 : 어지러움은 괴로운 것이지요. 약을 드시면 도움이 될 거예요.

2. 분노의 단계

- 환자 : 당신에게 내 발에 홑이불을 덮지 말라고 몇 번이나 이야기했어요(홑이불을 걷어찬다).
- 간호사 : 미안해요. 내가 왜 기억을 못했는지 알 수가 없어요.
- 환자 : 벨을 눌러 대답할 때까지 내가 얼마나 기다려야만 해요? 나는 당신들이 모두 앉아서 노닥거리고 있는 것을 알아요. 왜 당신은 일을 하지 않아요?
- 간호사 : 내가 가끔 오겠다고 약속하면 도움이 되겠어요?
- 환자 : 나는 당신을 부르지 않았어요. 나를 괴롭히는 사람이 너무 많으니까 여기서 나가세요.
- 간호사 : 당신이 나를 원할 때 오겠어요.
- 환자 : (간호사가 약을 주려고 할 때 간호사의 손을 친다.)
- 간호사 : 이 약은 당신의 고통을 경감시키고 좀 더 편안하게 해줄 거예요. 우리가 할 수 있는 한 당신을 도울 수 있도록 해주세요.

3. 타협의 단계

- 환자 : (눈을 감은 채로, '생명을 몇 달만이라도 연장해 주세요.'라고 마음속으로 절대자에게 기도한다.)
- 간호사 : 힘드시지요.
- 환자 : 통증이나 신체적인 불편 없이 보냈으면 좋겠습니다. 사후에 나의 몸을 의학 발전을 위해 기증하겠으니 좀 더 살 수 있게 해주십시오.

- 간호사 : 그렇게 생각하고 계시는군요. 그 점에 대해서는 의사 선생님과 상의하시면 좋겠어요.
- 환자 : 병이 나으면 교회에 좀 더 열심히 다니겠어요.

4. 우울의 단계

- 환자 : (아무 말 없이 흐느껴 운다.)
- 간호사 : (환자가 슬픔에 젖도록 놓아주어야 하며, 그가 감정을 표현할 기회를 필요로 할 때 옆에서 가만히 앉아 있거나 혹은 이야기를 하며 조용히 귀담아 들어주고 부드럽게 대해 준다.)
- 환자 : 내가 건강했을 때 아이와 더 많은 시간을 보내지 못해서 매우 후회하고 있는데, 지금은 너무 늦었어요.
- 간호사 : 아이와 충분한 시간을 보내지 못했다고 느끼세요?

5. 수용의 단계

- 환자 : (사람이 방문을 해도 이야기를 나눌 기분이 아닐 때가 많다.)
- 간호사 : (침착하게 곁에 앉아 죽어가는 사람의 느낌을 수용한다.)
- 환자 : (환자가 같이 있고 싶어 한다.)
- 간호사 : 잠시 동안 같이 앉아 있겠어요.

10 장
노인 호스피스

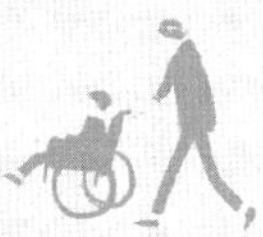

1. 노인의 정의
2. 노인의 특성
3. 노년기의 가족관계
4. 말기 노인에 대한 이해
5. 노인의 임종 간호
6. 노인의 사별

1 노인의 정의

노인학자들이 규명한 노인에 대한 정의를 살펴보면 개인의 자각, 사회적 역할 변화, 역연령(chronological age) 및 기능적 연령(functional age) 등 네 가지 측면을 중시하고 있다.

첫째, 개인의 자각 측면에서 볼 때, 노인은 노인 스스로 주관적인 판단으로 자신을 노인으로 자각하는 경우를 말한다. 스스로 노인임을 깨닫게 하는 상황으로는 자신에게 있는 흰머리, 주름살, 기억력 감퇴, 자녀의 결혼 및 손자녀의 출생 등과 같은 신체적 징후와 사회적 경험이 있다. 하지만 여기에는 자신을 노인으로 쉽게 인정하지 않고 부정하려는 심리적 저항도 내재되어 있다고 한다. 이러한 견해는 실제적으로 사회적 경험, 학력, 성별 등에 따라 달라질 수 있기 때문에 객관성은 떨어진다.

둘째, 사회적 역할 변화 측면에서 볼 때, 퇴직이나 살림 주도권의 이양 등 사회적인 역할 변화로 노인임을 인정하게 되는 경우를 의미한다. 자신의 역할이 분명하지 않거나 없을 경우 적용하기가 어렵다.

셋째, 역연령 관점에서 볼 때, 노화의 개인차를 고려하지 않고 노인에 대한 고정관념과 편견을 갖게 된다. 그러므로 객관적인 판단은 용이하지 않게 되는 것이다. 그렇지만 이는 가장 보편적으로 적용되고 있는 견해이기도 하다.

넷째, 기능적 연령으로 볼 때, 노인은 전체 노인 집단의 평균을 기준으로 각종 기능적 수행능력에 따라 노인 여부를 판단하는 것이다. 그렇지만 개인차에 따른 노화를 인정하고 있어 판단기준이 복잡하다는 단점을 가지고 있다.

2 노인의 특성

1. 감각계의 변화

감각 변화는 노인의 생활방식에 영향을 미친다. 학습과 관련된 가장 중요한 감각계는 시각과 청각으로 노화에 의한 시각과 청각 변화는 노인교육에 가장 큰 영향을 미친다. 감각 능력의 감소로 노인은 타인과의 의사소통에 방해를 받게 된다. 이로 인해 타인과 대화할 때 대화를 잘 구별할 수 없는 어려움을 느끼게 되고, 타인에게 적절한 반응을 나타내지 못하여 당황하게 된다. 또한 시력감퇴로 기동성이 저하되어 사회적으로 고립되기도 한다.

1) 시력감퇴

글씨를 읽기가 어려워지는 시기로 교정 안경이나 확대경이 필요하다. 렌즈의 밀도가 증가하고 탄력성이 감소하며 투명도가 감소하고 탁해진다. 이에 따라 시력이 흐려지고 조정력이 감소하며 짧은 파장의 빛을 여과하는 능력이 감소된다. 따라서 보라색, 청색과 녹색의 구분이 어려워지며 황색, 오렌지색, 붉은색 등은 더 쉽게 구별하게 된다. 또한 수정체를 통과하는 빛의 양이 감소하기 때문에 밝음 수준의 식별이 곤란하게 되어 어둠에 대한 적응이 감소한다. 이외에도 눈부심이나 말초시력의 상실, 자극내성 등의 시력 문제가 생길 수 있다.

2) 청력감퇴

처음에는 고주파음이 손실되고, 다음에는 중간음, 그 다음에는 저주파음이 손실된다. 낮은 영역의 음만 들을 수 있기 때문에 발음이 왜곡되어 들리게 되어 대화를 이해하기가 어렵게 된다.

높은 음역의 손실이 있을 때 'ㅅ, ㅌ, ㅊ, ㅎ'과 같이 높은 음조로 구성된 자음은 구별하기가 어렵다. 노인성 난청이 있을 경우 청력손실이 진행됨에 따라 'ㅂ, ㄷ, ㅌ, ㅋ, ㅍ'과 같은 파열음이 왜곡되어 들리게 된다.

10

3) 기억력과 지적능력의 변화

노인은 최근의 기억손실이 더 잘 생기며 주의가 산만하기 때문에 한 번에 한 가지 이상 주의 집중하기가 어렵다. 새로운 정보를 배우는 데 시간과 노력이 많이 소요되며, 친근한 이름이나 단어를 회상해 내기가 어렵다. 이러한 기억손상에 대한 인식은 노인에게 두려움과 불안, 우울, 스트레스 반응을 유발하여 주의 집중과 기억 회상을 어렵게 한다. 모든 사람이 학습 능력은 가지고 있으나 나이를 먹어감에 따라 학습 행위를 행하는 것이 적어진다. 배우려고 하는 내용이 자신이 필요로 하는 것인 경우에는 노인의 학습 의욕은 높아질 수도 있다. 그러므로 흥미를 유발할 수 있도록 유도하고, 주의 집중 능력을 사정하여 노인을 도와야 한다.

노인은 단기기억과 근시기억에서 결손이 나타나므로 교육내용은 새로운 정보와 옛날부터 가지고 있던 노인들의 익숙한 정보와 섞어서 전하는 것이 효과가 크다. 노인이 교육에 참여하는 것을 저해하는 또 다른 요인은 과거의 학습활동에 대한 개인의 태도와 관련이 있다. 일부 노인은 현대기술의 발전과 실패에 대한 두려움 때문에 혹은 자신들이 배우기에 너무 나이가 들었다는 고정관념 때문에 교육을 회피하기도 한다.

4) 건강상태의 변화

노인의 건강상태는 노화에 의해 생기는 신체기능의 저하로 인해 상태가 좋지 않다. 노인은 만성 질환을 한 가지 이상 가지고 있으며, 이러한 만성 질환은 노인의 신체적, 정신적 건강상태를 변화시켜 학습을 어렵게 한다. 신체적 활동 부족, 피로, 불안, 우울, 두려움, 스트레스 상황 및 사회적 상호작용 감소 등은 집중력 감소와 기억 장애를 증가시킨다. 또한 약물로 인한 부작용, 시력과 청력의 저하, 알코올을 사용, 영양불량 상태 등이 기억력 감퇴와 관련이 있다. 노인환자의 주의 집중 시간은 매우 짧다. 따라서 교육 시간은 노인이 피로를 느끼거나 주의가 산만해질 정도로 길어서는 안 된다.

3 노년기의 가족관계

1. 부부관계

부부란 서로 다른 환경에서 자란 남녀가 결혼이라는 사회적 제도를 통해 육체적 관계 이상의 관계 속에서 상호 적응해가는 지속적인 친밀한 관계를 말한다. 그러나 한국 사회의 가정에서 주축이 되어 왔던 관계는 부모와 자녀와의 관계라 할 수 있다.

부부관계는 자녀를 위한 관계로서 의미를 가졌지만, 평균수명의 연장으로 인하여 노년기가 길어짐에 따라 부부만이 함께 보내게 되는 시간이 길어지게 되었다. 이에 부부관계 중심인 서구의 가치관의 영향으로 점차 한국에서도 노후의 부부관계가 중요한 관심이 되고 있다.

1) 부부관계의 변화

노년기는 사회 활동에서 물러나는 시기가 되므로 부부 사이에 역할갈등이 노출되기 쉽다. 남편은 직장에서 은퇴하게 되어 사회적 역할이 상실된다. 이로 인해 남편은 가정 내 역할 참여도의 증대가 발생하게 되며, 여성이 담당해 온 가사 역할과 남성의 가사 역할 사이에 구분이 뚜렷하지 않게 된다. 이에 남성은 여성화, 여성은 남성화로 진행되는 추세를 보이게 되어 부부 사이에서의 역할 갈등이 초래한다.

가정에 노인 부부만이 남아 있게 되는 노년기는 다양한 역할 변화를 경험하게 된다. 일반적으로 부부관계의 질을 평가할 때, 생애주기별 결혼만족도로 측정하고 있다. 결혼 초부터 노년기까지 계속 만족도가 높은 경우, 신호기에는 매우 높다가 중 · 노년기를 거치면서 점차 계속적으로 낮아지고 있다. 그러나 흔히 부부생활의 만족 수준은 신혼 초기에 가장 높고 자녀 출산과 양육기에 차츰 감소하여 자녀가 청소년기가 되면 가장 낮다가 중년기 이후에 다시 높아지는 U자 곡선을 이룬다.

2) 노년기 배우자 사별

노년기 부부가 겪는 가장 큰 문제는 배우자의 상실이다. 한국의 65세 이상 노인의 절반은 배우자가 없이 홀로 생활하는 상태이고, 65세 이상 노인 여성의 경우에는 약 30% 정도만이 배우자와 함께 살며, 70%의 노인 여성은 남편과 사별하여 혼자 지내고 있다. 그에 반해 노인 남성의 경우는 85% 정도가 배우자와 함께 살고 있다.

배우자와 사별은 오랫동안 동고동락한 사랑하는 사람을 잃은 충격, 고독감, 그리고 가정 내에서의 역할 감소 등으로 심각한 상실감을 경험하게 된다. 특히 노인 여성은 가사에만 전념해 오다가 생계를 담당했던 배우자의 상실로 직업을 가져야 할 상황에 처하게 될 경우에는 저임금의 직종에 국한되어 경제적 빈곤을 겪게 된다. 또한 자녀와 동거하게 되는 경우에는 가사 지휘권이 며느리에게 넘어가게 되고, 집보기나 아이 보기의 보조적 역할을 하게 되면서 지위와 권위를 잃게 된다.

노인 남성들은 가사를 포함한 일상생활의 일 그리고 친·인척 관계 등을 부인에게 의존해 왔기 때문에 부인과 사별함으로써 식생활 등 기본적인 생활조차 해결하지 못하는 어려움을 겪게 된다. 특히 노인 남성들은 직장이나 일 위주로 인간관계를 유지해 왔기 때문에 퇴직과 더불어 친구나 동료와의 교류가 감소하게 된다. 이에 더하여 배우자와 사별하는 경우는 친·인척 관계를 유지해 온 노인 여성보다 외로움을 더 느끼게 된다.

3) 노년기 재혼

노년기 재혼은 배우자의 사망으로 끝나게 되는 부부관계를 다시 시작하는 계기가 된다. 배우자가 없는 노인에게는 매우 중요한 관심사라 할 수 있지만 한국 사회에서의 노인의 재혼은 많은 장애 요인을 가지고 있다.

첫째는 노인 스스로, 성생활이나 결혼에 생이 얼마 남지 않은 노인에게는 부적절하다고 생각한다. 둘째는 자식들이 노인의 재혼을 반대하는 경향이다. 셋째는 스스로 생계를 유지할 수 있는 경제력이 부족하다.

앞으로 노년기의 만족스러운 삶을 위해 노인의 재혼에 대한 상담을 제공하는 전문기관이 활성화되어야 하며, 노년기 재혼에 대한 부정적인 사회 인식을 변화시켜서 외롭게 지내는 노인들에게 동반자를 찾아 주는 것이 필요하다.

2. 성인 자녀와의 관계

부모와 자녀는 평생 지속되는 관계이므로 살아가는 동안 상호 의존성과 독립성이 조화를 이루어야 한다. 우리나라 노인들은 자녀의 양육과 교육에 많은 희생을 하였기 때문에 그들의 주된 관심의 대상은 자녀가 된다. 부모 · 자녀의 관계는 노인의 행복과 불행에 직접 영향을 미친다. 그러나 최근에 자녀는 부모와 함께 살면서 부양해야 한다는 인식 및 가치관으로 바뀌고 있고, 주거형태와 유대관계에도 변화를 가져오고 있다. 그렇기 때문에 부모와 자녀와의 관계는 세대 차이와 부모의 자식에 대한 의존성 등으로 갈등을 경험하기 시작하고 있다.

전통사회에서 부모는 자녀가 성인이 되어도 함께 사는 것을 당연한 것으로 여겼다. 그렇지만 핵가족에 대한 선호에 따라 젊은 세대뿐만 아니라 노인도 자녀와 동거하고 싶어 하지 않기 때문이다.

최근에는 도시지역을 중심으로 부모 · 자녀 간의 동거와 별거의 단점을 어느 정도 극복할 수 있는 노인 별거 형태의 가족구조가 나타나고 있다. 이는 곧 노인과 자녀가 근거리에 살면서 상호보완 역할을 하는 가족 형태를 말한다. 이러한 가족구조는 노부모와 자녀 쌍방 간에 정서적으로 안정을 주는 형태로서 '근거리 별거' 또는 '수정확대 가족'으로 불리며 선호도가 증가하고 있다. 근거리 별거는 부모가 신체적인 부양을 필요로 할 때 동거보다는 즉각적인 대응이라는 측면에서는 불리하지만 가까이 살기 때문에 어느 정도의 신체적인 부양기능을 수행할 수 있나. 또한 경제적 부양(생활지 지원, 용돈)이나 정서적인 부양(상담, 말벗)도 충분히 수행할 수 있는 가능성도 갖고 있으므로 직접 사생활 침해나 세대 간의 정서적 갈등은 피할 수 있는 거주 형태라 할 수 있다. 이러한 가족 형태를 선호하는 경향은 일반적으로 교육수준이 높고 개방된 사회의식을 지니고 있는 도시의 중산층에서 나타나고 있다. 그러나 농촌에서는 자녀세대가 도시로 이주하여 가족이 지역적으로 멀리 떨어져 있는 '원거리 별거' 현상이 일반적이다. 노인과 자녀가 함께 거주하는 데 영향을 미치는 요인으로는 성 · 연령 · 결혼 및 건강상태 등의 사회 · 인구학적 변인과 경제력 · 교육 등의 자원, 자녀수, 부양 및 효(孝) 의식 등으로 다양하다.

3. 세대 간의 갈등

세대 간의 갈등의 주요인은 전통사회에서 형성된 노인의 가치관과 산업사회에서 형성된 자식 세대의 가치관 간의 차이에서 비롯된다. 이외에도 고령이 되면 경제력은 감소하지만 건강상태의 악화로 자녀에 대한 의존성이 증가하게 되어 갈등이 일어나는 요인이 될 수 있다.

노인이 되면 자녀를 양육하고 부양하던 역할이 자녀로부터 부양받는 위치로 전환되며, 성인 자녀들도 역할 반전의 경험을 겪게 된다. 즉, 질병과 노화 때문에 부모는 성인 자녀에게 의존하고, 성인 자녀는 부모를 돌보게 됨에 따라 때로는 자신이 부모가 된 것 같은 느낌이 들지 모른다. 그렇지만 성인 자녀의 마음에는 부모는 자녀에 대해서 항상 보호하고 지도해 주는 표상으로 남아 있기 때문에 부모에게 도움을 제공하는 과정에서 많은 갈등을 느끼게 된다. 자녀는 노부모의 건강이 나쁠수록, 경제적 인상의 도움을 요청할 경우 갈등은 더욱 커질 수 있다. 최근 들어 부모·자녀의 갈등으로 집을 나온 노인이나 자식의 관심 밖으로 소외되는 노인의 수가 증가하는 실정이다. 즉, 부모·자녀 사이의 세대 차이와 의존성에서 오는 갈등은 피할 수 없게 된 것이다.

4. 고부 관계

고부간의 갈등은 시어머니와 며느리 사이에서 발생하는 충돌을 의미한다. 주로 가정 내에서 서로의 위치와 생활에 대한 견해나 이해 차이, 그리고 가치관의 차이가 주요인이 된다. 한국 사회에서 고부 간의 갈등은 예전이나 현재나 고질적인 문제로 존재해 왔다. 그러나 산업화와 함께 가족구조가 부부 중심의 핵가족 형태로 변함에 따라 고부 관계의 양상도 변화하게 되었다. 과거에 절대적 권력을 행사하던 시어머니의 역할이 며느리에 대한 의존적, 협력적 역할로 전환되는 반면에 며느리는 높은 교육 수준으로 무조건 순종하거나 인내해야 하는 과거의 며느리 지위에 반발하고 원리를 주장하여 새로운 형태의 고부 갈등을 야기하고 있다.

아직도 한국 사회는 자녀들이 부모를 모셔야 한다는 가치관이 보편화되어 있다. 그러나 노인이 자녀와 동거하는 비율이 서구사회에 비하여 많고 노인의 수발을 주로 며느리가 담당하고 있는 상황으로 노년기 시어머니 지위를 더욱 약화시킨다. 그러므로 며느리에 대한 시어머니의 갈등은 사회적으로 심각한 노인 문제를 초래하게 된 것이다. 고부간의 갈등은 시부모의 사회활동 참여 여부, 건강상태, 의사소통 문제에 의해 많은 영향을 받는다.

고부갈등은 가치관과 세대차이로 인한 필연적인 현상이므로 노인교육 프로그램을 개발하여 세대 차이에 대한 이해 증진, 고부간의 원활한 의사소통, 사회활동을 통한 친구 관계의 형성 등 노인 스스로 자신의 삶을 활기차게 살아가는 노력이 필요하다. 특히, 노인에게는 건강 문제에 따른 소외감이 크기 때문에 노인 질병에 대한 건강관리 교육프로그램과 질병 시 경제적 문제를 고려하여 수용할 수 있는 의료시설이 정책적으로 필요하다. 고부갈등은 두 사람의 갈등으로 끝나는 것이 아니라 가족 전체에 영향을 미친다. 그러므로 가족 모두가 원만한 관계를 유지하기 위해서 갈등을 해소하도록 힘써야 하며, 변화하는 시대에 맞추어 이상적인 고부상을 정립해 나가는 것이 필요하다.

5. 손자녀와의 관계

과거보다 평균수명이 연장됨에 따라 조부모의 지위를 유지하는 기간도 길어지고 있다. 노년기 생활에서 손자녀의 존재는 생의 활기와 탄력을 제공한다. 노인들은 부모의 역할을 상실하는 탈부모 시기에 생겨난 손자녀에게 아낌없는 사랑을 쏟을 수 있다. 이러한 사랑은 손자녀의 긍정적인 자아를 발달시키는 데 기여하며, 손자녀를 통해 여생 동안 많은 만족감을 얻게 된다. 노인과 손자녀와의 관계에는 매우 각별한데, 이는 손자녀의 사회화에 대해 노인은 직접적인 책임을 맡고 있지 않으므로 정신적·정서적 긴장감이 적다.

노인들은 조부모 역할을 통해 가족 구성원으로서의 유용성과 지위를 보장받는다고 느낀다. 조부모의 역할은 다양하여 아동의 출생과 양육에 참여하고, 손자녀의 정서적 안정감이나 훈육, 보호 등의 역할을 담당한다. 또한 문화 전승의 역할자로 아들, 딸 세대와 손자녀 세대를 연결하는 교량적 역할을 담당한다. 또한 보모의 역할을 보충하면서 신체적·지적, 정서적인 조력자로서 손자녀의 원만한 성장에 도움을 주며, 노화 과정에 대한 이해를 제공한다.

이러한 의미 있는 관계에도 불구하고 자녀와 별거하는 노인세대가 증가하고 있다. 세대 간의 문화적·정서적 배경의 격차가 크다 보니 조부모와 손자녀의 관계가 소원하게 될 요인이 많아지게 된다. 손자녀가 어렸을 때는 집안에서 돌봐 주고, 정서적 지지 및 놀이 상대로서 관계가 유지된다. 그러나 손자녀가 성장하게 되면 조부모 세대와는 다른 문화권에서 생활하게 되어 점점 소원한 관계가 된다. 조부모·손자녀 관계는 손자녀들의 가족 의무감이나 책임감에 토대를 두고 유지되기보다는 조부모와의 접촉에서 즐거움이 있어야 하며. 결국 상호접촉의 양보다는 질이 더 중요하다.

6. 형제 · 자매 관계

형제 · 자매들은 일생을 통하여 다른 관계에 비하여 서로에게 많은 영향을 미친다. 상호작용 빈도가 높고, 서로 접근하기 쉬우며, 공동 경험의 정도가 높은 특성을 갖고 있기 때문이다. 특히 외국에서는 자녀와의 관계가 우리보다 독립적이다 보니 형제 · 자매 관계는 노년기에 서로를 이해하고 심리적인 지지기반이 될 수 있는 중요한 가족관계로 여겨지고 있다. 같은 가정에서 가정적, 사회적 경험을 공유하며 자란 형제 · 자매는 동년배 집단으로서 특히 배우자를 상실한 경우에는 더욱 중요한 지지기반이 될 수 있다. 독신 노인에게는 가족 중에서 일차적인 관계를 맺을 가능성이 높은 사람이다.

요즈음 한국 사회도 형제 · 자매가 중요한 가족지지체계로 인식되고 있다. 이는 노년기의 형제 · 자매는 성인 자녀로부터 도움이 어렵거나 특히 배우자를 상실한 경우 같은 위기상황에서 중요한 지지자의 역할을 할 수 있기 때문이다. 형제 · 자매는 서로에게 경제적 도움보다는 정서적으로 도움을 주며, 별거 · 이혼 · 친척과 동거하는 노인은 형제간에 서로 돕는 경우가 많은 것으로 나타났다.

4 말기 노인에 대한 이해

1. 신체적 특징

노인의 신체기능은 연령이 들어가면서 서서히 저하되어 간다. 모든 장기가 일률적으로 기능이 저하되는 것은 아니며 저마다 차이가 있다. 또 노인 개개인의 생활 습관과 질병의 유무에 따라 개인차가 있다. 노인이 되어도 단순히 가령(aging)에 수반된 기능 저하뿐이라면 정상생활에 커다란 영향을 미치는 정도의 장애는 일어나지 않는다. 그러나 예비능력이 감소해 있기 때문에 경미한 감염, 외상, 생활 리듬의 변화가 있는 스트레스에 대해서 잘 대처할 수 없게 된다. 또한 노인은 반복되는 만성 질병을 갖고 있는 경우가 많다. 따라서 건강해 보이는 노인이라도 질병에 스트레스가 더해지면 예비능력이 감소하는 것만으로도 증상이 급격이 악화되고, 죽음에의 길을 찾아갈 수도 있다.

말기 노인의 대부분은 전체적으로 원기가 없고, 표정에 활기가 상실되어 있으며, 움직임 역시 적어진다. 또한 목소리는 작아지고, 식욕도 저하된다. 암 등의 질환을 제외하고 심한 통증이 있는 사람은 적고 오히려 불안과 적막감 때문에 아픔을 호소하는 경우가 많다. 또 말기 노인에서는 호흡곤란, 메스꺼움, 구토, 설사, 변비 등의 증상을 보이는 경우도 많다.

2. 심리 · 사회적 특징

말기를 맞이한 노인은 스스로의 죽음을 수용하면서도 거부하는 성향이 강하다.

죽음을 수용하는 마음의 배경에는 다음과 같은 다양한 이유가 있다.

- ✓ 가족에게 짐이 되기 싫다.
- ✓ 역할을 잃어 더는 아무것도 할 수 없다.
- ✓ 질병의 고통으로부터 벗어나고 싶다.
- ✓ 내세에는 행복이 있을 거라는 믿음이 있다.

한편, 죽음을 거부하는 마음의 배경에는 죽음 그 자체에 대한 불안이 있다. 노화로 인한 신체의 쇠약감을 느낄 수 있고, 배우자, 형제, 친구, 병원 등의 죽음으로부터 자신이 가까이 있다는 느낌도 가질 수 있다. 그러나 '다음은 나의 순서가 아닐까?' 하는 생각을 하면서도 죽음을 잘 받아들이려 하지 않는다.

자신의 존재가 이 세상에서부터 사라진다는 슬픔은 노인에게 있어서 가혹한 것이라 할 수 있다. 비교적 자신의 수명이라고 생각되는 연령까지 산다고 해도 죽음을 근접해서 맞는다는 것은 누구에게나 두려운 일일 것이다. "빨리 죽고 싶다."고 말하는 노인의 마음은 가식과 진심이 동요하고 있다고 볼 수 있다. 삶에의 집착과 죽음의 수용으로 복잡하게 흔들리는 마음이 말기 노인 심리의 특징이다.

10

또한 말기를 맞는 노인은 지역 사회와 가족, 친구와의 교류가 적어지는 경향이 있다. 말기 노인은 체력, 기력이 쇠잔해지면서 활동 범위가 좁아지고 스스로가 적극적인 사회 활동이 불가능하다는 것을 깨닫는다. 그러므로 노인 스스로 '소외감'과 '무력감'을 느끼게 된다. 노인은 가족, 친구, 지역 사회 안에서 어떤 형태로든 자신을 필요로 하는 일이 있다는 것으로 인해 살아가는 가치를 느낀다. 또한 이러한 가치는 죽음에 가까이 있다는 공포보다는 노인에게 있어서 커다란 지주가 될 수 있다.

5 노인의 임종 간호

1. 임종 환자의 간호

노인의 임종 간호에서는 몇 가지 건강요구를 고려해야 한다. 첫째, 생명 유지에 필수적인 기능의 안정과 통합적인 기능을 촉진해야 한다. 둘째, 기능이 악화되는 것을 조기에 정확히 파악하고, 이를 적절히 관리해야 한다. 셋째, 고통을 주는 징후들을 완화시킨다. 넷째, 가족과 노인이 서로 적절한 관계를 유지하도록 돕는다. 다섯째, 죽음의 현실에 직면한 노인과 가족을 지지한다.

1) 임종노인의 관한 사정

- ✓ 연령, 성별, 교육 정도, 경제 수준
- ✓ 인종, 종교, 주거지
- ✓ 현재 주거 장소(병원, 집, 시설 등)
- ✓ 가족체계의 특성
- ✓ 일상생활 양식, 대처 양식과 수준
- ✓ 생의 목표 충족 정도, 완수한 과업
- ✓ 미완성된 과업
- ✓ 과거 건강력 : 질병, 통증 경험, 상실 경험, 친족이나 친구의 죽음 경험
- ✓ 현재 건강력

- 질병의 특성 : 진단 시기, 치료력, 통증 정도, 의식 수준과 정신상태
- 주 건강 문제 : 호흡 상태, 피부 문제, 영양, 배설
- 질병과 건강 문제, 임종에 대한 지식
- 환자 역할에 대한 수용 여부
- 질병과 현재 상황에 대한 불안 및 기타 반응

✓ 의존/독립에 대한 의지와 노력 정도
✓ 느낌과 생각을 표현하는 능력
✓ 표현에 대한 편안함 정도
✓ 죽음 선고 후 가족, 친지, 친구와의 관계 변화
✓ 영적 요구와 갈등 반응 : 허무, 우울, 자아위협, 존재 의미에 대한 의혹, 내세에 대한 기대 등

2) 일반적인 간호의 원칙

✓ 노인의 요구와 종교적 신념을 충분히 파악하고 비평하지 않는다.
✓ 종교 의례를 지속할 수 있도록 성물이나 시간을 배정한다.
✓ 노인의 감정을 솔직하게 드러내도록 허용한다. 그러나 드러낼 준비가 되어 있지 않으면 강요하지 않는다.
✓ 희망을 불어 넣고, 미래를 계획하도록 돕는다. 비현실적인 희망과 목표를 갖지 않도록 한다.
✓ 질문에 정직하게 답변하고 현재 상태에 대한 정보를 제공한다.
✓ 부정의 단계에서는 차선을 선택하거나 예후에 대하여 상반되는 주장을 고집할 수 있음을 미리 생각해 둔다.
✓ 노인이 자신을 방어하고 에너지를 보존하는 데 필요한 만큼 부정할 시간을 허용한다.
✓ 정서 변화를 주의하여 관찰한다.
✓ 분노와 협상 단계를 잘 파악하고, 분노와 협상이 어떻게 표현되는가를 관찰한다.
✓ 의료인을 향한 분노를 개인적인 감정으로 받아들이지 않고 감정이 투사될 수 있음을 인식한다.
✓ 안위를 도모하고 자주 접촉한다.
✓ 신체적 요구 충족에 유의한다.

✓ 통증, 불안, 우울 증상을 보이면 적절한 약물을 투여한다.
✓ 새롭게 발생하는 신체적 증상이나 심리적 문제에 주의를 기울인다.
✓ 노인과 가족이 임종 과정에서 필연적으로 동반되는 우울에 대비하도록 돕는다.
✓ 죽음의 준비에 대하여 상의할 수 있도록 시간을 적절히 배정한다.
✓ 아직 해결하지 못한 일들이나 갈등을 해소하도록 격려한다.
✓ 노인의 외로움을 이해한다. 노인은 죽음으로 고통과 고독에서 벗어나고자 하기도 하나 본능적으로 더 오래 살고 싶어 하는 양가감정을 이해한다.
✓ 장례를 준비하는 가족에게 적절한 정보를 준다.
✓ 가족이 감정을 환기시킬 수 있도록 허용하고, 노인의 사후에도 계속 가족을 지지한다.
✓ 유족에게 상담자나 지지 자원에 대한 정보를 제공한다.
✓ 비정상적인 애도 과정을 겪는 사람에게 전문적인 도움을 제공한다.

2. 노인의 말기 간호의 문제

최근 암 환자의 말기 간호의 문제에 관해서 정부는 호스피스 간호를 발표한 바 있다. 그러나 노인의 말기 간호 특히 치매 환자의 말기 간호는 여러 가지로 중요시되는 문제이다. 노인과 달리 치매 환자는 증상 개선의 바람이 거의 없음에도 불구하고, 식물상태로 유지되는 것은 바람직하지 못하다. 즉, 인공호흡기로 생명을 유지하는 것은 무의미하다는 것이다.

안락사가 아닌 자연사에 대해서 검토를 해야 한다. 이것은 의사만의 문제가 아니라고 생각한다. 따라서 의사, 간호사, 종교가, 법률전문가 등이 중심이 되어 국민의 의견을 수렴해야 한다. 이러한 문제는 1년에 한 번은 못하더라도 몇 년에 한 번 정도는 국민으로부터 의견을 들어야 할 필요성이 있다고 여겨진다.

인간이 인간의 존엄성을 버리고, 병원의 병상을 차지하여 고액의 의료비를 사용하면서 식물인간으로 살아가는 것은 무의미하다. 현재 의료보험으로 충당되는 의료비로 인해 가족은 침묵하고 있지만, 한 달에 상당한 액수의 의료비를 직접 지불하게 된다면 가족 역시 자연에 맡기는 것이 좋다고 생각할 것이다. 이러한 막대한 의료비는 오히려 질병 예방에 사용되어야 더 바람직한 것이라 생각된다. 그러므로 말기에 이른 환자는 환자와 가족 모두를 위해서 적절한 말기 간호를 받으면서 편안한 여생을 보내도록 하는 것이 나을지도 모른다. 일정한 연령이 된 경우에는 식물적으로 살아갈 것인가의 여부를 의료보험증에 명확히 명시해 두는 것도 하나의 방안이 될 수 있을 것이다.

앞으로 바람직한 말기 간호는 어떠한 상황에서라도 필요할 것이며, 말기 간호에 대한 모색이 요구되는 실정이다. 이러한 문제는 범국민적 차원으로써 제시되어야 할 것이다.

6 노인 사별

65세의 여성 노인의 1/2, 75세 여성 노인의 2/3 이상이 배우자 없이 살아간다. 노인들은 배우자의 사별로 인해 심리적으로는 물론 신체적으로도 위기를 겪게 된다. 배우자와 사별 이상으로 다루기 힘든 사건은 장성한 자녀의 죽음이라 할 수 있다. 노인의 연령이나 성별, 사회·경제적 수준과 관계없이 장성한 자녀를 잃은 슬픔은 극심하며 오랜 시간 동안 지속한다.

1. 사별 후 적응에 영향을 미치는 요인

배우자와 사별한 노인은 신체적·정신적 문제 이외에도 누구와 살 것이며, 누가 생활을 관리해 줄 것인가, 누가 돌보아 줄 것인가와 같은 실질적인 문제에 봉착한다. 특히 남자 노인은 집안 관리, 식사 등 기본적인 생활 문제가 심각해진다. 남녀 노인 모두는 배우자의 죽음에 대해 인정하기 어려울 뿐만 아니라 사별 전 생활 패턴의 파괴로 인해 큰 문제를 겪게 된다. 그러므로 이러한 문제를 극복해야 한다.

사별에 의한 애도 과정은 매우 복잡하고 지극히 사적인 경험이라 할 수 있다. 대부분 사별의 슬픔을 극복하는 데 수년이 소요되며, 사별의 슬픔을 계속 해결하지 못하는 노인들도 있다고 한다. 노인의 경우, 애도 과정이 지연된다고 해서 비정상적인 반응으로 쉽게 판단하기보다는 우선 배우자와의 관계를 검토해 보아야 할 것이다. 배우자의 죽음으로 정서적 지원자나 의지처가 없을 수도 있다. 애도 과정을 겪고 있는 노인은 신체적으로나 심리적으로 나약한 존재라는 점을 염두에 두어야 한다. 노인의 가족과 이웃, 의료 전문인, 사회봉사자들은 사별한 노인에게 지지와 평안, 도움을 줄 수 있는 자원이다.

2. 사별한 노인간호의 원칙

- ✓ 상실에 대하여 이야기하도록 허용함으로써 상실의 현실을 인식하도록 한다.
- ✓ 유족이 자신의 감정을 확인하고 표현할 수 있도록 돕는다.
- ✓ 유족의 의사결정을 도움으로써 망자 없이 살아갈 수 있도록 한다.
- ✓ 새로운 관계 형성을 촉진함으로써 망자로부터 정서적으로 철회하도록 한다.
- ✓ 애도 과정은 시간을 요한다는 것을 인정하고 슬퍼할 시간을 허용하며, 기일이나 생일과 같은 특정한 날은 더 슬프다는 사실을 인정해 준다.
- ✓ 유족이 겪고 있는 애도 과정은 비정상적인 것이 아니라 정상 행위임을 주지시킨다.
- ✓ 개인차를 허용한다.
- ✓ 지속적으로 지지해 준다.
- ✓ 방어와 적응양식, 특히 음주와 같은 대처 양식을 자세히 살펴본다.
- ✓ 병리적 상태를 확인하고 적정 전문가에게 의뢰한다.

11 장
노인의 죽음 인식과 죽음 준비

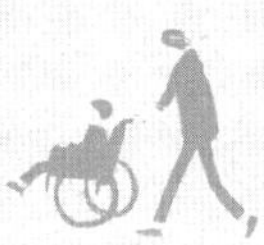

1 서론

1. 연구의 필요성

죽음은 인간의 전 생애에 걸쳐 누구에게나 적용되는 보편적이고 동시에 한 번만 주어지는 경험으로 죽음 앞에서 인간은 평등하다고 할 수 있다.

태어나는 순간부터 죽음까지, 즉 임종과 죽음의 과정 그리고 사별 등은 인간이 살아가면서 겪게 되는 기본적이고 일반적인 경험이며, 이 경험에 대하여 사람마다 인식이나 태도는 매우 다양하다. 인간의 죽음에 대한 태도는 시대와 문화적 배경, 개인의 가치관, 종교와 철학, 삶의 경험과 태도에 의해 영향을 받는다(김열규, 2001).

의학의 발달과 생활 수준의 향상은 인간의 수명을 연장시켜 2005년 우리나라 65세 이상 노인 인구가 전체 인구의 9.1%를 차지하였으며 2019년에는 고령사회가 될 것이라고 전망하고 있다(통계청, 2008). 우리나라의 고령화 현상은 외국에 비해 진행속도가 매우 빠르며 이러한 노령 인구의 급속한 증가는 개인적 문제뿐만 아니라 사회적 차원의 문제로 대두되고 있다. 이러한 노인의 문제가 사회 관심의 대상이 되면서 노년기 과업의 하나인 죽음의 문제에도 관심을 가지며 많은 연구가 이루어지고 있다(고승덕, 김은주, 김영규, 1999). 죽음이 반드시 노인만의 문제는 아니나 노인은 젊은이보다 죽음에 임박한 사실을 부인할 수 없는 현상이며, 죽음이라는 노년기의 사건은 노년기 이후 생애주기의 한 과정이기도 하다(Retsinas, 1988). 따라서 노인은 다음 마지막 생애주기를 준비해야 할 필요성을 갖는다.

노인은 살아오는 동안 배우자, 친구, 친척 등의 죽음을 경험하면서 죽음에 직면하게 되고 죽음이 다른 사람에게만 일어나는 사건이 아니라는 사실을 인정하고 죽음을 인식하는 계기가 된다. 지금까지 살아온 인생을 마무리하는 시기에 살고 있는 노인에게 있어서 남아 있는 자신의 미래와 다가오는 죽음에 대한 인식과 태도를 어떻게 정리하고 받아들이는가에 따라, 현재의 삶과 현실의 삶의 질이 향상되며, 품위 있는 삶으로 마무리할 수 있도록 결정지어지므로, 죽음에 관련된 문제는 노인의 삶과 심리적 안녕에 있어서 매우 중요한 부분이라고 할 수 있다(김은미, 2001). 그러므로 노인들에게 죽음을 준비하게 함으로써 자신의 죽음을 인식하고 죽음을 자연스럽게 받아들이게 되고 자신의 삶을 의미 있는 것으로 평가하게 되어 남은 삶을 보다 건강하고 보람 있게 보내려는 삶의 태도를 갖도록 도와주어야 한다.

죽음에 대한 준비가 없을 경우 죽음의 두려움 정도는 가중되며 죽음에 대한 인식 또는 의미 부여에 따라 노년기 삶의 방식이 달라질 수 있다(오진탁, 김춘길, 2009). 노년기는 자아를 통합시켜 아무런 두려움 없이 죽음에 직면할 수 있도록 심리적 적응을 성취하는 것과 인생의 마지막 단계로서 죽음에 대한 실제적인 준비를 갖추는 것이 중요한 발달과제 중의 하나이다(최숙향, 1995). 죽음 준비는 삶의 시간이 제한되어 있으므로 주어진 시간을 보다 의미 있게 살고, 죽음이 불현듯 찾아오더라도 편안히 죽음을 받아들일 수 있도록 평소에 준비를 하는 것이 바람직하다(오진탁, 2008). 그러므로 삶을 산다는 것은 죽어간다는 것이며 잘 살기 위해서는 잘 죽는 법을 배워야 하므로 죽음 교육은 인생 수업의 필수 과정이다(박미란, 2008).

죽음을 자기 자신의 문제로 파악하여 삶과 죽음의 의미를 생각하고 죽음에 대한 바른 태도를 갖게 함으로써 삶을 더욱 건강하고 가치 있게 영위하도록 하는 것이 죽음 준비 교육이다. 죽음 준비 교육은 하나의 정해진 과정이 아니며 개인의 연령, 성장배경, 욕구, 지식, 종교적 신념, 죽음에 대한 태도, 죽음 준비 교육 경험 여부와 환경에 따라 달라질 수 있다(장신화, 2009). 따라서 죽음 준비 교육 프로그램은 대상자의 인구사회학적 특성을 체계적으로 조사하여 다양한 상황의 대상자들을 위해서 대상지 집단의 실정에 맞게 독립적으로 개발, 실행되어야 한다(이기숙, 2001). 특히 노년기에 적합한 죽음 교육 프로그램을 개발하기 위해서는 노인들이 죽음에 대하여 어떠한 태도와 인식을 가지고 있는지 먼저 살펴볼 필요가 있다. 또한 노인교육 프로그램을 구성하는 데 있어 학습자의 요구를 파악하여 반영하는 것은 프로그램의 성패를 가름하는 중요한 요소이다(이이정, 2003).

죽음 준비 교육에 관련된 연구들은 프로그램의 효과성을 검증하는 연구(박진홍, 2007; 현은민, 2005; 임찬란, 이기숙, 2006)와 죽음 준비 교육이 죽음불안이나 죽음에 대한 태도에 미치는 영향을 살펴본 연구(고승덕, 김은주, 김영규, 1999; 오진탁, 김춘길, 2009)들이 있었다. 그러나 교육대상자인 노인들의 죽음 준비 정도와 죽음 준비 교육 요구를 조사하여 프로그램 개발에 활용한 연구는 많지 않았다.

그러므로 본 연구는 노인의 죽음 인식, 죽음 준비와 죽음과 관련된 교육 요구를 파악하여 노인의 요구에 적합한 프로그램을 개발하기 위한 기초 자료를 제공하는 데 있다.

2. 연구의 목적

본 연구는 노인의 죽음 인식, 죽음 준비와 죽음 준비 교육에 대해 어떤 요구를 가지고 있는지를 파악하여 죽음 준비 교육프로그램 개발에 기초자료를 제공하는 데 있으며 구체적인 목적은 다음과 같다.

1. 조사 대상 노인의 죽음 인식을 파악한다.
2. 조사 대상 노인의 죽음 준비를 파악한다.
3. 조사 대상 노인의 죽음 준비 교육 요구 정도를 파악한다.

2 연구방법

1. 연구 설계

본 연구는 노인의 죽음 인식 정도, 죽음 준비와 죽음 준비 교육에 대한 요구를 알아보기 위한 서술적 조사연구이다.

2. 연구대상자 및 자료수집 방법

본 연구의 대상자는 경기도 S시의 호스피스 센터에서 시행하는 죽음 준비 교육인 웰다잉 프로그램에 참여하기 위하여 등록한 정상 노인 중 60세 이상으로 시청각 장애가 심하지 않고 의사소통이 가능하며 인지장애가 없고 질문지를 이해하고 응답할 수 있는 자로 선정하였다. 선별된 대상 노인에게 연구목적 및 절차와 순수한 연구목적에만 사용함을 설명하였으며, 이 연구의 참여에 동의하지 않을 경우 불이익이 없음을 설명하고 이해토록 하였다. 참여를 동의한 노인 100명에게 연구자들이 개별적으로 직접 면접조사를 시행하였으나 최종적으로 99명의 자료가 수집되었다. 누락된 1인은 초기에는 구두 동의가 있었으나 설문지를 이해할 수 없어 중도에 자진 포기하였다. 1인당 개별 면담 시간은 약 45분에서 1시간 정도 소요되었다.

3. 연구 도구

1) 인구사회학적 특성

인구사회학적 특성에 관한 내용은 성별, 연령, 결혼상태, 종교, 생활 정도, 월수입, 동거 형태, 학력, 현재 앓고 있는 질병 유무, 현재 앓고 있는 질병명, 일상생활 만족도, 삶의 의미 등 13문항으로 구성하였다.

2) 죽음 준비 및 죽음 준비 교육 요구

노인의 죽음 준비 정도를 확인하기 위해, 김유숙(2006)이 죽음 인식 및 죽음 준비 교육 요구에 대한 선행연구에서 사용된 문항을 종합하여 자신의 연구에 맞게 수정하여 사용한 도구를 연구자가 재구성하여 사용하였다. 이는 죽음 인식 정도를 확인하기 위한 4문항, 죽음 준비를 확인하기 위한 7문항, 죽음 준비 교육에 대한 요구를 확인하기 위한 8문항 등 총 19문항으로 구성되어 있다.

4. 자료 분석 방법

수집된 자료는 SPSS WIN 17.0을 이용해 통계분석하였다.

노인의 인구통계학적 특성 및 생활 정도는 빈도, 백분율, 평균, 표준편차 등의 서술통계를, 그리고 죽음에 대한 태도 및 죽음 준비, 죽음 준비 교육 요구는 빈도, 백분율 등의 서술통계를 시행해 요약하였다.

3 연구 결과

1. 연구대상자의 인구사회학적 특성

연구대상자의 인구사회학적 특성은 〈Table 1〉과 같다. 연구대상자의 연령은 66~70세가 38.1%로 가장 많았고, 61~65세가 17.5%, 71~75세가 13.4%를 차지하였다. 성별에서는 여자가 67.7%, 남자는 32.3%로 여자 노인이 남자 노인의 두 배가 넘었다. 종교는 기독교가 34.0%로 가장 많았고 천주교 28.7%, 불교는 19.1%, 기타라고 답한 노인은 12.8%를 차지하였다. 월수입에서는, 수입이 없다고 응답한 대상자가 전체의 46.5%로 가장 많았고, 50만 원 이하 16.9%, 100만 원 이하는 15.5%, 200만 원 이하는 11.3%를 차지하였다. 생활 정도는 72.9%가 보통이라고 하였으나 생계가 매우 어려운 편이라고 답한 노인은 19.8%였고 풍족하다고 답한 노인은 7.3%였다. 결혼 상태는 결혼이 59.8%로 가장 많고 사별이 26.1%로 그 다음을 차지했고, 이혼과 독신은 각각 6.5%, 5.4%였다. 가족 동거 형태에서는 배우자 및 자녀와 함께 산다고 응답한 경우가 33.0%로 가장 많았고 배우자와 사는 경우가 23.7%, 혼자 사는 경우도 13.4%로 나타났다. 최종학력은 초졸 이하가 31.3%로 가장 많았고, 고졸 28.1%, 중졸 21.9%, 대졸 15.6%의 순으로 나타났다. 조사 대상자의 71.3%가 현재 앓고 있는 질병이 있다고 응답했으며, 앓고 있는 질병의 종류는 관절염이 30.3%로 가장 많고, 고혈압 27.3%, 신경통 22.2%, 치과 질환 18.2%의 순이었다. 현재 앓고 있는 질병의 총수는 평균 2.48±1.77개로 확인되었다. 58.2%가 일상생활에 대한 만족도가 보통이라고 응답했고 만족스럽다고 답한 경우가 28.6%, 불만족스럽다고 한 경우가 7.7%의 순으로 나타났다. 살아온 삶에 대한 만족 여부에서는 71.9%가 나름대로 괜찮은 삶이었다고 대답했으나 별다른 의미 없이 힘들고 고달픈 삶이었다고 대답한 경우도 14.6%로 나타났다.

〈Table 1〉 연구대상자의 인구사회학적 특성 (N=99)

		명(n)	%
연령	60세 이하	15	15.4
	61~65세	17	17.5
	66~70세	37	38.1
	71~75세	13	13.4
	76~80세	11	11.3
	81세 이상	4	4.1
	무응답	2	
성별	남	31	32.3
	여	65	67.7
	무응답	3	

종교	기독교	32	34.0
	천주교	27	28.7
	불교	18	19.1
	유교	5	5.3
	기타	12	12.8
	무응답	5	
월수입(만 원)	0	33	46.5
	1~50	12	16.9
	51~100	11	15.5
	101~200	8	11.3
	201~300	5	7.0
	301≤	2	2.8
	무응답	28	
생활 정도	생계가 매우 어려운 편이다	19	19.8
	보통이다	70	72.9
	풍족한 편이다	7	7.3
	무응답	3	
결혼상태	결혼	55	59.8
	이혼	6	6.5
	사별	24	26.1
	독신	5	5.4
	기타	2	2.2
	무응답	7	
가족 동거	배우자 자녀와 함께 산다	32	33.0
	배우자와 산다	23	23.7
	배우자 없이 자녀와 함께 산다	4	4.1
	혼자 산다	13	13.4
	기타	25	25.8
	무응답	25	

최종학력	초졸 이하	30	31.3
	중졸	21	21.9
	고졸	27	28.1
	대졸	15	15.6
	대학원졸 이상	3	3.1
	무응답	3	
현재 앓고 있는 질병	있다	67	71.3
	없다	27	28.7
	무응답	5	
현재 앓고 있는 질병명*	고혈압	27	27.3
	신경통	22	22.2
	뇌졸중	12	12.1
	심장질환	6	6.1
	위장질환	12	12.1
	간질환	2	2.0
	신장질환	6	6.1
	당뇨병	12	12.1
	호흡기 질환	6	6.1
	관절염	30	30.3
	백내장	9	9.1
	청각질환	6	6.1
	치과 질환	18	18.2
	치매	1	1.0
	기타	11	11.1
일상생활 만족	매우 불만족스럽다	2	2.2
	불만족스럽다	7	7.7
	보통이다	53	58.2
	만족스럽다	26	28.6
	매우 만족스럽다	3	3.3
	무응답	8	
살아온 삶의 만족	매우 행복하고 의미있는 삶이었다	11	11.5
	나름대로 괜찮은 삶이었다	69	71.9
	별다른 의미 없이 힘들고 고달픈 삶이었다	14	14.6
	일생을 불행하게 살아왔다	2	2.1
	무응답	3	

* 현재 앓고 있는 질병이 있는 경우에만 응답, 중복 응답 가능

2. 연구대상자의 죽음 인식

연구대상자의 죽음 인식은 〈Table 2〉와 같다. 53.3%가 최근 1년 내에 가족이나 친구의 죽음을 경험한 적이 있다고 답했고, 52.1%가 최근 1년간 죽음에 대해 가끔(한 달에 1~2번) 생각한다고 답했으며, 57.3%가 종교가 죽음에서 중요한 역할을 한다고 대답했다. 또 38.0%가 자신의 죽음에 대해서 이야기하고 싶을 때 주로 친구나 이웃과 이야기한다고 대답했고 가족과 이야기하는 경우는 26.1%였다.

〈Table 2〉 연구대상자의 죽음 인식 (N=99)

		명(n)	%
주변인의 죽음 경험	있다	49	53.3
	없다	43	46.7
	무응답	7	
죽음에 대한 생각 빈도	자주 생각한다	7	7.4
	가끔 생각한다	49	52.1
	별로 생각하지 않는다	30	31.9
	전혀 생각하지 않는다	8	8.5
	무응답	5	
죽음에 대한 종교의 역할	중요하다	55	57.3
	보통이다	25	26.0
	중요하지 않다	7	7.3
	상관 없다	9	9.4
	무응답	3	
죽음에 대한 대화상대	가족	24	26.1
	친구나 이웃	35	38.0
	성직자	3	3.3
	의사	3	3.3
	간호사	3	3.3
	없다	23	25.0
	기타	1	1.1
	무응답	7	

3. 연구대상자의 죽음 준비

연구대상자의 죽음에 대한 준비는 〈Table 3〉과 같다. 대상 노인의 87.4%가 원하는 늙어서 자연스럽게 임종을 맞이하고 싶어 했으며, 40.5%가 76~80세 정도까지 살면 장수하는 것으로 생각할 수 있다고 하였다. 대상 노인의 41.8%는 임종할 때 함께 있고 싶은 사람으로 자녀를 원했고 40.5%는 배우자가 임종 시에 함께 있어주길 바란다고 하였다. 전체 대상자의 61.7%가 집에서 임종하기를 원한다고 하였으며, 임종을 위해 준비해 둔 것으로는 장지, 수의, 유언 등으로 그 중에서 18.2%로 장지를 준비해 둔 노인이 가장 많았다. 유언을 할 경우 그 방법에 대해서는 59.3%가 직접 말로 전달하겠다고 하였으며 25.3%는 유언장에 유언을 남기겠다고 하였다. 또, 원하는 장례의 유형으로는 63.3%가 화장을 선택해 가장 높은 비율을 차지했고 무덤은 22.2%였고 장기 기증이나 시신 기증은 14.4%였다.

〈Table 3〉 연구대상자의 죽음 준비 (N=99)

		f	%
임종의 형태	질병으로 인하여	6	6.3
	자연사로 인하여	83	87.4
	기타	6	6.3
	무응답	4	
장수했다고 생각할 수 있는 임종 연령(세)	≤60	1	1.4
	66~70	3	4.1
	71~75	5	6.8
	76~80	30	40.5
	81~85	9	12.2
	86~90	18	24.3
	91~100	7	9.5
	101≤	1	1.4
	무응답	25	

	배우자	32	40.5
	자녀	33	41.8
	친구	1	1.3
임종 시 함께 하는 사람	성직자	6	7.6
	의료인	5	6.3
	기타	2	2.5
	무응답	20	
	집	58	61.7
	병원	20	21.3
임종 장소	호스피스 시설	10	10.6
	요양시설	6	6.4
	무응답	5	
	수의	16	16.2
	영정사진	13	13.1
임종을 위한 준비*	장지	18	18.2
	장례비	13	13.1
	유언	14	14.1
	비디오 녹화	3	3.3
	유언장	23	25.3
	테이프로 녹음	1	1.1
유언방식	직접 말로 선날	54	59.3
	기타	2	2.2
	유언을 남기고 싶지 않다	8	8.8
	무응답	8	
	무덤	20	22.2
	화장	57	63.3
장례 유형	장기기증	9	10.0
	의료기관에 시신 기증	4	4.4
	무응답	9	

*중복응답 가능

4. 죽음 준비 교육에 대한 요구

연구대상자들의 죽음 준비 교육에 대한 요구는 〈Table 4〉와 같다. 58.1%가 죽음 준비 교육에 대해 들어본 적이 없다고 응답했고, 67.0%가 노인 대상의 죽음 준비 교육이 필요하다고 생각한다고 응답했으며, 그 이유로는 41.3%가 '죽음에 대한 불안을 감소시키기 위해서'라고 응답했으며 '삶을 다시금 생각해 보기 위해'라고 답한 경우도 39.7%를 차지하였다. 죽음 준비 교육 장소로 28.2%가 종교기관이 적합하다고 응답했고 25.6%는 사회복지기관이라고 답하였다. 죽음 준비 교육 담당자로 28.8%가 죽음 준비 교육 전문가가 가장 적합하다고 응답했으며, 그 다음으로 의사, 간호사 등 의료인을 27.5%가 죽음 준비 교육 담당자로 꼽았다. 노인 대상의 죽음 준비 교육 내용에 포함되어야 할 것으로는 59.6%가 죽음에 대한 공포와 불안으로부터 해방시키는 방법을 선택했고, 그 다음이 56.6%로 죽음의 의미와 삶의 가치에 관한 내용, 남아 있는 기간 동안의 생활과 임종 준비 방법이 50.5%인 것으로 나타났다. 죽음 준비 교육의 방법으로 58.2%가 강의가 적합하다고 응답했고 비디오 시청각 교재를 선택한 경우는 26.9%였다. 죽음 준비 교육을 시행하기에 적절한 시기는 50.7%의 대상자가 약 65세 이상의 노인부터 하는 것이 적절하다고 응답했으며 죽음에 직면한 환자에게 시행하여야 한다고 답한 경우는 22.5%였다.

〈Table 4〉 연구대상자의 죽음 준비 교육에 대한 요구 (N=99)

		명(n)	%
죽음 준비 교육에 대해 들어본 경험	있음	39	41.9
	없음	54	58.1
	무응답	6	
노인들을 대상으로 한 죽음 준비 교육의 필요성	생각해 본 적 없다	25	26.6
	필요하다고 생각한다	63	67.0
	필요하지 않다고 생각한다	6	6.4
	무응답	5	
죽음 준비 교육이 필요한 이유*	죽음에 대한 불안을 감소시키기 위해서	26	41.3
	삶에 대해 다시금 생각해 보기 위해	25	39.7
	유족으로서의 죽음에 대한 충격을 완화하기 위해	3	4.8
	죽음 준비에 대한 실제적인 방법을 습득하기 위해	5	7.9
	교육적인 호기심을 위해	4	6.3

죽음 준비 교육장소로 적합한 곳	교육기관	3	3.8
	사회복지 기관	20	25.6
	종교기관	22	28.2
	병원	9	11.5
	보건소	14	17.9
	지방자치단체	9	11.5
	기타	1	1.3
	무응답	21	
죽음 준비 교육에 적합한 담당자	교사, 교수	5	6.3
	성직자	12	15.0
	사회복지사	5	6.3
	죽음 준비 교육 전문가	23	28.8
	의사, 간호사 등 의료인	22	27.5
	호스피스 전문가	13	16.3
	무응답	19	
노인 대상의 죽음 준비 교육내용에 포함되어야 할 것†	죽음의 의미와 삶의 가치에 관한 내용	56	56.6
	죽음에 대한 공포와 불안으로부터 해방시키는 방법	59	59.6
	가족이나 친지의 죽음으로 인한 슬픔의 치유방법	35	35.4
	죽음에 대한 법률상식	15	15.2
	죽음에 대한 의료상식 및 질병과 죽음과의 관계	30	30.3
	죽음을 앞둔 환자의 증상과 그에 따른 대응책	34	34.3
	유산상속법, 유언 작성에 관한 법적 효력과 실습	21	21.2
	지나온 생을 회고하는 내용	30	30.3
	남아 있는 기간 동안의 생활과 임종 준비 방법	50	50.5
	종교에서 다루는 죽음과 사후에 관한 교육	27	27.3
	심한 신체의 통증을 완화하는 방법과 연습 실습	32	32.3
	묘지선정, 수의 준비, 장례, 사망신고 절차 등 생활 정보	14	14.1
	호스피스 교육	41	41.4

	장기기증, 시신 기증 등의 정보	21	21.2
	앞으로의 생이 활기차도록 준비하는 방법	27	27.3
	장례식 계획 세우기	13	13.1
	노화와 노년기의 신체적, 심리적, 사회적 변화	24	24.2
	안락사와 자살에 대한 내용	12	12.1
죽음 준비 교육의 교육 방법으로 적합한 것	강의	39	58.2
	집단토의	2	3.0
	집단활동(미술활동, 역할극)	5	7.5
	비디오 시청 등 시청각 교재	18	26.9
	현장학습(납골당, 묘지 방문 등)	3	4.5
	무응답	32	
적절한 죽음 준비 교육 시작시기	초등학생 또는 그 이전부터	2	2.8
	중학생부터	0	0.0
	고등학생부터	1	1.4
	약 20~39세 정도의 성인부터	1	1.4
	약 40~64세 정도의 성인부터	15	21.1
	약 65세 이상의 노인부터	36	50.7
	연령에 관계 없이 죽음에 직면한 사람 (암 환자, 말기 환자 등)	16	22.5
	노인만	28	

*노인을 대상으로 한 죽음 준비 교육이 필요하다고 응답한 경우에만 설문작성

+중복응답 가능

4 논의

노인에게 자신의 삶을 정리하고 자신의 죽음에 대한 준비를 통해 인생의 마무리를 잘할 수 있도록 하는 것은 매우 중요하다. 본 연구는 노인을 대상으로 죽음 준비 정도, 죽음 준비 교육 요구, 죽음 인식 정도를 파악하여 노인에 적합한 죽음 준비 교육 프로그램을 개발하는 데 기초자료를 마련하고자 시행된 연구이다.

연구대상자의 53.3%가 최근 1년 내에 가족이나 친구의 죽음을 경험한 적이 있다고 하여, 이우숙(2008)의 연구 대상자 56.9%와 비슷한 결과를 보였는데, 노인들은 살아오는 동안 다른 사람의 죽음을 자주 접하면서 다른 세대에 비해 죽음에 대해 점점 익숙해지기도 하지만(김대복, 1992) 주위 사람들의 죽음을 경험함으로써 죽음불안이 심화되기도 한다(김현민, 2001). 죽음에 대한 생각을 가끔 또는 자주 하는 노인이 대상자의 59.5%로 노인복지관을 이용하는 노인을 대상으로 한 연구(이예종, 2005)의 55%와 이우숙(2008)의 연구 64.3%와 비슷한 결과를 보였고, 농촌 노인을 대상으로 한 연구(안경아, 2002)에서는 86.5%에서 죽음을 생각한다고 답하였다. 재가노인을 대상으로 한 이인례(2007)의 연구에서는 드물거나 거의 생각을 하지 않는다가 62.9%로 나타났으며, 김유숙(2007)의 연구에서는 남성 노인의 경우 여성 노인보다 죽음을 덜 생각하는 것으로 나타났다. 노인에 따라서 죽음을 더 많이 생각하기도 하고 오히려 죽음을 덜 생각하기도 하여 죽음에 대한 생각은 연구에 따라 차이가 있음을 보여준다. 또한 57.3%의 노인이 종교가 죽음에서 중요한 역할을 한다고 응답해 종교가 죽음에 영향을 미친다고 한 많은 연구와 같은 결과를 보여주었다(김태련, 1988; Thorson & Powell, 1990; 안황란, 1999; 김유숙, 2007; 이옥자, 양남영, 2007). 종교가 있는 경우가 종교가 없는 경우보다 내세관이 확실하였고(장경순, 2007; 장재선, 2006), 노인들이 종교에 대해 확실한 믿음이나 신념을 갖고 있다면 죽음을 이해하고 받아들이기가 쉬워질 것으로 보았다(장재선, 2006).

죽음에 대한 대화를 나눌 수 있는 상대로 가족보다 친구나 이웃을 더 선호하였는데, 이는 이우숙(2008)의 연구에서 친구나 이웃이 가족보다 많은 퍼센트를 차지한 것과 같은 결과이다. 반면에 장재선(2007)의 연구에서는 죽음에 관해 이야기를 나누는 상대로 배우자를 가장 선호하였는데, 본 연구와 이우숙(2008)의 도구는 가족이라는 항목 안에 배우자와 자녀를 모두 포함하므로 자녀와 죽음 관련 대화를 하는 것을 오히려 부담스럽게 생각하여 나타난 결과로 보인다. 김유숙(2007)의 연구에서는 성별에 따라 차이가 있었는데 남성은 대화상대로 가족을 선호하였지만 여성은 친구를 선호하는 것으로 나타났다. 안경아(2002)의 연구에서는 죽음 관련 대화를 나눌 수 있는 상대가 없다고 대답한 경우가 48.5%였으며 친구와 대화하는 경우가 23%, 배우자와는 14.5%, 자녀 또는 성직자와 대화하는 경우는 각 5%로 나타났다. 대부분의 노인은 죽음에 대한 대화를 나누고 싶은 사람으로 전문가보다는 친근한 주변 사람을 선택했다.

노인의 죽음에 대한 인식 및 태도에 관한 연구를 살펴보면 각 연구에 따라 결과가 다양하게 나타나는데, 이는 연구 대상의 노인이 전체 노인을 대신할 수 없고 죽음에 대해서는 감정적인 요소가 포함되어 일관성 있는 결과를 얻기 어려우며 연구의 시기에 따라 다른 결과를 가져올 수 있으며 노인들의 성격 유형에 따라 달라질 수 있기 때문이다(고승덕, 김은주, 김영규, 1999).

다음으로 죽음 준비에 관한 내용을 살펴보면 대상자의 87.4%는 자연사를 원했으며 우리나라 여성의 평균수명을 약간 밑도는 범위인 76~80세 정도를 장수하는 것으로 생각하고 있었다. 양강수(2008)의 연구에서는 80~84세를 장수 나이로 인정하고 있었다. 김유숙(2007)의 연구에서는 남성 노인은 80~89세까지 살고 싶다고 하였고 여성노인은 70~79세까지를 희망 임종 시기로 보아 여성 노인보다 남성 노인이 좀 더 오래 살고 싶은 욕구가 있다고 하였다. 임종 시 함께 하고 싶은 사람으로는 배우자와 자녀가 가장 많은 퍼센트를 차지했다. 이는 노인은 무병장수하기를 원하고 배우자와 자식들이 보는 앞에서 죽음을 맞기를 원한다는 Jang(2005)의 연구 결과와 비슷하게 나타났다.

임종을 맞이하고 싶은 장소로는 본 연구에서는 집이 61.7%로 가장 많았는데 이우숙(2008)의 연구에서도 57.1%, 안경아(2002)의 연구에서는 89.5%가 가정을 선택했다. 하지만 말기 암처럼 조절이 어려운 증상이 발현하거나 급변할 가능성이 높은 환자의 경우, 환자나 가족 모두 가정에 있음이 불안할 경우도 있으나, 가정은 환자에게 가장 친밀하고 편안한 곳으로 존엄하게 죽음을 맞이할 때까지 호스피스 팀을 구성하여 가정에서 사망을 원하는 환자에게 서비스를 제공하는 시스템 구축이 필요하다(김은미, 2002).

이전의 연구들에서는 죽음에 대한 아무런 준비를 하지 못했다고 응답한 사람이 절반을 넘었으나(고승덕 등, 1999; 김영규, 1998; 유희옥, 2004) 최근 연구에서는 자신의 죽음을 위해 준비하는 것으로 영정사진, 수의, 묘자리(이경희, 2008), 또는 유언장, 수의, 재산상속 분배(이우숙, 2008), 유언장, 재산상속, 장지마련, 수의(장경순, 2007)로 나타나 전혀 준비하지 않는 노인들보다 더 많은 것으로 나타났다. 본 연구에서도 대상자들은 장지, 수의, 유언 순으로 죽음 준비를 하고 있었다. 수의를 마련해 놓으면 오래 산다는 믿음 때문에 미리 수의를 준비하거나 장지를 마련해 놓는 등 주로 사후처리에 관한 준비가 주를 이루었다. 죽음 준비를 물리적 준비, 심리적 준비, 사후준비로 정의하여 죽음 준비 수준을 살펴본 연구(오경환, 2007)에서도 사후준비(장례 유형, 제사문제)와 물리적 준비(재산문제, 유언장, 수의, 영정사진)가 심리적 준비(죽음 준비에 대한 생각, 가족들과 의논, 안락사에 대한 생각, 죽음 교육에 대한 생각)보다 높은 수준으로 나타났다. 보다 실제적인 준비와 심리적인 적응을 성취할 수 있는 죽음 준비 교육을 통해 남은 생을 더 가치 있고 의미 있게 살도록 해야 할 것이다. 유언 방식으로는 직접 말로 전달하겠다는 응답이 가장 많았고 다음으로 유언장에 의해 유언을 하겠다는 응답이 많았다. 장례 유형으로는 화장을 63.3%의 대상자가 원했는데 안경아(2002)의 연구에서는 매장 70.5%, 화장 18.0%였으며 장재선(2006)의 연구에서는 매장(34.6%)을 화장(21.6%)보다 더 선호하는 것으로 나타났다. 2001년 우리나라 화장률이 38.3%에서 2005년 52.6%로 폭발적으로 증가한 것과 같은 맥락인 것으로 사료된다. 2006년 갤럽에서 조사한 화장 선호도는 77.8%에 달하고 있어 한국의 장례문화로 화장이 자리 잡을 추세이다(김시덕, 2007). 화장을 선택하는 이유는 관리 문제로 자식들에게 부담을 주고 싶지 않고 화장이 매장보다 현실적이고 합리적이기 때문이라고 하였다(이이정, 2003).

연구대상자들의 죽음 준비 교육 요구는 다음과 같다.

연구대상자들의 58.1%가 죽음 준비 교육에 대해 들어본 경험이 없다고 응답하여 김유숙(2007)의 71.5%보다 적었으나 절반 이상이 죽음 준비 교육을 잘 모르고 있었는데 일부 복지관이나 종교기관 등에서 죽음 준비 교육을 시행하고는 있지만 아직 일반화되어 있지 않아 죽음 준비 교육에 대한 인식이 부족하다고 생각된다. 그러므로 다양한 기관에서 죽음 준비 교육 프로그램과 연구가 시행되어야 할 것이며 일반인에게 적극적으로 홍보할 필요가 있다.

죽음 준비 교육의 필요성을 인식하고 있는 노인들은 67%로 이경희(2008), 장재선(2006), 장신화(2009)의 연구에서도 비슷한 결과를 보여주었으며 최근 1, 2년 사이에 노인교육 프로그램의 일환으로 죽음 준비 교육이 활성화되고 있음을 알 수 있다. 죽음 준비 교육이 필요한 이유로는 '죽음에 대해 불안을 감소시키기 위해서'와 '삶에 대해 다시 생각해 보기 위해서'라는 문항을 가장 많이 선택하였는데 이는 장신화(2009)의 연구에서도 '여생의 보람된 삶을 위해' 죽음 준비 교육이 필요하다고 답한 경우가 64.5%로 가장 많았다. 노년기에 죽음에 대한 불안과 거부감을 최소화하고 생산적이고 자율적인 생활방식을 유지하도록 돕기 위한 노인 죽음 교육의 목적과 일맥상통하며 죽음 교육은 곧 삶의 준비교육이라는 철학을 제시하고 있다(Wangness, 1981).

죽음 준비 교육내용에 포함되어야 할 내용 중 '죽음에 대한 공포와 불안을 줄이는 방법'을 가장 많이 선택했는데 장재선(2006), 김은미(2002), 이경희(2008)의 연구에서도 같은 결과를 보여주었다. 반면에 장신화(2009)의 연구에서는 죽음의 의미와 삶의 가치에 관한 내용이 66%로 가장 많이 알기를 원하였다. 노인들은 다른 연령층보다 죽음에 임박한 시간대와 한정된 기간 속에 살고 있어 죽음에 대한 공포를 가장 낮게 느끼고 있다(김태현, 1994)고 하였지만 노인들은 죽어가는 과정에서 야기되는 질병이나 고통, 경제적 부담감, 타인에게 미칠 부정적 영향 등으로 불안을 느끼는 것으로 나타났다(고길란, 2008). 그 다음 순으로 '남아 있는 기간 동안의 생활과 임종 준비 방법', '호스피스 교육', '가족이나 친지의 죽음으로 인한 슬픔의 치유방법'을 노인을 대상으로 하는 죽음 준비 교육의 내용으로 꼽았다. Deeken, A.(2002)은 죽음 준비 교육이 필요한 집단으로 의료종사자, 환자, 환자의 가족, 유족을 꼽았다. 김인자(1984)는 모든 인간, 예고된 죽음을 기다리는 임종 환자, 남은 이에 대한 교육, 죽은 이와 남은 이를 도와주는 사람, 죽음 준비 교육을 시킬 교육자를 죽음 준비 교육의 다섯 집단으로 구분하였다. 죽음 준비 교육에는 가족이나 친구 등 사랑하는 사람의 죽음을 경험하는 사람을 위한 슬픔 극복의 방법과 사별 후에 적응을 잘할 수 있도록 돕는 방법도 포함되어야 할 것이다.

죽음 준비 교육기관으로 종교기관을 가장 선호하는 것으로 나타나 장신화(2009)의 연구와 같은 결과를 보여주었다. 죽음이라는 주제가 영성이나 사후세계와 관련이 있어 많은 수의 응답자가 종교기관을 선택한 것으로 사료된다. 그러나 이경희(2008)의 연구에서는 교육기관을 가장 선호하며 그 다음으로 종교기관이었고 김유숙(2007)의 연구에서는 사회복지기관이 가장 적당하며 그 다음으로 종교기관이라고 응답하였다. 따라서 죽음 교육의 일반화를 위해 종교기관, 교육기관, 사회복지관, 의료기관 등에서 다양한 대상자의 요구에 적합한 죽음 준비 교육 프로그램을 체계적으로 실시하고 평가하여야 한다. 또한 죽음 준비 교육에 적합한 담당자로 죽음 준비 교육 전문가를 꼽았는데 김유숙(2007)의 연구에서도 죽음 준비 교육 전문가를 가장 많이 선택했고 다음으로 의료인, 호스피스 전문가 등으로 응답했다. 향후 죽음 준비 교육을 활성화시키기 위해서는 전문적으로 교육을 전담할 지도자가 양성되어야 하며 간호학, 의학, 사회학, 보건학, 심리학, 종교학, 사회복지학, 철학, 상담학, 교육학 등의 다양한 분야의 다학제적 팀을 구성하여 연구 결과를 분석하고 통합하는 전문가가 필요하다.

죽음 준비 교육의 방법으로는 강의를 통한 교육을 가장 많이 선택했고 다음으로 시청각 교재 활용을 꼽았다. 반면에 집단 활동이나 현장학습, 집단 토의 등은 소수의 대상자만이 원했는데, 수

동적인 교육을 많이 받았던 세대이므로 적극적으로 참여하는 수업은 선호하지 않는 것으로 생각된다. 죽음 준비 교육을 시작하는 시기로 65세 이상 노인이 되었을 때가 가장 적절하다고 생각하고 있었는데 양강수(2008)의 연구에서도 노인 대상자는 60~70대를 죽음 교육에 적합한 시기라고 답하였다. 또한 본 연구에서 죽음에 직면한 환자와 40~64세 성인에게도 죽음 준비 교육이 시작되어야 한다고 하였다. 그러나 초, 중, 고등학생 때부터 죽음 준비 교육을 시작해야 한다고 응답을 한 대상자는 거의 없었으며 40세 이전의 성인에서 시작해야 한다고 답한 대상자도 거의 없었다. 아동, 청소년, 성인 초기보다는 노인들에게 죽음이 더 가까이 있다는 인식 때문인 것으로 생각한다.

5 결론 및 제언

죽음은 인간의 삶이 지속되는 매 순간 존재한다(Heideger, 1972). 죽음은 누구나 겪을 일이지만 아무도 확실히 알지 못하는 사건이며 죽음을 생각한다는 것은 막막하고 터무니없는 일이며 두려움이 앞선다(이은봉, 2000).

노년기는 인간 발달의 마지막 단계로서 신체적, 정신적 노화 및 그와 관련된 사회적 활동이 감퇴되어 환경의 변화와 일상생활에 대한 적응력이 떨어질 뿐 아니라 죽음을 가장 앞에 두고 있어 다른 연령층보다 죽음에 대해 더욱 많이 의식하게 된다(최영이, 2008). 노인에게 있어서 남아 있는 자신의 미래와 다가오는 죽음에 대한 생각과 태도를 어떻게 정립하고 대응하는가에 따라 현재의 삶과 현실에 어떻게 적응하는가가 결정되므로 죽음에 관련된 문제는 노인의 심리적 안녕에 있어서 매우 중요한 부분이라고 할 수 있다(김은미, 2002). 자아를 통합시켜 아무런 두려움 없이 죽음에 직면할 수 있도록 심리적 적응을 성취하는 것과 인생의 마지막 단계로서 죽음에 대한 실제적인 준비를 갖추는 것이 노년기의 중요한 발달과제이다(최숙향, 1995).

따라서 본 연구에서는 노인의 죽음 준비 및 죽음 인식 정도와 그들이 생각하는 죽음 준비 교육 요구에 대해 살펴보고 이를 기초로 향후 노인을 대상으로 하는 죽음 준비 교육 프로그램을 개발하는 데 그 목적이 있다.

연구 결과는 다음과 같다.

첫째, 본 연구의 대상자들은 52.1%가 죽음에 대해 가끔 생각하고 64%의 대상자는 죽음에 대해서 가족, 친구나 이웃과 이야기하며 57.3%는 종교가 죽음에서 중요한 역할을 한다고 생각하였다.

둘째, 연구대상자들은 대부분 자연사로 임종을 맞이하고 싶어 하며 집에서 임종을 원하고 임종 시 가족이 함께 해주길 원했다. 임종을 위해 준비한 것으로는 장지, 수의, 유언 등이었으며 장례 형식으로는 화장을 선택했다.

셋째, 연구대상자들은 죽음 준비 교육의 필요성을 공감하며 죽음에 대한 불안을 감소시키기 위해 죽음 준비 교육이 필요하다고 생각했다. 종교기관이나 사회복지기관에서 교육받기를 원했고 죽음 준비 교육에 포함되어야 할 내용으로 죽음에 대한 공포와 불안으로부터 해방시키는 방법, 죽음의 의미와 삶의 가치에 관한 내용, 남아 있는 기간 동안의 생활과 임종 준비 방법 등을 우선적으로 선택했다.

본 연구 결과 및 논의를 통해 다학제적 접근으로 노인에게 맞는 죽음 준비 교육 프로그램을 개발하고 프로그램을 시행한 후 교육 효과를 평가하는 체계적인 죽음 준비 교육을 시행할 것을 제안한다. 또한 인구사회학적 변인에 따라 죽음 준비, 죽음 인식, 죽음 준비 교육 요구가 차이가 있는지 살펴보고 노인 대상자의 건강, 신체적 특성, 성격, 정서적 특성, 죽음 준비 정도, 죽음불안 정도, 학습관 등을 고려하여 교육방법, 프로그램 내용, 프로그램 횟수 등을 조절하여 융통성 있게 프로그램을 개발하고 진행하는 것이 필요하다.

12 장
사별 가족 간호

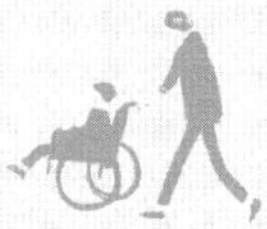

1. 용어의 이해
2. 사별의 종류
3. 사별의 단계
4. 슬픔 양상에 미치는 영향
5. 슬픔에 대한 정상적인 반응
6. 슬픔의 병리적 양상
7. 사별 전후 관리
8. 사별 간호 중재

1 용어의 이해

- ✓ 사별(bereavement) : 죽음을 통하여 가까운 사람의 상실을 가진 상태
- ✓ 슬픔(grief) : 상실에 의해 초래되는 개개인의 총체적(신체적, 심리적, 사회적) 반응
- ✓ 급성 슬픔 : 죽음을 알리자마자 즉시 발생하는 슬픔으로 속이 뒤집힘을 느끼고 기절할 수도 있으며 호흡과 심박동이 불규칙하게 됨
- ✓ 애도(mourning) : 사별에 대한 개인의 생각과 느낌을 표현하는 것으로 문화적, 사회적 배경에 의해 영향을 받음
- ✓ 상실(loss) : 개인 상태의 어떤 변화로 대상, 사람, 소유, 가치 있게 생각하는 사상 등의 박탈을 말함

2 사별의 종류

1. 배우자 사별

전통적인 사회에서 가족은 부부관계보다는 부자관계에 초점이 맞춰져 있었다. 그러나 부부단위의 가족 활동과 사회활동 참여의 중요성, 생활주기의 변화 등으로 인해 부부관계의 중요성이 점차적으로 크게 부각되었다. 이러한 사회적 변화 속에서 배우자와의 사별은 심리적, 육체적, 사회적으로 충격을 주는 심각한 사건이다.

배우자의 상실은 견디기 힘든 사건으로 통제할 수 없는 외로움과 우울을 초래한다.

따라서 이는 심각한 스트레스의 원인이라고 생각한다. 우리나라의 상처한 여성들은 경제적 어려움, 슬픔과 고독, 자녀 양육을 그들이 당면한 큰 문제로 인식하였다. 결혼 생활에 자신의 존재조건과 정체감을 두었던 여성에게 있어서 남편의 죽음은 곧 자신의 죽음을 의미한다. 그렇기 때문에 사회적으로는 급속한 사회적 신분변화를 경험하게 된다고 설명하는 것이다.

이렇듯 슬픔에 젖은 사별 여성들은 대부분의 시간을 집안에서 지내며, 식구들과 친지들도 만나지 않는다. 그들의 일반적인 생각은 아무도 자신을 위로할 수 없고, 자신의 슬픔을 해결할 수 없

다고 생각한다. 특히 한국 여성의 경우, 홀로 독립적으로 살아갈 자신감을 상실하여 주위의 사람들이 자신을 함부로 대한다는 느낌과 수치심으로 괴로워한다. 그러므로 상처한 여성들은 심리적 혼란과 대인 기피증의 증상을 보이게 된다.

2. 자녀 사별

보편적으로 사람들은 연령에 따른 죽음을 예상하게 된다. 즉, 할아버지, 할머니가 돌아가시고, 그 다음에 부모님이 돌아가실 것이라 예상한다. 물론 이러한 상실에서도 고통과 슬픔이 따른다. 하지만 위에서 예상한 죽음은 자연적인 현상이기 때문에 자녀의 죽음에 비해서는 덜 힘들 수 있다. 부모에게 사랑하는 자녀를 잃는다는 사실은 통제할 수 없는 큰 슬픔과 아픔, 그리고 한스러움을 이야기하는 고통스러운 경험이다. 어떻게도 할 수 없는 절망의 시간들을 치러내야 하는 힘든 과정이며, 부모 개인의 삶뿐만 아니라 가족의 삶에도 지대한 영향을 미치게 된다.

"부모는 죽으면 땅에 묻고, 자식은 죽으면 가슴에 묻는다."라는 속담이 말해 주듯이 자녀의 죽음보다 더 어려운 일은 이 세상에 없다. 자녀의 죽음은 부모의 삶에 평생 영향을 미치는 엄청난 사건이 되며, 이 아이와 가까웠던 사람들의 삶에도 큰 영향을 주게 된다. 상실을 경험한 아버지나 어머니는 그 배우자, 자녀, 친척, 친구 및 직장 동료들과의 관계 자체에 변화가 생기게 되고, 이를 다시 설정하게 되는 경우가 많다. 한국에서 자녀의 죽음은 전통적으로 '문제 있는 죽음'이라고 여겼다. 예로부터 자녀의 죽음을 겉으로 드러내 놓고 슬퍼하지 못했음을 말하고 있는 것이다. 이는 서로 직선적으로 언어화하는 것을 꺼려하는 동양문화의 영향과 가족 내의 문제를 외부 사람들에게 알리는 것을 기피하는 유교적인 문화의 영향으로 죽음과 같은 중요한 문제를 언급하기 힘들었었다. 그로 인해 적절한 도움을 제공받기 어려운 것이 사실이다.

3. 부모 사별

부모의 죽음은 어린이가 직면하게 되는 가장 큰 상실이다. 부모는 신체적, 정서적으로 자녀를 돌보고 지지하며, 자녀가 성장하고 성숙할 수 있도록 안정된 가정환경을 제공해 주는 보호자다. 그러므로 어린 시절에 부모를 상실하는 일은 어린이의 삶에 가장 큰 변화를 초래하게 되는 것이라 할 수 있다. 어린이들의 자아 기능이 성숙하여 죽음이 '다시 돌아오지 못하는 것'임을 이해할 수 있는 경우 슬퍼할 수 있다. 그러나 이러한 애도를 할 수 있는 능력은 3.5~4세 사이에 형성되는 것으로 알려져 있다. 어린이 애도의 핵심은 분리에 대한 정서 반응으로서, 이런 분리 불안은 아주 어려서부터 발생되며 죽음에 대한 현실감이 생기기 이전에 형성된다.

3 사별의 단계

사별의 과정은 네 단계로 나눌 수 있다. 고인의 죽음을 예견하는 단계에서부터 고인이 돌아가신 초기단계, 깊은 우울단계인 중간단계를 지나 새로운 삶으로 적응해가는 마지막 적응단계로 나누어 볼 수 있다. 그러나 이러한 단계는 개인에 따라 정도와 기간이 다르며, 반드시 순서대로 오지도 않는다. 보통 사별 후 6개월에서 2년째 되는 시기에 감정적 고통이 치유되기 시작한다. 그렇지만 이는 사람에 따라 다르게 나타난다. 그러나 사랑하는 가족을 잃는 사람이 가지는 고통의 내용은 보편적이라 할 수 있다.

1. 사별 전 단계 : 예견된 슬픔

사별로 인한 슬픔은 상실의 예상부터 시작된다. 실제 죽음에 앞서 슬픔의 과정을 겪는다. 이러한 슬픔은 갑작스러운 죽음의 결과에 대응하기 위한 일종의 안전장치라 할 수 있다. 실제 사별 후 슬픔 반응을 완화시킬 수 있고 관련되는 신체적, 정신적, 사회적으로 병적 상태를 줄이는 역할을 하기도 한다. 그러나 예상보다 더 연장되는 말기 과정의 죽음에서는 문제가 될 수도 있다.

2. 초기단계

사별의 첫 단계는 충격과 멍한 상태, 부정, 무감각함, 불신, 부당함 등의 반응이 상호 복합적으로 나타나는 급성 슬픔의 기간이다. 이는 몇 주에서 오래는 몇 개월까지 지속될 수 있다. 이때는 자신과 외부적 사건을 차단함으로써 상실에서 비롯되는 여러 감정을 회피하려고 한다. 이에 사랑하는 사람의 죽음을 부정하여 자신의 삶도 유한하다는 것을 인정하지 않으려고 한다.

3. 중간단계

중간단계는 고통에 직면하는 단계이다. 절망과 우울의 시기로서 대체로 몇 달간 지속된다. 외면적으로는 문제가 없어 보이나 내면은 고통스러운 시기이다. 이 단계에서는 오히려 상실을 더 크게 인식하고, 인생이 달라졌음을 인식하며 실질적인 고통에 시달리는 시기이기도 하다. 이 시기에는 고인이 없다는 것을 배워야 하며, 고인과의 결속을 푸는 과정이 나타난다.

4. 적응단계

적응단계는 고인이 없는 생활에 재적응하고 사별의 슬픔에서 회복하는 단계로서 사별 후 대략 24개월에서 36개월 이상의 기간을 말한다. 이 단계는 점차적으로 고통이 감소되고 새로운 역할에 대처할 수 있는 능력이 증가되며, 정상적인 삶으로 회복될 때까지의 기간이다. 애도 과정의 끝이며 성장의 출발점이고, 정상생활로의 변환 시기이기도 하다. 사별 이전의 상태로 돌아가기 위하여, 혹은 새로운 삶을 형성하기 위하여 새로운 관계나 행위에 에너지를 투자하고 삶을 재조명하는 과정에서 에너지의 분출과 기쁨을 경험한다.

4 슬픔 양상에 미치는 영향

사별을 경험하는 유가족이 느끼는 슬픔의 강도와 양상은 다음의 여러 가지 상황에 따라 다르게 나타난다.

- ✓ 고인과의 관계 : 고인과의 관계가 가까웠고, 친밀하였다면 그렇지 않았던 경우보다 훨씬 더 큰 슬픔을 느끼게 된다.
- ✓ 대상자에게 도움을 줄 수 있는 능력 : 위로와 도움을 줄 수 있는 친구나 이웃이 많고, 유가족이 이들의 도움을 기꺼이 받아들이는 경우는 사별 후 재적응하는 기간이 단축된다.
- ✓ 사별한 대상자 개인의 성격
- ✓ 고인의 생전 성격
- ✓ 죽음의 성질 : 예측된 죽음일 경우와 갑작스런 죽음의 경우에는 슬픔을 나타내는 반응 양상이 다르다.

- ✓ 종교적, 문화적 배경
- ✓ 동시에 나타나는 다른 위기나 스트레스 정도
- ✓ 이전의 죽음에 대한 경험
- ✓ 사별한 사람의 사회적인 기대
- ✓ 장례식 : 장례식은 유가족의 슬픔을 표현할 수 있는 공인된 식이다.
- ✓ 환자를 간호할 기회 여부 및 임종 장소 : 가정에서나 가족들 앞에서 임종했느냐, 병원이냐, 기관에서 임종을 맞이했느냐에 따라 다를 수 있다.
- ✓ 낙인 : 임종 대상자를 더욱 고립시키고 임종 과정의 외로움을 심화시킨다.
- ✓ 낮은 사회경제적 환경

5 슬픔에 대한 정상적인 반응(한국호스피스협회, 2006)

슬픔은 매우 고통스럽고 저항할 수 없는 것처럼 보이기 때문에 사람들을 두렵게 한다. 자신의 감정이 정상적인지 또는 슬픔의 감정을 바르게 표현하고 있는지 걱정하는 이들이 많다. 사랑하는 이를 잃은 대부분의 사람이 다음과 같은 경험을 하게 된다.

- ✓ 목이 조이고 가슴이 무겁다.
- ✓ 속이 텅 빈 것 같고 식욕이 없다.
- ✓ 때로 죄의식을 느끼기도 하고, 다른 사람에게 분노를 느끼기도 한다.
- ✓ 고인의 사망이 사실 같지 않고, 실제로 일어난 것 같지 않다.
- ✓ 고인이 문으로 들어올 것 같고, 실제로 얘기를 하는 것처럼 느껴진다.
- ✓ 고인의 일생에 강하게 집착한다.
- ✓ 고인의 버릇이나 특유의 표정을 지어본다.
- ✓ 고인 생존 시 있었던 일 또는 일어나지 말았어야 했던 일로 화를 내거나 죄의식을 느낀다.
- ✓ 자신을 남겨 두고 혼자 떠난 고인에게 강렬한 분노를 느낀다.
- ✓ 고인을 잃은 상실감을 표현하지 않는 것이 주위 사람들을 위하는 일이라고 느낀다.
- ✓ 고인에 대한, 죽음에 대한 일들을 생각해 자꾸 얘기하고자 한다.

- ✓ 사소한 일에도 감정이 변하는 것을 느낀다.
- ✓ 느닷없이 운다.
- ✓ 질서 없이 서성대고 쉽게 잊어버리며, 집안일을 시작했다가 끝내지 못한다.
- ✓ 잠을 이루지 못하고 고인에 대한 꿈을 자주 꾼다.

6 슬픔의 병리적 양상

- ✓ 좌절로 인해 슬픔, 휴식을 취하지 못한 긴장으로 인한 감정의 차단
- ✓ 긴장, 초조, 심한 죄의식, 처벌의 요구, 불면증, 때로 자살에 몰두하는 우울
- ✓ 만성적 무감동, 압도적이거나 혼란되는 감정으로 지연된 우울 반응
- ✓ 과잉 행동, 상실감 결여, 무모하고 어리석은 행동의 과장된 형태
- ✓ 죽음에 대한 공황 발작의 특징으로 공포, 불안 상태

이와 같은 증상들은 슬픔을 통해 나타나게 된다. 슬픔의 해소를 위해 알코올이나 약물에 의존하게 되어 중독으로 이행되기도 한다. 그러므로 이러한 경우에는 정신과 치료가 필요하다.

12

7 사별 전후 관리

1. 사별 전 관리(한국 가톨릭 호스피스 협회, 2005호스피스. 완화돌봄, 2006)

사별 전에는 예상되는 임종 준비, 유언, 장례식 절차, 묘지선정, 장기기증, 화해, 미해결된 문제의 처리, 재산정리, 임종 후 일들에 대해 떠나는 자와 가족이 함께 허심탄회하게 이야기할 수 있도록 돕는 것이 중요하다. 임종 시 나타날 현상에 대해 가족들에게 미리 설명하고 장례식 절차 등에 대해 의논하며, 필요한 종교적인 도움을 준다. 또한 마지막으로 환자가 보고 싶어 하는 사람들을 만날 수 있도록 주선해 주며, 임종 시에 현장에서 가족들을 지지해 준다.

2. 사별 후 관리

슬픔과정에는 어떤 정확한 시간의 틀이란 없다. 어느 정도의 시간이 필요한지는 개개인에 따라 다르다. 중요한 것은 이 모든 과정을 다 치러낼 수 있도록 충분한 시간을 허용하는 것이다. 만약 슬픔 과정을 서두르게 된다면 각각의 단계마다 배워야 할 내용들을 놓치게 되며, 슬픔 치유과정이 지연될 수 있다. 사별 후 슬픔과정에 따른 중재 방안은 다음과 같다.

1) 회피단계

사별의 첫 단계인 회피단계는 강한 신체적 반응(쇼크, 무감각함, 불신, 부당함 등)이 상호 복합적으로 나타나는 급성 슬픔의 기간을 말한다. 이 시기의 과업은 죽음의 현실을 수용하는 것이며, 오랜 기간 동안 지속될 수도 있다.

- ✓ 임종 직후 가족들이 충분히 슬픔을 표현할 수 있도록 돕는다.
- ✓ 장례식에 함께 있어 주며 필요시 적절한 도움을 제공한다.
- ✓ 비현실감, 집중력 저하, 무감각, 멍한 상태, 무기력을 느끼는 것이 정상적인 반응임을 알리고 지지한다.
- ✓ 혼자가 아님을 느끼게 한다.
- ✓ 주위에 항상 누군가 지지할 사람이 있도록 배려한다.
- ✓ 집안의 필요한 일상적인 일들이 제대로 관리될 수 있도록 도움을 준다.
- ✓ 고인에게 과도하게 집착하는 경우 이를 수용해 주는 태도가 필요하다.
- ✓ 대상자가 지속적으로 고인의 죽음과 관련된 이야기를 할 때 이를 경청한다.
- ✓ 신이나 자기 자신, 배우자나 친척, 의료진에 대해 원망하고 죄의식을 표출할 때 이를 잘 수용하고 지지한다.
- ✓ 구강 건조, 한숨을 자주 쉬는 것, 몸이 떨리는 것, 쉽게 깜짝 놀라는 것, 구역질, 수면장애와 같은 반응은 일시적인 현상이기 때문에 시간이 지남에 따라 사라질 것이며, 쇼크에 대한 정상적인 반응임을 알려준다.
- ✓ 충분한 휴식을 취할 수 있도록 돕는다.

- ✓ 적어도 1년간 중대사에 대한 결정을 유보하도록 한다.
- ✓ 서서히 상실을 현실로 받아들이고 그 고통을 인정할 수 있도록 돕는다.

2) 직면단계

이 단계에서 사별 가족은 상실을 더 크게 인식하고 고통을 느끼기 시작한다. 고인을 그리워하거나 고인에게 몰두하게 되며, 고인이나 타인에 대해 죄의식을 느낄 수 있다. 또한 고인과 함께할 꿈이나 계획의 포기로 절망감을 느끼거나 과중해진 가사업무 및 재정 문제를 포함한 불확실한 미래에 불안을 경험할 수도 있다. 이 시기에는 절망감, 그리움, 낙심 등이 생길 수 있기 때문에 경험하면서 슬픔의 고통을 치러내야 하는 과업이 주어진다. 이 역시 대체로 몇 달간 지속된다.

- ✓ 현실을 있는 그대로 인정하고 상실이 고통스러운 것임을 받아들이며, 슬픔의 과정을 잘 치러낼 수 있도록 돕는다.
- ✓ 고인을 마음에서 떠나보내는 일은 매우 어렵고, 많은 시간을 요하는 일임을 인식하도록 돕는다.
- ✓ 죽음과 죽음에 관련된 사건들을 세세하게 지속적으로 이야기할 수 있는 분위기를 조성하고 수용적인 태도로 주의 깊게 경청하면서 격려한다.
- ✓ 울고 싶을 만큼 울도록 허용한다.
- ✓ 내면의 좌절과 혼란으로 인해 감정조절이 잘 안 되고, 급격한 감정을 느낄 수 있다. 이에 민감하게 반응할 수 있으나 자연스럽고 일시적인 현상이라는 것을 알 수 있게 돕는다.
- ✓ 고인이나 자기 자신에 대한 고통스러운 느낌들(공허감, 분노, 불안, 무력감, 슬픔, 외로움 등)을 탐색하여 이를 언어로 표현할 수 있도록 돕는다.
- ✓ 죄책감과 수치심을 느낄 수 있으므로 이에 대해 모두 이야기할 수 있는 분위기를 조성한다.
- ✓ 다양한 신체 증상(가슴이 답답함, 식욕 및 수면습관 변화)이 나타나는 경우, 이러한 현상이 자연스러운 반응임을 알린다.
- ✓ 건강관리가 필수적이므로 규칙적인 운동, 균형 있는 식사, 충분한 수면을 하도록 교육한다.
- ✓ 불안 증상을 보일 경우, 이를 충분히 수용해 주고 증상이 지속되는 경우에는 의료진의 도움을 구한다.

✓ 고인의 죽음으로 인해 가족관계의 갈등과 문제가 생길 수 있는 시기로, 가족 구성원 나름의 방식으로 어려움을 이겨 나가고 있음을 알린다.
✓ 가족들이 서로 자신의 감정을 표현하고 나눌 수 있도록 돕는다.
✓ 상실을 경험하면서 다른 사람들과 달라졌다고 느끼게 된다. 어느 누구도 나를 이해해 줄 수 있는 사람이 없을 것이라는 생각이 들 수 있으므로, 같은 경험을 한 사람들의 모임을 찾는 것이 좋다.
✓ 이 단계에서는 고인의 물건들 중 기념이 될 만한 것들을 정리하도록 한다.
✓ 가장 우울을 경험하기 쉬운 기간이므로, 행동 변화를 유심하게 관찰해야 하며, 혹시 자살에 대해 이야기를 하는 경우 주의 깊게 파악하여 중재해야 한다.
✓ 자신에게 특별한 대접을 하는 것이 필요함을 알려준다(맛있는 음식, 꽃, 향수, 미술관 방문).
✓ 일상적인 일과를 만들어 계속 유지하도록 돕는다.
✓ 자신의 삶을 가능하면 단순화시키도록 격려한다.
✓ 이전 삶을 떠나보내고 미래의 삶을 선택해야 할 시기임을 알린다.

3) 조정단계

조정단계는 점차 고통이 감소되고 새로운 역할에 대처할 수 있는 능력을 증가시켜 정상적인 삶으로 회복시키는 단계까지의 기간을 말한다. 고인과 관련된 생각에서 벗어나, 미래에 관심을 가지며 새로운 관계를 형성하고 사회적 상호작용을 하는 등의 편안한 삶을 추구하며 안녕 상태를 찾는다. 각 개인마다 다르지만 24~36개월간 지속될 수 있다. 이 시기의 과업은 고인 없는 삶에 적응하는 것이다.

✓ 신체적인 증상이 감소하고, 식습관이나 수면습관이 예전 상태로 회복된다.
✓ 고인이 없는 삶을 인정하고, 자신의 역할상실을 받아들인 후 다른 방법으로 충족하도록 돕는다.
✓ 고인에 대한 정서적인 집착, 공허감, 슬픔의 강도나 간격이 예전처럼 강하거나 자주 발생하지 않음을 깨닫게 되는 시기이다. 이로 인해 죄책감과 고인에 대한 두려움을 이야기할 때 충분히 이를 수용해 주고, 자연스러운 반응임을 깨닫게 돕는다.

- ✓ 다시 내면세계에서 힘이 생긴다고 이야기할 때 슬픔이 끝나가고 있는 신호임을 알려드리고 격려한다.
- ✓ 고인의 죽음과 관련된 고통스러운 상념들을 떠나보내고, 고인이 기쁘고 건강했을 때 누렸던 행복한 때의 기억들로 그 자리를 다시 채울 때임을 알린다.
- ✓ 오랜 기간 동안의 슬픔 과정으로 몸이 많이 쇠약해져 있을 수 있으므로 규칙적인 운동, 균형 있는 식사를 하도록 교육한다.
- ✓ 슬픔으로 인해 보류한 중요한 일들을 스스로 결정하도록 격려한다.
- ✓ 다른 사람들을 만나 사회적 관계를 시작하도록 격려한다.
- ✓ 새로운 흥미나 취미 혹은 스포츠 활동을 하도록 격려하여 자신의 잠재력을 찾도록 돕는다.
- ✓ 자기 자신에게 집중하는 훈련을 해 본다.
- ✓ 고인이 없는 새로운 현재 상태에 적응하기 시작한다.
- ✓ 가치관, 철학, 신념 등이 위협을 받아 삶의 방향이 흔들릴 수 있으므로 삶의 의미를 재창조할 수 있도록 돕는다.
- ✓ 이 시기는 영적인 것에 대한 관심이 증대될 수 있으므로 영적 도움을 많이 받을 수 있음을 알려 적절한 자원에 연결한다.
- ✓ 고인과 함께 나누었던 감정들을 정리하고 다른 사람과의 관계를 시작한다.
- ✓ 고인이 없는 삶을 재구성하게 되고, 새롭게 시작하고 싶은 마음이 생기는 것을 느끼게 된다.
- ✓ 다른 사람의 삶에 대한 관심이 증대되는 때이므로 적절하게 사회화할 수 있도록 격려한다.
- ✓ 슬픔 과정을 치러냄을 통해 영적으로 성숙하였음을 확신시킨다.
- ✓ 새롭게 세운 목표들을 집중적으로 실행할 단계로, 하고 싶은 일을 선택하여 실천해볼 수 있도록 격려한다.

12

8 사별 간호 중재

호스피스에서의 사별 관리는 대개 사별 후 12개월까지를 말한다. 유가족이 심한 죄책감 없이 정상적인 사별 과정을 경험하기 위해서는 환자가 살아 있는 동안 최선을 다해 사랑하며 돌보는 것이 필수적이다. 그러므로 환자가 살아 있는 동안 호스피스 팀은 환자를 위해 가족이 할 수 있는 일은 가급적 스스로 할 수 있도록 가족을 지원해야 한다. 이로써 사별의 해로운 효과를 예방할 수 있다. 또한 예비적인 슬픔을 나타내는 가족을 상담하여 가족이 환자의 죽음에 잘 적응할 수 있도록 이끌어야 한다. 사별 관리에 포함되는 내용은 다음과 같다.

1. 유가족 사정

1) 위험 사정

호스피스 환자를 간호하는 동안, 사별 후 유가족의 위험도를 사정한다.

2) 초기 사정

환자가 죽은 지 한 달 이내에 사별에 대한 첫 사정이 수행된다. 사정에서 다뤄야 할 영역은 수면, 식욕, 활동, 정서적 어려움의 인지 능력과 지지체계의 여부가 있는지, 회피단계를 성공적으로 벗어났는지, 앞으로 특별한 도움이 더욱 필요한지 등에 대한 것들이다. 이때 '슬픔에 대한 정상적인 반응'이라는 유인물을 주고 참고하도록 한다.

* 가능한 유가족 사정 사항

- ✓ 고인과의 관계를 검토할 것
- ✓ 유가족이 사별 후 이루어야 할 과제들 중 어떤 과제를 완결하지 못했는지 평가
- ✓ 신체 증상의 여부

2. 장례식 참석

특별한 일이 없는 한 참석하여 함께 울고 함께 슬퍼해 준다. 필요하면 사망진단서를 떼는 등의 실제적으로 도움이 되는 일을 해주기도 한다.

3. 우편물

정상적인 경우 사별 후(3, 6, 9개월)에 사별 과정을 겪어 나가는데, 도움이 되는 자료 및 유가족에게 의미 있는 기념일을 기억하여 우편물을 보낸다.

4. 추모 모임

사별 가족이 많은 기관에서는 정기적으로, 적은 기관에서는 부정기적으로 유가족과 고인을 돌보았던 호스피스 종사자들이 모여서 고인을 추모하는 시간을 갖는다. 이 시간에는 돌아가신 분에 대해 함께 이야기한다.

5. 지지 그룹

유가족이 정기적으로 모여서 자신들의 슬픔과 사랑하는 가족이 떠난 후의 역할 변화 등에 대해 이야기를 나눌 수 있도록 만든 것이다. 대개 4주에 1번 정도 모이게 되며, 아내를 잃은 남편들끼리 혹은 남편을 잃은 아내들끼리 모이게 된다. 왜냐하면 비슷한 처지의 사람들끼리 모여 앉아 이야기를 주고받게 되면 위로와 용기를 훨씬 많이 얻을 수 있기 때문이다.

6. 가족원 상담

사랑하는 사람의 상실은 가족의 평형 상태를 깬다. 가족 내에서 죽음에 대한 감정이 자유롭게 표현됨이 허락되지 않는 경우에는 여러 가지 역기능적인 방법으로 표현할 수도 있다.

7. 전문가에게 의뢰

의뢰는 전문가에게 해야 하며, 그 전문가로는 정신과 의사가 대표적이라 할 수 있다. 전문가에게 의뢰할 때는 적절한 도움이 필요하다고 생각되는 경우에 받을 수 있도록 연결해 주어야 한다.

사별 후 12개월이 지나고 비정상적인 사별의 징후가 보이지 않으면 유가족 추후관리 프로그램을 종결하게 된다. 그러나 어떤 유가족들은 13개월이 지난 후에도 호스피스와 관련을 맺고 싶어 한다. 이러한 사람들은 후원회 등을 조직하여 소식지를 발간, 홍보하도록 하여 바자회에 참석, 수입금을 기탁하는 등 물심양면으로 호스피스 활동을 돕도록 한다.

13 장
스트레스 관리

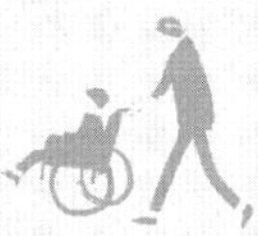

1. 스트레스의 원인
2. 스트레스 반응
3. 스트레스 관리방법
4. 소진

호스피스 제공자들은 죽음을 앞두고 있는 대상자를 향한 순수한 마음으로 활동을 한다. 하지만 총체적인 고통 중에 있는 대상자들과 다른 호스피스 팀원과의 상호작용에서 어려움을 겪을 수도 있다.

호스피스 활동에 있어서 스트레스는 자연스럽게 발생된다. 우리가 삶을 살아가는 동안 적당한 자극과 자신이 조절할 수 있는 스트레스는 필요하다. 그러나 대부분의 스트레스는 각자가 만들어 내고 있으며, 스트레스를 어떻게 받아들이고 해석하고 판단하는가에 따라 다른 반응을 보이게 된다. 호스피스 제공자들이 효과적으로 스트레스를 관리하지 못한다면, 그 개인의 삶의 질은 물론 이거니와 호스피스 대상자에 대한 돌봄의 질도 저하될 수 있다. 그렇기 때문에 호스피스 제공자들은 스트레스를 느끼는 내·외적인 요인을 파악하고, 적절한 대처방안을 마련하는 것은 매우 중요한 일이다.

1 스트레스의 원인

1. 외적 스트레스 : 병의 진행과 관련된 스트레스

말기질병이 주는 스트레스는 이런 질병 과정의 특성과 관련이 있다. 간호 제공자가 만나는 말기 환자들의 경우, '환자와의 만남 → 간호함 → 정이 듦 → 죽음의 과정'을 맞이하게 된다. 또 다른 환자 역시 이런 과정이 반복될 것이다. 이는 간호 제공자에게는 엄청난 스트레스를 유발하게 되며, "나도 이 환자처럼 언젠가는 죽게 될 텐데…."하고 닥쳐올 자신의 죽음을 생각하게 된다. 자신의 마음속에 숨겨져 있던 죽음에 대한 공포가 의식 표면으로 떠올라 불안을 더욱 심하게 한다. 가정 호스피스 제공자는 낯선 가정에서 느끼는 고립감이 스트레스가 되기도 한다.

2. 내적 스트레스

1) 성격특성

완벽한 성격, 이상적인 성격, 지나치게 자학적인 성격, 열등감이 심하고 자아존중이 없는 성격은 스트레스에 민감하다. 자신이나 동료에 대한 지나치게 높은 기대수준은 좌절과 실망을 불러일으킬 수 있다. 그리고 환자의 죽음을 마치 자신의 개인적인 잘못이나 개인적인 실패로 받아들일 수도 있다.

2) 사람 간의 갈등

가족들은 자신들이 환자에게 주지 못하는 것(경제적인 도움 등)을 간호 제공자가 주기를 바라기도 하고, 불가능한 도움과 치료를 제공해 주기를 바라기도 한다. 현실과 이상 사이에서 큰 차이가 나타나면 스트레스가 된다. 환자나 가족, 동료와의 갈등이 스트레스가 되는 것이다. 가능한 것은 변화시키고, 그럴 수 없는 부분들은 받아들이는 것이야말로 스트레스를 줄이는 방법인 것이다.

3) 기타 개인적인 요인

치료자의 건강 문제, 사생활의 고민, 전문지식의 실력 부족, 경제적인 곤란 등이다.

2 스트레스 반응

1. 신체적 반응

수면이 부족하거나 식사를 제대로 하지 않는 것도 아닌데 극도의 신체적 피로감을 느낀다면 이는 주요한 스트레스 증상이라 볼 수 있다. 또한 두통, 규칙에 대한 불인감, 불면증 따위와 같은 증상도 스트레스와 관련이 있다. 이밖에도 감기 같은 일상적 증상을 이겨내기 힘들게 되는 것 또한 스트레스로 나타나는 문제라 할 수 있다.

2. 정신적 반응

불안, 분노 등의 인지적 행동과 무의식적인 방어기제를 들 수 있다. 이러한 반응양상에서 정도가 가벼울 경우는 스트레스 대응에 도움이 되지만, 그러한 상태가 오래 지속되면 해로운 결과로 연결된다.

3. 인지적 반응

스트레스에 대한 평가는 두뇌에 의해 조정되는데, 이를 일련의 의식적, 무의식적 과정의 결과로 본다. 인지와 반응은 서로 얽히고 동시에 발생하는 과정이므로 분리해 낼 수 없다.

4. 기타 반응

스트레스에 대한 언어적 표현이나 행동적 반응은 자극체가 주어질 때 가장 먼저 나타나는 양상이다. 울거나 말을 많이 함, 웃음, 소리를 지름, 발로 차거나 집어 던짐, 무엇인가를 애무하는 행위 등이 이에 속한다.

3 스트레스 관리방법

1. 호스피스/스트레스에 대한 교육 참여

① 호스피스와 관련된 지식과 기술을 습득하는 교육과 훈련에 참여한다.

② 효율적인 스트레스 대처법에 대한 교육과 훈련에 참여하도록 한다.

2. 지지체계 확립

팀 회의나 지지 모임, 배우자나 친지, 친구나 동료로부터 상호협조와 정서적 지지를 받도록 하고, 신뢰할 만한 사람들과 애정을 주고받는 기회를 많이 만들도록 한다.

3. 기분전환과 이완기 기회/내적인 평화를 얻기 위한 방법 실천

1) 상상요법

마음을 진정 혹은 안정시키기 위해 조용한 장면을 보게 하는 것이 좋다. 그러나 그럴 수 없는 경우에는 머릿속으로 상상해 보는 것이다. 몇 분 동안 편안하게 앉아서 쉴 수 있는 조용한 장소를 선정하고 눈을 감는다. 신체의 모든 근육들을 이완시키고, 입은 꼭 다물고, 코로는 깊은 호흡을 한다. 몇 분 동안 상상을 즐기고 난 이후 천천히 눈을 뜬다.

2) 음악요법

정신적인 고통을 음악으로 이기고 고치는 치료법, 즉 음악에 의한 전신요법을 가리킨다. 음악의 효과는 분노와 증오의 감정 감소, 혈압과 기초대사 및 호흡수 감소, 스트레스에 대한 생리적 반응 감소, 엔도르핀 생성 증가, 심박동수와 혈압 및 유리지방산 감소 등이 포함된다. 음악요법은 즉흥 연주, 노래 만들기, 음악 듣기, 음악으로 자서전 만들기 등의 방법이 있다.

3) 명상요법

다른 자극을 제한하고 하나의 자극에 주의를 집중시켜서 내적 조화와 자기성찰을 이루게 한다. 조용하고 편안한 환경에서 하루 10~15분씩 실시한다.

명상요법의 종류는 집중명상과 통찰명상이 있다. 집중명상은 시각명상, 사물이나 단어, 이름을 반복적으로 읊조리는 청각명상이나 체감각명상 등의 감각명상이 있다. 그에 반해 종합명상은 숭배의 대상을 마음속에 그리거나 부르거나 기도를 반복하는 심상명상, 일정한 동작을 반복하는 행위명상, 요가, 단전호흡, 점진적 근육이완요법과 같은 행위를 나타낸다. 명상요법의 효과는 이완 시 심박동수와 호흡수, 산소소비량 감소, 혈중유산 감소, 불면, 고혈압, 뇌졸중, 당뇨나 관절염 등의 치료와 예방 효과, 알코올이나 약물 및 흡연 감소 효과, 강박적인 사고나 우울, 불안 및 적개심 감소 등이 포함된다.

4) 점진적 이완요법

각성상태에서 골격근을 점진적으로 이완시켜 신체의 모든 근육에 이완 반응을 조건화시킴으로써 교감신경계의 활동을 감소시키는 치료적 기술이다.

장소는 조용한 곳이 좋으며, 편안한 의자에 앉아 불빛을 어둡게 하고, 눈을 감고 실행하면 더욱 효과적이다. 각 신체 근육의 수축기간은 5초이며, 이완기간은 20초이다. 오른손 → 왼손 → 오른팔 → 왼팔 → 이마 → 얼굴 상부 → 눈, 얼굴 하부 → 이마 → 목 → 어깨 → 배 → 오른 다리 → 왼 다리 → 발의 순으로 긴장과 이완을 교대로 경험하면 된다.

5) 단전호흡

일종의 복식호흡으로서 에너지인 '기'를 최대한 우리 몸으로 끌어들이는 호흡을 말한다. '단전'이라 하면 주로 하단전을 지칭하며, 배꼽 아래 3~4cm 위치를 추정한다. 단전호흡 효과는 유연성 증가, 불안이나 초조감 감소, 기억력 및 집중력, 사고력 강화, 피로 감소, 소화촉진, 혈압과 맥박의 정상화, 기분 증진, 면역력 증가 등이 포함된다.

4. 생활양식의 관리

❶ 계획표를 작성하여 효율적으로 시간 관리를 하도록 한다. 우선순위와 목표를 설정하여 활동하도록 하며, 여유시간을 갖도록 한다. 비효과적으로 시간을 사용하면 낭패감, 자기비하, 불안이나 스트레스를 초래한다.

❷ 주 3회 이상, 1회에 30분 운동을 한다. 1시간 이상 걷기, 등산, 수용, 체조, 테니스, 골프, 에어로빅, 단전호흡, 기공, 태권도, 합기도 등 규칙적인 유산소 운동을 하도록 한다.

❸ 영양 식이를 먹도록 한다. 신선한 채소와 과일, 곡류와 콩 종류, 씨앗이나 견과류, 생선류 등 고단백, 저지방, 적당한 탄수화물 음식이 도움이 되며, 비타민 B와 C를 섭취하는 것도 좋다. 그러나 카페인과 설탕이나 소금, 알코올, 식품 첨가제, 붉은 고기와 유제품, 밀 종류 등은 피하는 것이 좋다. 또한 휴식을 취하여도 피곤이 지속되거나, 활동을 그만두고 싶거나, 실컷 자고 싶거나, 어디론가 떠나고 싶다는 생각이 들지 않도록 활동을 조정해야 한다. 금연을 하도록 하며, 적당한 음주문화를 정립하여 과음하거나 문제해결을 위하여 술에 의존하지 않아야 한다. 업무와 휴식의 경계를 명확히 하고 휴일이나 여가를 활용하도록 한다.

❹ 주말에는 가족과 함께 여행을 떠나거나 등산을 하거나 외식을 하는 등, 가족과 함께 보내는 것이 좋다. 또한 책 읽기나 노래 부르기와 같이 재미있고, 좋아하는 취미생활을 하도록 한다.

5. 감정관리

❶ 침묵 속에서 부정적인 감정이 쌓이면 좌절감과 우울감이 폭발할 수 있기 때문에 자신의 감정을 솔직하게 표현하고 대화로 문제를 해결하고자 노력한다.

❷ 적극적인 사고와 유머감각을 가지도록 노력한다.

6. 전문가 상담

개별적으로 해결할 수 없는 스트레스가 있거나 스트레스에 대한 적절한 대처를 할 수 없을 때에는 정신과 의사나 종교 지도자 혹은 심리사와 같은 전문가에게 상담을 하도록 한다.

7. 행정적인 정책도입

개인적인 차원의 노력으로 해결되지 못하는 스트레스인 경우에는 호스피스 기관 차원에서 행정적인 정책을 마련하여 호스피스 팀원들이 소진되지 않고 맡은 일을 다 하도록 도울 필요가 있다.

4 소진

소진은 스트레스의 한 영역으로 신체적, 정서적 에너지를 과다 소모하여 그 결과 무력함을 강하게 느끼게 되는 것을 말한다. 이는 오랫동안 사람들과의 깊은 관계에서 계속적, 반복적으로 받게 되는 정서적 압박의 결과로서 전문인, 특히 건강교육, 사회사업 등의 직업인에게 많이 나타난다. 전문직에 따라 보통 일을 시작한 지 5~6개월 이내에 또는 1~2년 이내에 소진을 경험한다.

1. 소진의 요인

호스피스 제공자는 늘 죽음이나 육체적, 심리적, 영적 고통을 가진 환자와 직면하기 때문에 정신적으로 더 많은 신경을 쓰게 된다. 환자와 가족의 과다한 요구나 능력의 한계, 자신의 인간관계에 위협 등을 느껴 기력이 소모되는 증상이 나타날 수 있다.

1) 외부요인

신체적 증상과 정신적 문제 조절이 자신의 노력으로 되지 않을 때 좌절하게 된다. 또한 업무량이 과중할 때, 즉 환자의 몸무게가 많이 나가거나 환자가 쇠약하고 혼수상태일 때 더욱 힘들게 된다. 또한 증상이 가벼워지지 않은 환자가 편안하게 죽음을 맞이하지 못한 경우라면 호스피스

13

제공자는 좌절, 죄책감을 심하게 느낄 수 있다. 관리상의 경직성이나 금전적 불안정에서 발생되는 경우도 있다.

2) 내부요인

호스피스 제공자가 완벽함을 추구하거나, 이상을 실현하거나, 혹은 성취 욕구가 강하거나 지나치게 헌신적인 경우에 기대 수준을 높게 설정하여 실망이나 좌절을 경험할 수 있다.

2. 소진의 예방과 관리

❶ 호스피스 교육을 받거나 임상경험이 있는 적정 요원을 선발한다.

❷ 호스피스 요원들 사이의 지지를 도모한다.

✓팀 회의를 한다.

✓지속적인 지지를 한다.

- 시간제 고용, 휴가나 병가로 건강을 유지하도록 한다.
- 신체적, 정서적 문제를 지지하는 프로그램(연수, 세미나 등)을 제공한다.
- 계속적인 교육과 훈련을 받도록 한다.
- 외부 상담자 등의 지지그룹을 이용하여 의견이나 감정을 나눌 기회를 갖게 하여 상호 지지를 하게 한다.
- 간호로 인한 긴장을 주기적으로 해소시킬 수 있는 장소를 제공한다.

✓바이오 피드백을 활용하거나 에어로빅 · 조깅을 한다.

❸ 사회적 지지체계를 활용한다.

14 장
연명치료 중단에 대하여

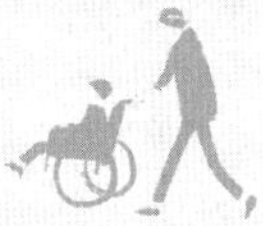

1. 연명의료결정제도
2. 윤리적 의사결정
3. 아름다운 이별을 위한 품위 있는 죽음 준비
4. 연명치료 중단 관련 연구

1 연명의료결정제도

최근 의료기술이 급속하게 발전하면서 인구의 고령화로 노인 인구가 빠르게 증가하고 있다. 특히 우리나라의 경우 인구 고령화의 속도가 빨라 2018년 65세 이상 노인 인구가 14% 이상으로 고령사회로 돌입하였고 2026년에는 21% 이상으로 초고령 사회가 될 것으로 예상되고 있다. 이뿐만 아니라 암성 및 비암성 만성 질환자가 증가하면서 개인의 삶의 질에 많은 관심을 가지고 존엄한 죽음, 바람직한 임종을 준비하고자 하는 요구가 증가하고 있다. 우리나라는 국회가 지난 2016년 1월에 연명의료결정법을 통과시킨 뒤, 보건복지부는 2017년 10월 16일부터 2018년 1월 15일까지 3개월 동안 시범사업 기간을 두고 연명의료결정제도 시행을 준비해 왔으며, 2018년 2월 4일부터 연명의료결정제도가 도입되어 사전에 연명의료에 대한 본인이 의사를 문서화하여 남길 수 있게 되었다. 따라서 연명의료결정제도의 정의와 절차 등에 대해 알아보고자 한다.

1. 연명의료결정제도란?

의학적으로 임종 과정에 있다고 판단한 환자의 의사에 따라 연명의료를 시행하지 않거나 중단할 수 있도록 연명의료 결정과 그 이행에 관한 법적 제도를 마련한 것이다. 본 제도의 목적은 연명의료를 받지 않을 수 있는 기준과 절차를 정립함으로써 환자가 품위 있고 존엄하게 삶을 마무리할 수 있도록 하는 것을 그 목적으로 하고 있다. 즉 임종 과정에 있는 환자의 자기 결정이 존중되고 인간으로서의 존엄과 가치를 보호하는 것이다.

2. 연명의료 결정 주요용어

1) 말기 환자

암, 후천성면역결핍증, 만성 폐쇄성 호흡기 질환, 만성 간경화에 대하여 적극적인 치료에도 불구하고 근원적인 회복의 가능성이 없고 점차 증상이 악화되어 담당 의사와 해당 분야의 전문의 1명으로부터 수개월 이내에 사망할 것으로 예상되는 진단을 받은 환자

2) 임종 과정에 있는 환자

회생의 가능성이 없고, 치료에도 불구하고 회복되지 않으며, 급속도로 증상이 악화되어 사망에 임박한 상태라고 담당 의사와 해당 분야의 전문의 1명이 판단한 사람

3) 연명의료

임종 과정에 있는 환자에게 하는 심폐소생술, 혈액투석, 항암제 투여, 인공호흡기 착용의 의학적 시술로서 치료 효과 없이 임종 과정의 기간만을 연장하는 것

4) 연명의료 유보

임종 과정에 있는 환자에게 연명의료를 처음부터 시행하지 않는 것

5) 연명의료중단

임종 과정에 있는 환자에게 이미 시행 중인 연명의료를 중지하는 것

6) 호스피스 · 완화의료

말기 환자 또는 임종 과정에 있는 환자와 그 가족에게 통증과 증상의 완화 등을 포함한 신체적, 심리사회적, 영적 영역에 대한 종합적인 평가와 치료를 목적으로 하는 의료

7) 연명의료계획서

말기 환자 등의 의사에 따라 담당 의사가 환자에 대한 연명의료중단 등 결정 및 호스피스에 관한 사항을 계획하여 문서로 작성한 것

8) 사전연명의료의향서

- ✓ 19세 이상인 사람이 자신의 연명의료중단 등 결정 및 호스피스에 관한 의사를 직접 문서로 작성한 것

✓ 본인의 명시적 의사에 의한 연명의료 결정을 제도화 한 중요한 서식으로, 사전연명의료의향서 등록기관을 찾아가 충분한 설명을 듣고 작성해야 문서가 법적으로 유효함

2. 연명의료 결정의 절차

작성된 사전연명의료의향서와 연명의료계획서는 연명의료정보포털(www.lst.go.kr)에서 조회 가능하다. 이미 작성되었더라도 본인은 언제든 그 내용을 변경하거나 철회할 수 있다. 사전연명의료의향서나 연명의료계획서로 연명의료를 받지 않겠다는 의사를 밝혔다 하더라도, 실제로 연명의료를 받지 않으려면 다음과 같은 절차를 따라야 한다.

❶ 우선 의료기관 윤리위원회가 설치된 의료기관에서 담당 의사와 전문의 1인에 의해 회생의 가능성이 없고, 치료에도 불구하고 회복되지 않으며 급속도로 증상이 악화되어 사망에 임박한 상태에 있는 환자라는 판단을 받아야 한다.

❷ 다음으로 연명의료계획서나 사전연명의료의향서를 통해 환자가 연명의료를 받지 않기를 원한다는 사실이 확인되어야 한다.

✓ 연명의료계획서나 사전연명의료의향서가 모두 없고 환자가 의사표현이 불가능한 상태라면 평소 연명의료에 관한 환자의 의향을 환자 가족 2인 이상이 동일하게 진술하고 그 내용을 담당 의사와 해당 분야 전문의가 함께 확인한다.

✓ 만약 위의 모든 경우가 불가능하다면, 환자 가족 전원이 합의하여 환자를 위한 결정을 할 수 있고, 이를 담당 의사와 해당 분야 전문의가 함께 확인하여야 한다. 환자가 미성년자인 경우에는 친권자가 그 결정을 할 수 있다.

❸ 다음 두 가지 요건이 동시에 갖추어지면 연명의료를 시행하지 않을 수 있다.

✓ 해당 환자가 의학적으로 더 이상 치료 효과가 없다는 의학적 판단을 받은 경우

✓ 환자도 더 이상 치료를 원치 않는 경우

3. 연명의료중단 등 결정 및 그 이행

1) 연명의료중단 등 결정

임종 과정에 있는 환자의 의사 또는 환자 가족 전원의 합의에 따라 연명의료를 시행하지 않거나 중단하는 결정

2) 연명의료중단 등 결정에 관한 환자 의사 확인 방법

환자 상태	확인 방법
환자의 의사 능력이 있을 때	• 연명의료계획서(말기 · 임종기 환자 작성 가능) • 사전연명의료의향서(원하는 사람 작성가능)+ 담당 의사의 확인
환자의 의사 능력이 없으나, 환자의 의사를 확인할 수 있을 때	• 사전연명의료의향서+의사 2인의 확인 • 가족 2인 이상의 일치하는 진술+의사 2인의 확인 * 가족 : ①배우자 ②직계 존 · 비속 ③ 형제자매(①② 없는 경우) * 환자 가족이 1인뿐인 경우, 1인의 진술로도 가능
환자가 의사능력이 없고, 환자의 의사를 확인할 수도 없을 때	• 환자 가족 전원의 합의*+의사 2인의 확인 * 행방불명자 등 복지부령으로 정하는 자 제외 • 미성년자의 경우, 친권자인 법정대리인의 결정+의사 2인의 확인

3) 이행 결과의 보고

의료기관의 장은 연명의료중단 등 결정 이행 결과를 보건복지부에 보고하여야 한다.

4. 연명의료 시범사업 수행 기관

1) 사전연명의료의향서 작성 · 상담 · 등록 시범사업

구분	기관명	소재지	연락처
비영리 단체	각당복지재단	서울	070-7166-5583
	대한웰다잉협회	충남	041-911-5556
	사전의료의향서실천모임	서울	02-2281-2670
의료기관	신촌 세브란스병원	서울	02-2228-4302
	충남대학교병원	대전	042-280-7106

2) 연명의료계획서 작성 및 이행 시범사업

구분	기관명	소재지	대표전화번호
상급 종합병원	가톨릭대학교 서울성모병원	서울	1588-1511
	고려대학교 구로병원	서울	02-2626-1114
	서울대학교병원(혜화)	서울	02-2072-2114
	신촌 세브란스병원	서울	1599-1004
	영남대학교의료원	대구	1522-3114/053-623-8001
	울산대학교병원	울산	052-250-7000
	충남대학교병원	대전	1599-7123
국공립종합병원	강원대학교병원	강원	033-258-2000
	국민건강보험 일산병원	경기	031-900-0114
	제주대학교병원	제주	064-717-1114

출처 : 보건복지부 & 국가생명윤리정책원 보도자료(2018.1.24)

5. 사전연명의료의향서와 연명의료계획서

사전연명의료의향서는 19살 이상이면 누구나 등록된 기관에서 작성할 수 있다. 연명의료계획서는 의료기관윤리위원회가 설치된 의료기관에서 담당 의사 및 전문의 1인에 의해 말기 환자나 임종 과정에 있는 환자로 판단을 받은 환자에 대해 담당 의사가 작성하게 된다. 연명의료계획서는 「호스피스 · 완화의료 임종 과정에 있는 환자의 연명의료 결정에 과난 법률」 제10조에 따라 말기 환자 또는 임종 과정에 있는 환자의 의사에 따라 담당 의사가 환자에 대한 연명의료 결정 및 호스피스에 관한 사항을 계획하여 문서로 작성하는 것이다. 환자는 연명의료계획서의 변경 및 철회를 언제든지 요청할 수 있으며, 담당 의사는 해당 환자의 요청사항을 반영하여야 한다. 2018년 1월 24일 보건복지부 보도자료에 따르면 시범사업 추진 결과 사전연명의료의향서 9336건, 연명의료계획서 107건이 보고됐다. 사전연명의료의향서와 연명의료계획서의 양식은 〈그림 1〉, 〈그림 2〉와 같다.

〈그림 1〉 사전연명의료의향서(1)

사전연명의료의향서

※ 색상이 어두운 부분은 작성하지 않으며, [ ]에는 해당되는 곳에 √표시를 합니다.

등록번호	※ 등록번호는 등록기관에서 부여합니다.		
작성자	성 명		주민등록번호
	주 소		
	전화번호		
연명의료 중단등결정 (항목별로 선택합니다)	[ ] 심폐소생술		[ ] 인공호흡기 착용
	[ ] 혈액투석		[ ] 항암제 투여
호스피스의 이용 계획	[ ] 이용 의향이 있음		[ ] 이용 의향이 없음
사전연명의료의향서 등록기관의 설명사항 확인	설명사항	[ ] 연명의료의 시행방법 및 연명의료중단등결정에 대한 사항 [ ] 호스피스의 선택 및 이용에 관한 사항 [ ] 사전연명의료의향서의 효력 및 효력 상실에 관한 사항 [ ] 사전연명의료의향서의 작성·등록·보관 및 통보에 관한 사항 [ ] 사전연명의료의향서의 변경·철회 및 그에 따른 조치에 관한 사항 [ ] 등록기관의 폐업·휴업 및 지정 취소에 따른 기록의 이관에 관한 사항	
	확인	년 월 일	성명 (서명 또는 인)
환자 사망 전 열람허용 여부	[ ] 열람 가능	[ ] 열람 거부	[ ] 그 밖의 의견
사전연명의료의향서 보관방법			
사전연명의료의향서 등록기관 및 상담자	기관 명칭		소재지
	상담자 성명		전화번호

본인은 「호스피스·완화의료 및 임종과정에 있는 환자의 연명의료결정에 관한 법률」 제12조 및 같은 법 시행규칙 제8조에 따라 위와 같은 내용을 직접 작성하였습니다.

작성일 년 월 일

작성자 (서명 또는 인)

등록일 년 월 일

등록자 (서명 또는 인)

210㎜×297㎜[백상지(80g/㎡) 또는 중질지(80g/㎡)]

〈그림 1〉 사전연명의료의향서(2)

(뒤쪽)

유의사항

1. 사전연명의료의향서란 「호스피스・완화의료 및 임종과정에 있는 환자의 연명의료결정에 관한 법률」 제12조에 따라 19세 이상인 사람이 자신의 연명의료중단등결정 및 호스피스에 관한 의사를 직접 문서로 작성한 것을 말하며, "호스피스・완화의료"의 신청은 「호스피스・완화의료 및 임종과정에 있는 환자의 연명의료결정에 관한 법률」 제28조에 따른 신청절차를 따라야 합니다.
2. 사전연명의료의향서를 작성하고자 하는 사람은 보건복지부장관이 지정한 사전연명의료의향서 등록기관을 통하여 직접 작성하여야 합니다.
3. 사전연명의료의향서를 작성한 사람은 언제든지 그 의사를 변경하거나 철회할 수 있으며, 이 경우 등록기관의 장은 지체없이 사전연명의료의향서를 변경하거나 등록을 말소하여야 합니다.
4. 사전연명의료의향서는 ① 본인이 직접 작성하지 아니한 경우, ② 본인의 자발적 의사에 따라 작성되지 아니한 경우, ③ 사전연명의료의향서 등록기관으로부터 「호스피스・완화의료 및 임종과정에 있는 환자의 연명의료결정에 관한 법률」 제12조제2항에 따른 설명이 제공되지 아니하거나 작성자의 확인을 받지 아니한 경우, ④ 사전연명의료의향서 작성・등록 후에 연명의료계획서가 다시 작성된 경우에는 효력을 잃습니다.
5. 사전연명의료의향서에 기록된 연명의료중단등결정에 대한 작성자의 의사는 향후 작성자를 진료하게 될 담당의사와 해당 분야의 전문의 1인이 동일하게 작성자를 임종과정에 있는 환자라고 판단한 경우에만 이행될 수 있습니다.

210㎜×297㎜[백상지(80g/㎡) 또는 중질지(80g/㎡)]

〈그림 2〉 연명의료계획서(1)

연명의료계획서

※ 색상이 어두운 부분은 작성하지 않으며, [ ]에는 해당되는 곳에 √표를 합니다

등록번호		※ 등록번호는 의료기관에서 부여합니다.	
환자	성 명		주민등록번호
	주 소		
	전화번호		
	환자 상태	[ ] 말기환자	[ ] 임종과정에 있는 환자
담당의사	성 명		면허번호
	소속 의료기관		
연명의료 중단등결정 (항목별로 선택합니다)	[ ] 심폐소생술		[ ] 인공호흡기 착용
	[ ] 혈액투석		[ ] 항암제 투여
호스피스의 이용 계획	[ ] 이용 의향이 있음		[ ] 이용 의향이 없음
담당의사 설명사항 확인	설명 사항	[ ] 환자의 질병 상태와 치료방법에 관한 사항	
		[ ] 연명의료의 시행방법 및 연명의료중단등결정에 관한 사항	
		[ ] 호스피스의 선택 및 이용에 관한 사항	
		[ ] 연명의료계획서의 작성・등록・보관 및 통보에 관한 사항	
		[ ] 연명의료계획서의 변경・철회 및 그에 따른 조치에 관한 사항	
		[ ] 의료기관윤리위원회의 이용에 관한 사항	
	확인 방법	[ ] 서명 또는 기명날인	년 월 일 성명 (서명 또는 인)
		[ ] 녹화	
		[ ] 녹취	
		※ 법정대리인 (환자가 미성년자인 경우에만 해당합니다)	년 월 일 성명 (서명 또는 인)
환자 사망 전 열람허용 여부	[ ] 열람 가능	[ ] 열람 거부	[ ] 그 밖의 의견

「호스피스・완화의료 및 임종과정에 있는 환자의 연명의료결정에 관한 법률」 제10조 및 같은 법 시행규칙 제3조에 따라 위와 같이 연명의료계획서를 작성합니다.

년 월 일

담당의사 (서명 또는 인)

210mm×297mm[백상지(80g/㎡) 또는 중질지(80g/㎡)]

〈그림 2〉 연명의료계획서(2)

(뒤쪽)

유의사항

1. 연명의료계획서란 「호스피스·완화의료 및 임종과정에 있는 환자의 연명의료결정에 관한 법률」 제10조에 따라 말기환자 또는 임종과정에 있는 환자의 의사에 따라 담당의사가 환자에 대한 연명의료중단등결정 및 호스피스에 관한 사항을 계획하여 문서로 작성하는 것을 말합니다.
2. 환자는 연명의료계획서의 변경 또는 철회를 언제든지 요청할 수 있으며, 담당의사는 해당 환자의 요청 사항을 반영하여야 합니다.

210mm×297mm[백상지(80g/㎡) 또는 중질지(80g/㎡)]

2 윤리적 의사결정

1. 윤리

1) 윤리의 어원

윤리(倫理, ethics)의 윤(倫)자는 무리, 또래, 질서 등의 뜻을 담고 있으며, 리(理)자는 이치, 이법, 도리의 뜻을 가진다. 따라서 윤리는 사람과 사람 사이의 관계, 즉 인간관계의 이법이라고 할 수 있다(진교훈, 2003).

윤리와 혼용되는 말로 도덕(道德, moral)이 있는데, 도(道)란 인륜을 성립시키는 도리이며, 그것을 체득하고 있는 상태를 덕(德)이라 한다. 따라서 사람으로서 행해야 할 이법이며 그것을 자각하여 실천하는 행위를 말한다(김분한 외, 1999).

'윤리'는 그리스어의 에토스(ethos)에서 나왔으며 원래 동물이 서식하는 장소, 축사, 집 등을 의미하는 말이었으나, 나중에는 사회의 풍습, 개인의 관습 또는 품성을 의미하게 되었다. 도덕은 라틴어의 모랄리스(moralis, 어원 mos)에서 나왔으며, 에토스와 마찬가지로 풍습 또는 습관을 의미한다. 따라서 서구에서는 윤리라는 말이 풍습과 밀접한 연관이 있다.

'윤리', 또는 '윤리적'이라는 말은 옳은 것과 그른 것, 좋은 것과 나쁜 것에 관한 가치판단을 하는 인간의 능력을 뜻하고, 또 윤리적인 기준과 일치하는 행동을 가리키기도 한다. 학자에 따라 윤리와 도덕을 구분하여, 윤리는 도덕을 개념화하여 체계화시킨 것으로 윤리는 도덕에 대한 비판적 연구라고 말하기도 한다. 그러나 오늘날 대부분의 경우, 윤리와 도덕은 구별되지 않고 사용된다(진교훈, 2003).

14

2) 윤리적 의사결정

✓ 윤리적 의사결정(ethical decision making)의 정의
- 윤리적으로 처신한다고 생각되는 선택(김용순 외, 2001)
- 간호사가 간호업무 수행 중에 직면하게 되는 윤리적 딜레마 상황에서 실제로 의사결정을 내리는 것(한성숙, 1992)

간호사들은 의료와 기관의 목표 그리고 양질의 간호 목표 사이에서 심각한 갈등을 겪는다. 즉, 간호사들은 환자에 대한 윤리적 의무를 가지며 동시에 의사들과 자신이 속한 기관에 대한 의무를 갖는다. 따라서 간호사들은 복합적이며 다원적인 윤리적 책임 상황에 직면하게 된다. 간호사가 복합적인 윤리적 의무에 연루되는 상황에 직면하게 될 때 제기되는 우선적인 질문은 마땅히 해야 할 바가 무엇이며, 어떤 윤리 이론에 기초하여 윤리적 의사결정을 해야 하는가이다.

이러한 질문에 이어 다음과 같은 문제들이 제기된다. 첫째, 복합적인 윤리적 의무에 직면한 상황에서 간호사의 윤리적 책임은 무엇이며, 둘째, 이러한 책임의 범위는 어디까지인가? 이와 같은 질문들은 간호사로 하여금 윤리적 의사결정을 해야 하는 복합적이고 다원적인 상황을 암시하는 것이다(Davis & Aroskar, 1983).

한성숙(1992)의 연구에 의하면 간호사들이 의사 결정 시 주로 사용한 언어는 전문직 의무, 생명존중, 환자의 권리존중, 대상자의 알 권리 등의 단어였으며, 이는 한국간호사 윤리강령 서문에 제시된 내용과 일치하므로 간호사는 직업윤리를 소중히 여김을 보여주고 있다.

이에 간호사들은 윤리적 의사결정을 위한 지식을 갖추고 준비되어 있어야 하여, 병원이나 기관 내에서의 사회적인 지위와 의사결정 과정에서의 간호사의 역할 범위가 명확히 규명되어야 하고 의사결정 참여자로서의 위치가 인정되어야 한다는 주장도 있다. 그리고 무엇보다도 간호사는 의사결정 과정을 통하여 환자를 격려하고 도와주고 지지해주는 위치에 있어야 한다(Mattesson & Hawkins, 1990; 한성숙, 1992).

2. 윤리적 의사결정의 근거

간호사가 윤리적 의사 결정 시 판단근거로 삼을 수 있는
가치나 지식은 다양하다.

❶ 전문직 의무
❷ 윤리이론
❸ 윤리원칙
❹ 윤리규칙
❺ 생명의료윤리학
❻ 양심과 종교적 원리

1) 전문직 의무

1972년에 공포한 한국 간호사의 윤리강령을 전문적 간호사의 간호행위의 윤리적 바탕으로 삼아왔는데, 이 윤리강령은 1972년에 개정 채택된 국제간호 윤리규약에 준하여 제정되어 간호행위의 윤리적 지침을 주며 간호의 윤리적 의사결정을 위한 기본가치로써 제안된다.

윤리강령에서는 간호의 근본이념과 기본책임, 강령제정의 구체적인 목적과 궁극의 목표, 그리고 목적에 이르는 방법을 다루었다. 간호의 근본이념을 "인간 생명의 존중"과 "인간의 기본권리 존중"이라고 명시하고 있다.

2) 윤리이론(Theories of Ethics)

(1) 공리주의(utilitarianism)

공리주의(utilitarianism)는 19세기 영국의 철학자 벤담(J. Bentham)과 밀(J. S. Mill)에 의해 주장되었다. 벤담은 인간성의 구조가 본래 유용성의 원리를 받아들이도록 마련되어 있음을 강조하며 '최대다수의 최대행복'을 추구하였고, 밀은 벤담의 이론을 보충하면서 그의 공리주의가 기본개념으로 삼은 것은 '행위의 유용성(utility)'이다.

이 이론은 결과 이전의 원인이나 의도보다는 결과적으로 나타난 선의 유무가 윤리 행동의 척도

가 된다는 것으로 공리주의자들은 결과론자들이고 어떤 것도 그 자체로서 옳거나 그르지 않다고 믿으며, 수단은 중요시되지 않고 행위의 결과만이 중요하다고 생각한다.

(2) 의무주의(deontology)

의무주의(deontological theory)는 어떤 상황에서라도 존중되고 지켜가야 할 절대적 가치가 있음을 전제로 하며, 결과보다는 취해진 행동의 형태나 본질을 더 중요하게 여기는 이론이다.

"이 세상에 있어서 '선의지' 외에는 무조건 선(善)하다고 볼 수 있는 것은 하나도 없다."라는 구절은 칸트(I. Kant) 윤리학의 출발점인 동시에 기본 전제이다. 이는 그 자체로서 선한 것, 본래적 선(善, intrinsic goodness)의 가치를 가진 것은 오직 선의지로서, 이는 옳은 행동을 오로지 그것이 선하다는 이유로 항상 택하는 것을 말한다.

칸트의 정언명법(定言命法, categorical imperative)은 "오직 보편적인 법칙이 될 수 있는 격률에 따라서만 행동해야 한다."이며, 행위의 결과를 중요시하지 않고 결단을 내리는 행위들을 의미한다. 또한 인간을 다루는 행위는 언제나 목적이어야지 수단이 되어서는 안 된다고 설명하고 있다. 모든 이성적 존재는 그 자체로서 가치가 있는데, 이 가치는 이성을 지니고 있는 존재라고 하는 점에서 가치 있으며, 이성은 모든 사람에게 본래적 가치와 존엄성을 부여한다.

3) 윤리원칙(Principles of Ethics)

윤리원칙으로 Beauchamp과 Childress(1983)는 네 개의 원칙과 세 개의 규칙을 분류하였다. 1) 자율성 원칙 안에 사전동의를 논하고, 2) 무해성 원칙, 3) 선행 원칙에 선의의 간섭주의를 포함하였으며, 그리고 4) 정의 원칙을 논하였다.

규칙은 원칙의 하위개념으로 정직, 신의, 성실을 설명하였다. 또한, Beauchamp과 Childress (1994)는 전통적인 하향적 접근법으로, 이 네 원칙을 구체화시켜 생명의료윤리학의 네 원칙과 행동지침으로 삼았다.

(1) 자율성(autonomy)의 원칙

개인이 스스로 선택한 계획에 따라 행동과정을 결정하는 행동 자유의 한 형태이다. 다시 말하면 개인의 독립성, 자립성, 결정에서의 자주성 등을 의미하며 인격존중의 원리도 자율성에 속한다.

권리는 이 원칙에서 나오며 긍정적인 권리는 각자가 무엇인가 해야 할 의무를 가졌다는 것이고, 부정적인 권리는 각자가 무엇을 하는 데 있어서는 참고 억제하는 의무를 말한다. 전통적인 서양철학은 윤리나 법에서 자율성이 최상의 가치요 초석으로 칸트도 인간의 자율성은 도덕적인 절대성으로 존중되어야 한다고 한다.

사전동의(Informed consent)의 원칙이 여기에 포함되는데, 이는 환자로부터 치료에 대한 동의를 받기 위해서 모든 관련된 정보를 제공해 주어 시행될 치료와 처치에 자발적으로 동의하고 협조하는 법적이고 윤리적인 조건을 말하며 관련된 정보를 제공하는 것은 정직의 원칙과 관련이 된다. 사전동의를 윤리적으로 말할 수 있는 일반적 기준 세 가지는 첫째, 알려주어야 할 내용은 전문직에서 시행되는 모든 내용이며, 둘째, 합리적인 보통사람이 알고 싶어하는 모든 것이며, 셋째, 환자가 알고 싶어하는 것이 된다.

(2) 무해성(maleficence)의 원칙

무해성의 기능은 고의적으로 해를 가하는 것을 피하거나 해가 될 위험을 피하는 것이다. 해가 될 위험성과 고의적인 유해성과의 차이는 분명치 않다. 그러나 의도적인 가해를 주는 것과 상해의 위기가 가해지는 것을 구별하는 것은 중요하다. 상해의 위험이 있는 경우 법과 윤리에 따라 의무적인 보호의 표준이 정해진다. 이 표준은 합리적으로 인간을 생각해서 상해의 가능성, 위험성, 중대성이 정당화된 만큼 심각할 때 사용되어야 한다. 이 원칙은 나이팅게일 선서와 히포크라테스 선서에도 나와 있다.

(3) 선행(beneficence)의 원칙

선행은 타인을 돕기 위해 적극적이고 긍정적인 관계를 요구하기 때문에 무해성보다는 이타적이고 포용적인 것으로 간주된다. 선행은 선을 행하는 하나의 의무요 긍정적인 윤리로 친절과는 구별되어야 한다. 만약 임종에 가까운 환자가 계속 치료를 보류하기를 원할 때 그 요구를 들어주는 것이 자선적인 행위인지, 환자의 자율성을 존중하는 것인지 아니면 무해성의 의무를 반하는 행위인지 고려할 필요가 있다. 선행의 원칙은 선을 행하는 것을 원할 뿐만 아니라 실제로 그러한 행위를 요구한다.

온정적 간섭주의(parentalism)가 여기에 포함된다. 이는 보호한다는 선의와 선행의 기본 원칙으로 보호받는 개인의 바람과 희망을 고려하지 않고 보호자의 주관으로 이롭다고 생각되고 해로움을 예방한다고 생각되는 행동을 우선으로 선택하는 것이다. 그러나 대상자를 위하는 부성애적 행동은 간섭행위로 되어 사람의 자율성을 무시하고 방해하게 된다. 하지만 어린이의 경우나 판단을 제대로 할 수 없는 경우는 선의의 간섭을 함으로써 대상자에게 좋은 결과를 가져오는 긍정적인 경우도 고려해야 한다.

(4) 정의(justice)의 원칙

정의의 원칙은 분배적 원칙으로 인간의 권리가 그 발달 정도에 따라 각기 달리 분배될 수 있다는 것이다. 또한 인간은 자신이 해야 할 의무와 할 것에 대해 그것이 주어졌을 때 곧바로 실천하는 것이다. 이를 합법적 의무와 권리라고 말할 수 있다. 예를 들어 노인 환자나 청년 환자에게 똑같이 기쁜 마음으로 공평한 간호를 하는 것은 정의로운 윤리감에서 나온 행동이라 할 수 있다. 정의의 원칙으로부터는 고려의 평등(equality of consideration)이나 법 앞의 평등과 같은 다른 것들이 도출된다. 바로 이러한 이유 때문에 정의는 장애를 가진 사람들에게 특수한 배려를 해줄 것을 요구하기도 한다. 부족한 의료자원의 할당 문제는 모든 사람을 구조할 수 없을 때 누구를 구조하기로 결정할 것인가의 문제이다.

4) 윤리규칙 (Rules of Ethics)

(1) 정직(veracity)

정직은 진실을 말해야 하는 의무이다. 다른 사람을 존중하고 선을 위해서 진실을 말해야 한다는 것이다. 약속을 지키는 것이 의무에 속하며 의사소통할 때 진실된 것만 말하고 거짓말을 하거나 속이는 일을 해서는 안 된다는 것이다.

(2) 신의(confidentiality)

나이팅게일 서약문에도 "간호하면서 알게 된 개인이나 가족의 사정은 비밀로 한다."는 내용이 있다. 즉, 환자의 개인차와 독자적인 인격을 존중하여야 한다는 것이다. 환자의 사생활을 유지시킬 의무와 환자의 비밀을 지킬 의무는 간호윤리의 한 부분으로서 한국간호사 윤리강령과 국제간호사 윤리강령에도 명시되어 있다.

(3) 성실(Fidelity)

Beauchamp과 Childress(1983)는 성실을 자율성의 원리와 개인 인격의 독자성으로부터 기인되는 도덕적 법이라 하였고, May(1980)는 성실을 윤리원칙보다 더 중요한 것으로 이해하여 그것은 존재의 한 방법이라 하였고, 특히 계약적 관계에서는 기본적인 윤리규칙으로서 약속이행과 동일하게 사용한다.

5) 생명의료윤리학(Biomedical Ethics, Bioethics, 생의윤리학)

학자에 따라 윤리학을 구분하는 방법이 다르지만, Taylor에 의하면, 윤리학은 기술윤리학(descriptive ethics), 규범윤리학(normative ethics), 분석윤리학(analytic ethics)으로 나눈다. 생명의료윤리학(이하 생의윤리학이라 칭함)은 규범윤리학에 속한다. 이는 응용 규범윤리학(applied normative ethics)과 이론 규범윤리학(theoretical normative ethics)으로 세분할 수 있는데 생명의료윤리학은 환경윤리학 등과 함께 응용 규범윤리학에 속하게 된다(김영진, 2000).

생의윤리학은 생명공학과 의학에 관한 윤리학적 탐구이다. 윤리학이 철학의 한 분야이므로, 생의윤리학은 생명공학과 의학에 관한 사실과학적 탐구를 요구할 뿐만 아니라 이에 대한 철학적 연구도 포함하는 학제적인(interdisciplinary) 성격을 지닌다(김상득, 2000).

생의윤리학 연구는 두 가지 성격을 가진다. 하나는 개념의 분류와 의미의 명료화 작업으로서, 생의윤리학적 추론의 타당성과 도덕적 신념의 체계화 작업이다. 예를 들어 안락사는 인간존엄성의 참다운 실현이라 주장한다면, 안락사와 인간존엄성의 개념을 철학적으로 분류하고 의미를 명료화하는 작업을 수행하게 된다. 다른 한편으로, 생명의료 물음에 대한 철학적 연구는 가치철학으로서 규범적 성격을 지닌다. 그러므로 생의윤리학은 생명공학과 의학이 지금 어떻게 이루어지고 있는지의 물음이 아니라 마땅히 어떠해야만 하는지의 물음을 탐구한다.

이러한 규범의 학으로서 두 가지 차원을 지니는데, 첫째는, 윤리학적 탐구로 행위의 옳고 그름의 기준에 대한 탐구와 둘째는, 윤리적 의사결정 절차에 관한 탐구이다(김상득, 2000).

6) 양심과 종교적 원리

(1) 양심

양심은 그리스어로 '함께 안다'는 의미를 가지며 인식과 깊은 관계가 있다. 인식을 토대로 인간의 의지가 작용하여 구체적인 행위를 유발시킨다. 양심이 지니고 있는 인식의 내용은 윤리적 당위, 즉 선과 악을 구분하는 것이고, 그것을 구체적인 행위에 적용시키는 인간의 능력을 의미하며, 이 능력은 인식과 의지라는 두 가지 요소로 구성된다(한국가톨릭대사전, 1985).

양심의 기능은 다른 능력들을 활용하여 윤리적 인식에 도달하고 윤리적 당위성을 의식함으로써 자신에게 일정한 명령을 내리는 것이다. 이러한 양심의 기능이 실제로 작용하는 데는 교육과 체험이 큰 비중을 차지한다.

양심은 윤리적 원천으로서 인간이 가진 천부적으로 가지고 있는 능력이기도 하지만 동시에 개인이 행동하는 데 있어서 구체적인 규범으로 작용하기도 한다. 양심은 인간의 내면으로부터 응답하여 구체적인 명령을 내리게 된다. 이 명령은 객관적인 구속력을 가지는 것이 아니라 각 개인 안에서 주관적으로 구속력을 가지면서 규범으로서의 역할을 한다. 이러한 의미에서 양심은 주관적 규범이라고도 한다(최창무, 1989).

(2) 종교적 원리

종교의 정의를 보면 근본이 되는 가르침이라는 뜻으로, 중국불교에서는 종(宗)이라는 단어는 진리를 파악한 최고의 경지를 뜻하며 교(敎)는 그것을 말로 표현하여 가르치는 것을 지칭한다. 종교의 핵심을 유일선 전통에서 하듯 절대신(神)과 인간의 관계로 보든, 궁극적 실재를 향한 내성(內省)의 마음가짐으로 보든, 종교는 인간의 '궁극적 관심(ultimate concern)'을 다루는 것이라고 포괄적으로 정의할 수 있다(한국가톨릭대사전, 1985).

종교의 본질은 ①가치에의 갈구, ②가치를 유지할 수 있는 힘을 가진 존재에 의식적으로 의지하는 일, ③힘에 관련해서 그 가치를 실현시키려 하는 응답을 들 수 있다. 종교는 철학적 관심거리를 불러일으키는 인간 삶의 또 다른 중요한 영역이 된다. 많은 사람은 일정한 종교적 신념을 가지고 성장해가며 이러한 신념들은 사람들이 마땅히 살아야 할 방식에 중대한 의미를 지니는 것이다(Brody, 1988).

3. 윤리적 의사결정 모형

윤리적 의사결정 모형으로는 1) 원칙주의(Principlism), 2) 보살핌의 윤리(An Ethic of Care), 3) 윤리이론과 관련된 의사결정 모형으로 3) 공리주의적 의사결정 방법, 4) 의무론적 의사결정 방법, 5) 한성숙의 수정모형, 6) Greipp의 윤리적 의사결정 모형, 7) Cameron의 Value, Be, Do 모형이 있다.

1) 원칙주의(Principlism)

원칙주의는 흔히 원칙주의적인 사고(principled thinking) 또는 정의이론(justice theory)이라 불린다. 이 윤리이론은 개인보다는 보편적인 것에 초점을 두고 있고, 갈등을 해결하기 위해 윤리원칙을 사용한다.

윤리적 문제를 해결할 때 행위의 옳음과 결과의 선 둘 다 고려해야 한다. 갈등은 사람들이 의무론적/결과론적 연속선상에서 어느 것이 옳은 것인가에 의견이 다를 때 일어날 수 있다. 이 갈등을 해결하는 것을 돕기 위해서, Beauchamp와 Childress(1994)가 윤리적 의사결정모형을 개발하였다. 그리고 그 행동지침은 양극의 의무론과 결과론 사이에 중간다리임을 지적하였다.

〈Table 1〉 Beauchamp와 Childress의 행동지침

Autonomy(자율성의 원칙)
자신의 일을 자신이 결정하고 다른 사람들도 그들 자신이 결정하도록 허용해야 한다는 것
Nonmaleficence(악행금지의 원칙)
남에게 악이나 해를 가하지 말아야 한다는 것
Beneficence(선행의 원칙)
악이나 해를 예방하거나 제거하고, 선을 베풀거나 증진시키는 것
Justice(정의의 원칙)
각 사람들에게 자기의 권리나 몫을 주어야 한다는 것

2) 보살핌의 윤리(An Ethic of Care)

로렌스 콜버그의 인지 도덕 발달론은 1960년대 이후의 서양의 도덕교육 발달의 중심이 되어 왔으나, 1980년대 이후 개인 간의 단절과 고립, 서로에 대한 무관심, 타인에 대한 보살핌의 부족, 이기주의와 같은 도덕적 문제를 효율적으로 대처하지 못한다는 비판을 받으면서 길리건에 의해 보살핌의 윤리가 주장되었다.

보살핌의 윤리는 인간관계, 책임, 인간적 유대, 희생과 헌신 등에 기초한 윤리로서 합리성과 자율성, 공정성, 개인의 권리 등을 강조하는 기존의 윤리가 가져온 도덕적 문제들에 대한 대안으로 제기되었다(박병춘, 1999; 김추령 2003).

Gastmans(1999)는 보살핌의 윤리의 관점에서 보기를, 인생의 목적대로 서로서로를 돌보는 것이며, 만약 우리가 보살핌의 윤리를 근거로 산다면, 인생은 더 풍부해지고 의미있는 것이라고 주장한다.

삶의 불가피한 어려움에도 불구하고, 우리는 경이, 유대감, 기쁨, 부드러움을 경험한다고 한다. 그러므로 보살핌의 윤리는 간호의 핵심이라고 주장한다. 간호사들은 실제적으로 신체적, 영적, 정서적 돌봄을 제공하는 데 우수하다.

〈Table 2〉 보살핌의 윤리의 의사결정 모형

보살핌의 지침(Caring Guideline)
옹호(Advocacy): 지지적이 되는 것
동정(Compassion): 감정이입이 되는 것
가치(Values): 바람직한 것과 윤리적인 정의에 따라 사는 것
덕(Virtue): 선한 사람이 되는 것

3) 윤리이론과 관련된 의사결정 모형

(1) 공리주의적인 의사결정 방법(Utilitarianism Ethical Method)

문제 인지
↓
대안의 나열
↓
각 대안에 대한 결과 예측
❶ ....
❷ ....
❸ ....
등등

→ 행복가치 표시
❶ +++
❷ —
❸ +
↓
최대행복의 가치를 주는 대안 선택
↓
올바른 윤리적 선택

※ 방법이 실패하는 경우
1) 결과를 정확히 예측할 수 없을 때
2) 행복의 가치를 정확히 측정할 수 없을 때

(2) 의무론적 의사결정 방법(Deontological Ethical Method)

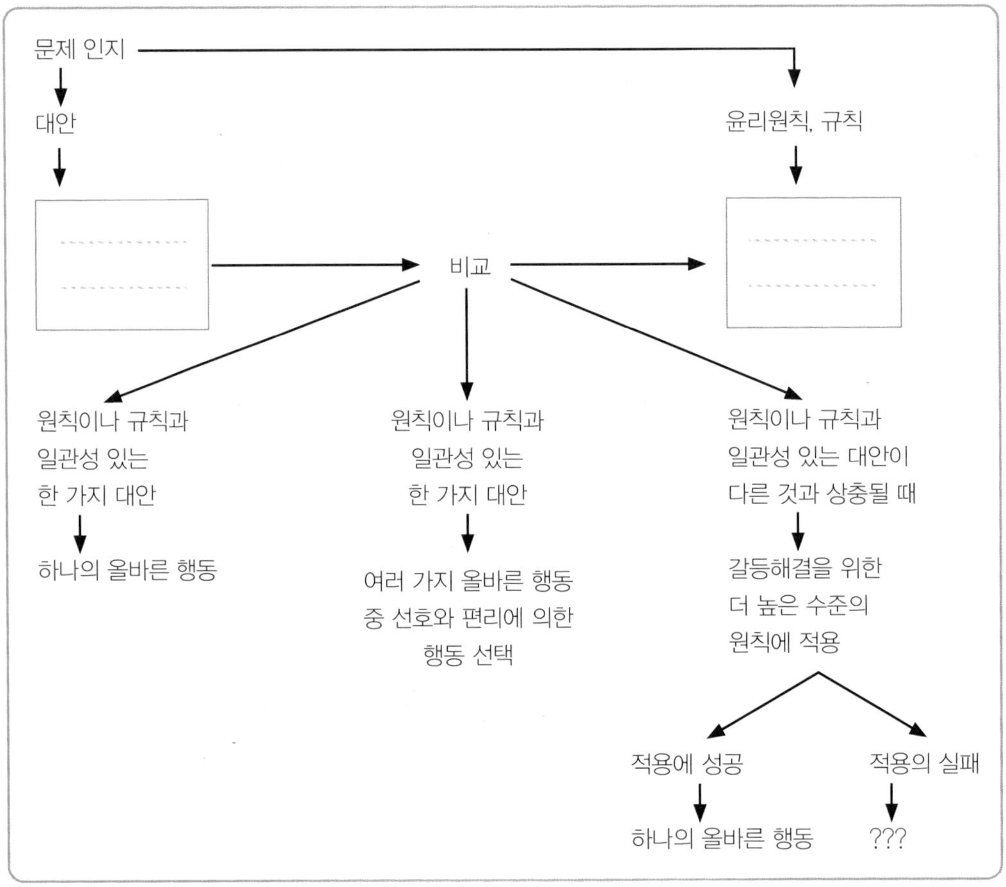

(3) 한성숙(1992)의 수정모형

한성숙(1992)은 Beauchamp와 Childress(1983)가 제시한 윤리적 사고체계와 Bergman 등이 제시한 의사결정 과정 모형을 참고로 하여 윤리적 의사결정 단계를 제시하였다. 첫 단계인 정보는 딜레마 사례와 면담 자료를 의미하며, 둘째 단계에서는 제시된 딜레마가 윤리적인지 또는 어떤 점이 윤리적 쟁점이 되는지 규명한다. 셋째 단계에서는 딜레마가 발생한 환경을 명백히 하기 위해 사건에 개입된 장본인과 그 환경에 연루된 것이 무엇인가 확인한다. 넷째 단계는 윤리적 의사결정의 근거가 된 가치체계와 지식을 확인한다. 즉, 양심과 종교적 원리, 윤리이론 및 윤리원칙 중 어느 것을 적용하여 문제해결을 시도하였는지 확인한다. 다섯째 단계는 실제적인 의사결정이 이루어지며, 여섯째 단계는 의사결정에 따른 행동이 나오고, 마지막 일곱째 단계는 평가의 단계가 된다.

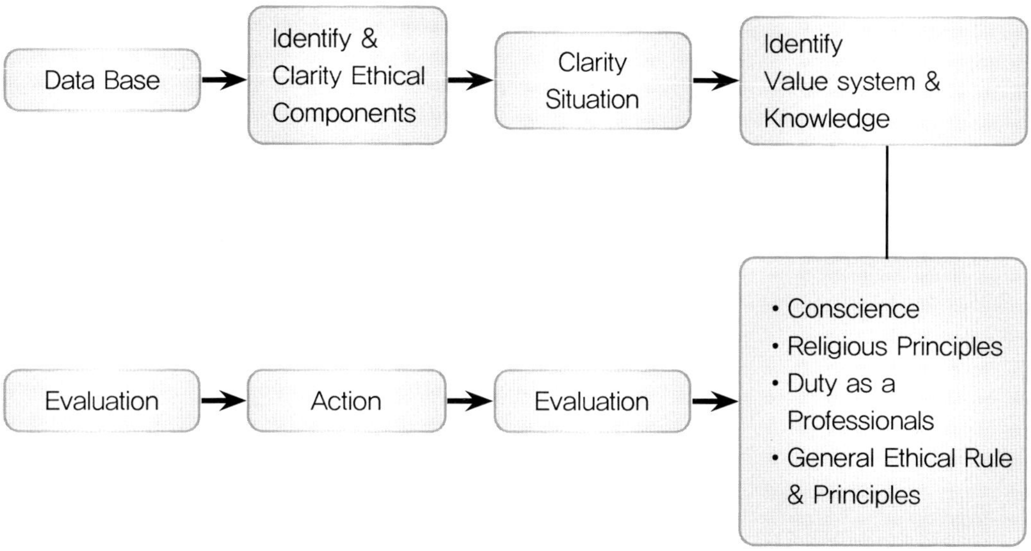

(4) Greipp'의 윤리적 의사결정 모형(1992)

Greipp의 윤리적 의사결정 모형은 윤리적 구조틀(framework) 안에서 간호사와 환자 간의 전체적인 상호작용의 개념을 설명하는 것으로 구상되었으며, 일반체계이론(General system theory)이 내재되어 있다. 이 모형의 중요성은 대상자와 간호사 간의 상호작용과 윤리적 의사결정을 강화하거나 저해하는 복합요소 간의 영향을 전체적으로 표현한 것이다(Greipp, 1992).

Greipp의 윤리적 의사결정 모형에 나타난 개념으로는 ① 학습된 잠재적 장애물, ② 교육, ③ 윤리적 구조틀, ④ 의무론적 기초, ⑤ 간호과정, ⑥ 의사결정이 포함되어 있다.

〈그림 3〉 Greipp'의 윤리적 의사결정 모형(1992)

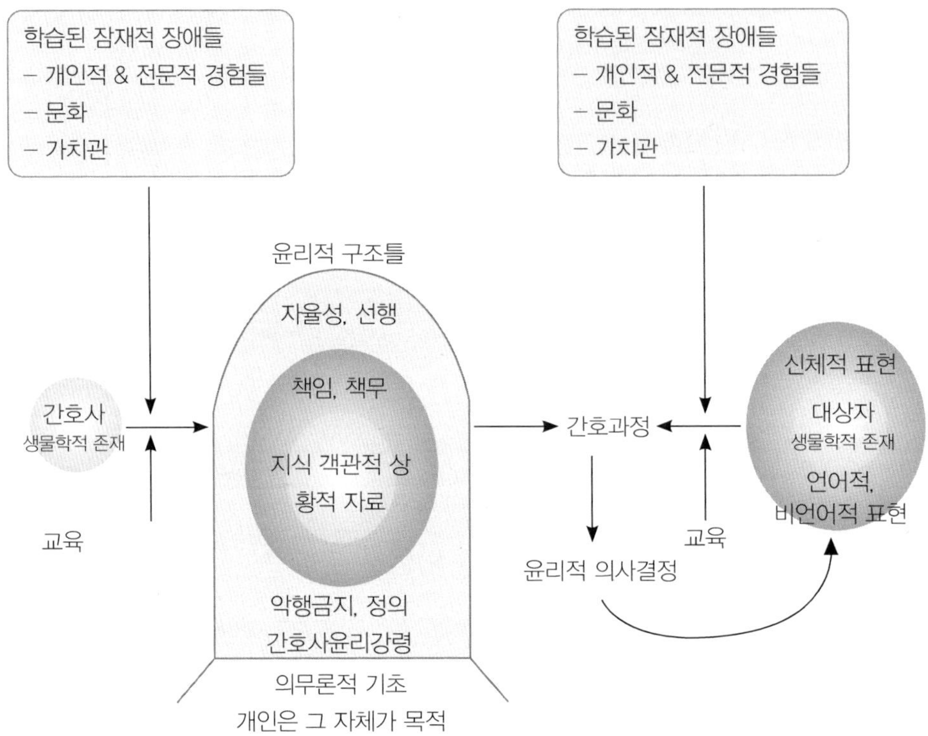

(5) Cameron의 Value, Be, Do 윤리적 의사결정 모형(2000)

윤리적 갈등을 해결하기 위해 개발한 Cameron의 Value, Be, Do 윤리적 의사결정 모형은 원칙주의에 입각하여 세 개의 아리스토텔레스 유형의 질문을 제기한다. 이 모형은 인간의 경험을 반영하고 질문은 상호관련되어 있다. 외적인 가치보다는 내적인 가치 개발을 권장한다.

❶ 나는 무엇에 가치를 두는가? (What should I value?)
첫째 질문에서 연구자는 보다 크고 목적있는 삶의 형상으로서 의미를 부여할 수 있는 덕목을 개발하고자 하였다.

❷ 나는 무엇이 되어야 하는가? (What should I be?)
질문 1에서부터 나오는 가치에 따라 통합적이고 탁월한 인격을 개발한다.

❸ 나는 무엇을 해야 하는가? (What should I do?)
실제적인 해결책의 개발이 되어야 한다.

〈Table 3〉 연구를 통해 분석된 윤리적 의사결정의 범주와 속성

현장 부호	범주	속성
인간에 대한 존엄성, 생명의 존엄성, 인간을 이용가치로 보지않는 것, 인간가치에 대한 관점, 올바른 생명관	생명존중	인간존엄성
알 권리 존중, 전문직 의무 (간호사의 책임의식, 비밀유지, 진실, 정직)	인간의 기본권리 존중	간호사의 가치관 (전문직 의무, 윤리이론, 윤리원칙, 규칙, 양심, 종교적 원리)
공익, 많은 사람이 혜택받음, 결과의 선 추구	공리주의, 의무주의	
환자의 선택, 가족의 선택, 능동적인 인간, 판단 능력이 있다면, 자주적인 결정, 자신의 의지가 있다면 환자의 자발적인 동의, 가족의 동의, 선행, 좋은 일, 사랑의 실천, 고통을 함께함.	자율성, 사전동의, 선행, 정의,	
사회의 정의, 분배의 정의, 옳은 일, 온정적 간섭주의, 정직	선의의 간섭주의 정직	
양심에 따라	양심	
종교적 도움 필요	종교적 원리	
환자의 가치관, 환자의 성격에 따라 결정, 환자입장에서 생각함, 환자가 원하는 방향으로, 환자의 정직한 생각과 판단	환자의 가치관	환자의 가치관
의료인의 올바른 인식, 의료인의 윤리관 확립 필요, 의료인이 인간을 보는 관점	의료인의 인식	윤리적 인식 능력
생의 주체는 환자. 환자를 위한 결정, 값 있는 삶, 순리와 운명을 따름, 인간의 도리, 삶의 질, 자연의 순리를 따름, 자비로운 행동, 최선의 결과가 되도록 만드는 과정, 합당한 근거를 가진 행동,	간호사의 인식	
사람마다 생각의 차이가 있음, 서로 다른 잣대를 사용, 가족에게는 객관성보다 감정적으로 해결하려 함	인식의 차이	
상황에 따라 다름, 객관적, 현실적 판단, 근본적 문제파악, 환경을 살핌, 병의 경과에 따라, 긍적적인 현실직시, 상황에 따른 입장 배려함	상황적 판단	맥락 이해
사회적 합의, 사회적 개념 변화, 사회적 인식변화, 유교사상 잠재, 환자 의사관계 변화	시대적, 사회적 변수	
중립적 입장, 감정에 치우치지 않도록, 의료진의 한계 절감, 입장의 차이, 정답이 없음	판단 갈등	판단갈등

14

환자중심의 의사결정, 대화와 상담, 환자의 입장되어 보기, 상호 감정 교류, 마음이 통하고 기가 통해야, 윤리위원회 활동(개방적, 사실에 근거, 이론적 근거)	보호자-간호사(의료진) 관계	
보호자 만족을 위한 선택, 환자의 의견을 정확히 대변하는지	환자-보호자 관계	관계성
신뢰받는 의료진, 의료인의 선택(설득), 돕는 전문인의 역할	보호자-간호사(의료진) 관계	
힘이 되는 조언	의료진 간의 관계	
협력자, 정보제공자, 치료자, 교육자, 조정자, 간호사의 도움(호스피스, 신체적, 심리적, 영적), 심리적 지지, 안위, 격려, 힘이 되는 조언, 지지자, 최선을 다함, 희망주기, 노력하는 간호사,	간호사의 역할 인지	역할
환자의 의견에 따름, 의사의 의견을 따름, 간호사의 책임은 어디까지인지, 개인과 사회에 존재하는 책임을 알아야 함	책임 회피 역할 모호, 역할 회피	

〈그림 4〉 연구를 통해 개념화된 윤리적 의사결정의 모형

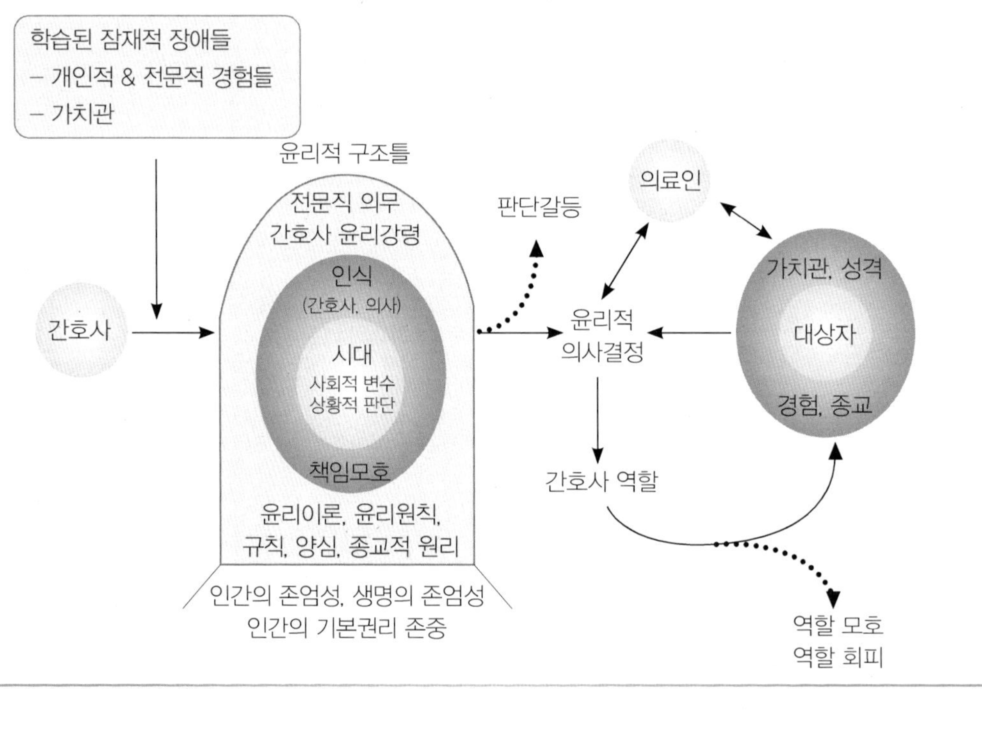

3 아름다운 이별을 위한 품위 있는 죽음 준비

✓ 죽음을 준비하는 데 필요한 용어

1. 좋은 죽음/품위 있는 죽음
2. 부정적 죽음
3. 연명치료(생명연장술의 견해)
4. 생명연장술의 딜레마

✓ 전통적 의료와 호스피스 완화의료와의 철학적 배경

✓ 전통적 의료와 호스피스 완화의료와의 철학적 배경의 차이: 전통적치료 → 가능한 한 모든 치료를 동원하여 환자의 생명을 회복. 호스피스 완화 → 통증을 없애고, 남은 삶에 의미를 부여함

1. 의료인의 연명치료에 대한 견해

(의사, 간호사 각각 38명 대상)

1) 가치 중립형

(윤리적 지침 필요, 사전 동의서, 생명 연장보다 죽음 준비)

의료인의 중립: 본인에게는 연명치료를 하고 싶지 않음.

2) 가족 중시형

가족이 올 때까지 생명 연장, 우선 살리고 추후 결정, 가족 의견을 중요시함.

3) 생명 존중형

끝까지 생명 연장, 회복 가능성 없어도 가족이 원하면 심폐소생술 시행하여 생명 연장을 해야 함.

14

4) 품위 있는 죽음형(DNR 형)

죽음 준비, 가족보다 환자 생각이 중요하므로 환자 자신에게 사전 의사 동의서를 받아서 결정해야 한다고 생각, 그러나 의료인 자신은 생명 연장하고 싶지 않음.

5) 정보 제공형

객관적, 윤리적 지침 필요, 사전 의사 결정 동의하도록 많은 정보제공이 필요함.

2. 성인의 생명연장술 태도

(일반인 52명)

1) 자율성 중시형

스스로에게 생명 연장, 자율성, 장기 공여 등의 결정을 내리는 것이 좋다.

2) 회생 가능성 중시형

생명연장술 가능자, 즉 '젊은이' 등은 한 번 시도해야 한다.

3) 거부형

DNR을 강하게 주장하며, 생명연장술을 거부한다.

4) 최선형

요구하는 사람에게는 (누구에게나) 시행해야 한다.

3. 3개 병원 간호사(중환자실, 응급실) 인터뷰

1) DNR Permission

적극적 치료 거부 동의서이며, 사전 동의서를 병원에서는 환자가 아닌 가족이 서명하게 되어 있다.

2) 사전 동의서

병원에서는 사전 동의서라는 의미가 환자에게 주어지는 것이 아니고 환자의 상태가 사전 결정할 수 없을 때 가족에게 의뢰된다. 따라서 환자가 사전 결정할 수 없는 실정이다.

3) 법적 효력

환자보다 의료인 보호를 위한 법적 효력이 필요하다(CPR, 약물, 혈액 투석, 산소 공급 check…)

* 사례

❶ 병원비용, 오래 입원한 경우의 예
- 살아있는 사람은 살아야 한다.
- 의료진에 대해 꼬투리 잡기가 빈번하다.

❷ 살아있다는 자체를 중요시해야 한다.
- 재산 상속에 초점을 맞추는 예를 자주 본다. 진심으로 대해주기를 바란다.

✓ 참고 : 서명의 종류 1) 병원에서의 연명치료 중단(DNR) 서명.
2) 일상생활 시 유언으로 서명이 바람직하다.

4. 중환자실 간호사의 임종 체험

A. 범주 Ⅰ - 좋은 죽음

1) 가정에서의 평화로운 죽음

❶ 가정에서의 평화로운 죽음

❷ 질병 없이 가정에서 사망하기를 희망함

2) 가족과 친지와 함께하는 죽음

❶ 많은 사람의 슬픔과 축복 속에서 외롭지 않아야 함

❷ 가족이 함께 하는 죽음이 정서적으로 편안해 보임

❸ 가족과 환자가 같이하는 죽음

3) 수용하는 죽음

❶ 죽음을 수용하면서 임종하고 싶음

4) 노년기의 죽음

❶ 나이가 많다면 좋은 죽음

5) 존엄성과 자유 의지에 따른 죽음

❶ 임종 시에도 존엄성과 자유 의지가 존중되어야 함

B. 범주 Ⅱ - 부정적 죽음 인식

1) 허망하고 초라함

❶ 허망한 죽음을 보면 더욱 슬픔

❷ 초라한 죽음은 무의미하게 느껴짐

2) 외로움

❶ 죽음은 외로움

❷ 임종은 외롭고 슬픈 일

❸ 혼자 느끼는 죽음의 두려움

3) 가족과 같이 하지 못하는 죽음

❶ 중환자실의 특성상 가족과 격리되므로 외로운 죽음을 맞게 됨

❷ 가족에게 연락되지 않는 임종의 안타까움

❸ 가족 없는 외로운 임종을 경험하면서 삶의 허무함으로 느낌

4) 무의미한 치료로 고통이 따르는 죽음

❶ 무의미한 치료로 인한 고통과 더불어 임종하는 환자에 대한 안타까움

5) 준비 없는 죽음

❶ 준비 없는 죽음을 맞이하는 환자에 대한 안타까움과 무기력으로 갈등함

❷ 준비 없는 임종은 환자는 물론 가족도 당황하게 함

6) 고통스러움, 생명의 존엄성 상실

❶ 죽음 임박에 따른 고통

❷ 고귀한 생명의 의미 상실

C. 범주 Ⅲ - 생명연장술에 대한 딜레마

1) 생명 연장의 의미에 대한 갈등

❶ 생명 연장의 의미에 대한 혼란스러움

❷ 무의미한 생명 연장에 대해 회의적임

❸ 회복 불가능 상태의 인공호흡기와 CPR 제공의 당위성에 의구심이 듦

❹ 의미 없는 생명연장술에 대한 딜레마

❺ 본인 가족에 대한 무의미한 생명 연장에 대한 갈등

2) 생명연장술 적용은 가족과의 상호작용을 방해함

❶ 무의미한 생명연장술 적용으로 인해 환자와 가족이 함께 하지 못하는 것이 안타까움

14

3) 생명 연장은 고통의 연장임

❶ 생명연장술은 환자에게 너무 큰 고통을 줌

❷ 환자 고통만 가중시키는 심폐 소생술

4) 노인의 심폐 소생술은 의미 없음

❶ 의미 없는 노인의 심폐 소생술에 대한 딜레마

❷ 노인의 심폐 소생술에 대한 부정적인 입장

5) 생명연장술을 거부하는 가족에 대한 딜레마

❶ 가족의 치료 중지 요구와 죽음을 고대하는 것에 대한 딜레마

6) 의료진과 가족의 견해 차이에 대한 딜레마

❶ 의료진의 자기 방어를 위한 무의미한 처치

❷ CPR 실시 여부에 대한 의사와 가족 간의 의견 차이에 따른 딜레마

7) 존엄사를 위한 제도적, 법적 장치가 필요함

❶ 존엄하게 생을 마칠 수 있는 법적 장치가 필요함

❷ 무연고자에 대한 생명연장술 실시 여부에 대한 제도적 장치가 필요함

8) 의식이 명료할 때 사전 동의를 하는 것이 필요함

❶ 환자 본인의 의사에 대한 인식이 어려움

❷ 명확한 의식이 있을 때 본인의 의사를 명확히 하는 것이 중요함

❸ 의식의 명료 시 사전 동의를 하는 제도가 필요함

5. 호스피스 간호와 임종 체험

✓ 좋은 죽음, 아름다운 죽음, 품위 있는 죽음의 의미

❶ 누구나 죽음이 옴

❷ 자연스럽고 편안한 죽음

❸ 잘 준비된, 여유로운, 깔끔하게 맞이하는 죽음(고통 없이 깨끗한 모습 남기기)

❹ 삶과 죽음의 일직선 상에서 후회 없는 삶, 소중하고 베푸는 충실한 삶

❺ 가족에게 경제적, 삶에 부담 주지 않기

❻ 자녀에게 의무를 다함

❼ 내세에 대한 소망

❽ 의미 있는 사람(사랑하는 가족 등)과 함께 임종을 맞이함

⑨ 유언과 장례의 선택
⑩ 작별 인사
⑪ 존엄과 자유 의지에 대한 죽음
⑫ 수용하는 죽음

4 연명치료 중단 관련 연구

■ 일 종합병원 간호사의 연명치료 중단에 대한 지식과 사전동의 ■

Ⅰ 서론

1. 연구의 필요성

최근 연명치료 중단과 관련된 사건으로, 가족은 환자의 평소 의견을 존중하여 연명치료 중단 소송을 제기하였고 승소하였다. 그러나 인공호흡기를 제거함에도 불구하고 환자가 장기간 생존하였고, 이는 연명치료 중단에 대한 논란으로 사회적으로 큰 이슈가 된 바 있다(시사교육매거진, 2009).

최근에는 의료의 발달과 더불어 각종 산업재해, 교통사고, 질병의 합병증 등으로 중증의 환자가 증가되고 있으며 이들 환자 중 일부는 자기 스스로 생명 유지에 필요한 호흡과 순환의 문제로 인공호흡기, 심박동기, 인공신장기, 인공영양공급 등으로 생명을 유지하기도 한다. 회복이 불가능할 때 의료진은 생명 유지를 위한 연명치료를 계속하여야 할 것인가에 대해 딜레마에 빠지게 된다(한국의료 윤리교육학회, 2003).

연명치료 중단의 근거와 지침에 대한 사회적 합의가 이루어져 있는 서구에 비해 우리나라는 연명치료 중단에 대한 기준이 공유되지 않아 환자, 가족, 의료인이 치료 중단을 결정하는 데 있어 많은 갈등과 혼란을 겪고 있으며 의료기관과 의사에 따라 연명치료 중단의 적용이 다르고 많은 환자가 연명치료의 계속이나 중단 여부를 스스로 선택하지 못하고 있는 실정이다. 윤리적, 법적으로 보호받을 수 있는 보편적인 기준과 절차 등이 마련되어 있지 않아 의료진마저도 혼선을 빚

14

고 있다. 환자와 가족의 대부분이 정확한 정보를 알지 못한 채 의사 결정을 내리고 있는 실정이었다. 2009년 9월 특별위원회가 '연명치료 중지에 관한 지침'을 제정하였고, 이때 연명치료 중단에 관한 규정이 제공되었다(연명치료 중지에 관한 지침, 2009).

의사의 의료상의 결정은 환자를 위한 결정이나 그것을 받아들이는 환자 측에서 보면 자기를 위한 것으로 생각할 것인가에 대한 의문을 갖게 된다. 이러한 의미에서 의료상의 결정 과정이 환자의 자기 결정권을 보장하는 문제로써는 상이한 결정으로 야기될 수 있다(문국진, 1999).

사전의사 결정에 대한 의료인 간의 합의가 필요한 상황으로는 사전의사 결정 주체가 대법원 판결에 의하면 환자의 의사표시를 전제하고 있음에도 불구하고, 사실상 환자의 사전의사 결정을 수거하기가 어렵다는 이유로 실질적으로는 환자가 아니며(환자 자율성 훼손) 현재 의료 현장에서 말기 및 임종 환자의 연명치료 중단을 결정하는 실질적 주체는 환자 가족이나 의사이다. 그럼으로써 환자의 마지막 단계의 삶과 삶의 종결방식이 환자 본인의 뜻이 아닌 다른 사람에 의해 결정하게 된다(손명세, 2005).

삶과 죽음에 관한 문제, 인간관계에 관한 문제, 의료 분배와 관련된 문제 안에서 안락사, 인공유산, 뇌사와 장기이식, 부족한 의료자원의 배분, 유전자 조작, 행동 조정, 횡문화적 건강과 관련된 윤리적 이슈들이 거론된다(김분한 외. 1999:김용순.1999).

간호사는 인간의 생명을 다루는 전문직으로 임상 현장에서 많은 상황을 경험하며 어떠한 태도와 행동을 취할 것인가 하는 의사결정이 필요하다. 특히 현대사회에서 윤리적 측면에서의 갈등은 사회적으로 이슈가 되며 간호사의 윤리적 입장 정립에 대한 필요성이 더욱 절실하다(강화정, 2006).

국내 연구에서 보고된 간호 딜레마로는 적절한 간호 인력 부족으로 인한 문제, 회복이 불가능한 환자에 대해 적극적인 치료를 시도할 경우, 의료진과의 상호 비협조적인 관계로 인한 갈등, 간호지식, 경험 부족으로 인한 갈등, 과다한 간호업무, 환자의 생명 연장에 대한 소망은 있으나 희망이 없는 경우, 필요한 의료자원 부족으로 인한 문제, 진실 말하기 등으로 나타났다(안은숙, 1994).

간호사의 윤리적 행위는 직업에 대한 추체성과 가치관 같은 긍정적인 자아인식과 자기감정의 조절, 존재철학의 기반 위에 이루어진다고 믿어지지만 더 나아가 체계적이고 철학적인 사고를 통한 판단에 의해 의사결정을 할 수 있어야 한다. 즉, 윤리적 의사결정에는 간호사 개개인의 가치관과 윤리지식이 근거가 되고 체계적이고 논리적인 사고가 기반이 된다(변창자, 1986. 한성숙, 1992).

하나의 건강 문제를 해결하기 위한 방법이 다양해지고 간호사가 결정하고 선택해야 하는 일이 빈번해짐에 따라 간호사는 문제 상황에서 논의에 참여하여 자신의 견해를 표현해야 할 의무가 늘어나게 된다(강화정, 2006).

간호사는 임상 현장에서 연명치료 중단에 대한 상황을 경험하게 되고 이에 어떠한 태도와 행동을 취할 것인가에 대한 의사결정이 필요하다.

본 연구는 윤리적 딜레마 상황에서 빈번히 부딪히는 이슈 중 하나인 연명치료 중단에 대하여 간호사들의 지식과 판단력을 확인하기 위한 연구이며 담당하는 부서의 간호사가 소생불능 환자의 연명치료 중단에 관해 인식하고 있는 것은 무엇인가를 확인하고 그들 서로 간의 의견과 경험을 분석하여 환자나 보호자들에게 정확한 정보를 제공하기 위하여 본 연구가 시도되었다.

2. 연구 목적

본 연구의 목적은 연명치료 중단에 대한 간호사의 지식과 사전동의에 대하여 조사함으로서 말기 환자와 가족의 연명치료 중단에 대한 사전정보와 환자 간호에 도움을 주기 위함이며 구체적 목적은 다음과 같다.

1. 간호사의 일반적인 특성을 파악한다.
2. 간호사의 의료적 특성을 파악한다.
3. 간호사의 연명치료 중단에 대한 지식을 파악한다.
4. 간호사 본인 및 가족의 사전 동의를 비교·파악한다.

14

3. 용어 정의

1) 연명치료 중단 지식

(1) 이론적 정의

연명치료란 '환자의 주된 병적 상태를 바꿀 수는 없지만 생명을 연장하는 치료 '혹은' 치료에 의해서 상태가 좋아지지 않는 환자의 상황이나, 치료에도 불구하고 영구적 무의식 상태나 집중적 의학적 치료에 의존해야만 하는 경우'를 지칭(유호종, 2002)한다. 중단이란 연명치료를 중단하는 것으로 더 이상의 치료적 행위가 환자의 회복에 영향을 미치지 못하는 경우에 생명 유지 장치를 철회하거나 더 이상의 치료적 활동을 보류하는 것으로 생명 유지에 직접적으로 영향을 주지 않는 치료를 중단하는 것과 생명 유지에 영향을 주는 치료를 중단하는 것으로 나눌 수 있다(손명세, 1998).

(2) 조작적 정의

본 연구에서는 B병원 사전의사결정서, S병원의 의료행위에 대한 사전 지시서를 참고하여 김분한(한양대학교 간호학과 학술대회 발표논문, 미출간)이 만든 선행연구 도구를 본 연구자가 수정 보완한 연명치료 중단과 관련된 지식 도구 16문항으로 측정한 점수를 말한다.

2) 연명치료 중단에 대한 사전 동의

(1) 이론적 정의

판단 능력이 없어질 때를 대비하여 자신이 받고자 하는 치료를 기록으로 남기는 것, 자신에 대한 의료행위의 의사결정, 대리인의 지명, 심폐소생술 거절, 원하지 않는 치료행위를 구체적으로 지시할 수 있다(대한의학회의 의료윤리지침).

(2) 조작적 정의

본 연구에서는 B병원 사전의사결정서, S병원의 의료행위에 대한 사전 지시서를 참고하여 김분한(한양대학교 간호학과 학술대회 발표논문, 미출간)이 만든 선행연구 도구를 본 연구자가 수정보완한 연명치료 중단에 대한 사전동의 도구 16문항으로 본인 및 가족을 각각 측정한 점수를 말한다.

Ⅱ 이론적 배경

1. 연명치료 중단

연명치료란 말기 환자의 상병 원인을 직접 치료하거나 주된 병적 상태를 개선할 수는 없지만 생명을 연장할 수 있는 치료이다. 연명치료는 다음과 같이 일반적인 것과 특수한 것으로 나눈다.

일반 연명치료는 생명 유지에 필수적이지만 전문적인 의학 지식이나 의료기술, 특수한 장치가 필요하지 않은 치료이다. 관을 이용한 영양공급, 수분, 산소공급, 체온 유지, 배변과 배뇨 도움, 진통제 투여, 욕창 예방, 일차 항생제 투여 등이 있다.

특수 연명치료는 생명 유지를 위해서 고도의 전문적인 의학지식과 의료기술, 특수한 장치가 반드시 필요한 치료이다. 환자에게 고통을 줄 수 있는 심폐소생술, 인공호흡기 적용, 혈액투석, 수혈, 장기이식, 항암제 투여, 고단위 항생제 투여 등이 있다. 심폐소생술은 심장마사지, 강심제나 승압제 투여, 제세동기(defibrillator)적용, 인공호흡 등을 포함한다.

연명치료 적용 또는 중지에 관한 절차는 환자의 자기 결정권과 환자의 상태에 대한 의학적 판단을 기초로 한다. 환자의 상태에 따라 연명치료 적용이나 중지 여부, 중지할 연명치료의 내용 등을 결정할 수 있다. 이 결정 과정은 기록으로 보존하여야 한다.

2009년 대법원 판결을 보면(선고 2009다17417 판결) 사망의 단계에서 이루어지는 진료행위로 2009년 9월 연명치료 중지에 관한 지침 제정 특별위원회의 연명치료 중지 결정의 원칙이 세워졌으며 다음과 같다.

첫째, 회복 가능성이 없는 환자 본인의 결정과 의사의 의학적 판단에 의하여 무의미한 연명치료를 중지(시행하지 않음을 포함한다)할 수 있다.

둘째, 환자는 담당 의사에게 자신의 상병에 대한 적절한 정보와 설명을 제공받고 협의를 통하여 스스로 결정하여야 하고, 그 결정은 존중되어야 한다.

셋째, 담당 의사는 연명치료의 적용 여부와 범위, 의료 내용의 변경 등을 환자와 그 가족에게 설명하고 협의하여야 하며, 연명치료에 관한 의학적 판단은 반드시 다른 전문의사 또는 병원윤리위원회에 자문하여야 한다.

넷째, 담당 의료진은 환자의 통증이나 다른 불편한 증상을 충분히 완화하기 위해 노력해야 하며, 환자나 그 가족에게 정신적, 사회경제적인 도움을 포함한 종합적인 의료를 실시하거나 혹은 완화의료를 권유한다.

다섯째, 의도적으로 환자의 생명을 단축하거나 자살을 돕는 행위는 허용하지 않는다(연명치료 중지에 관한 지침, 2009).

연명치료 중단이란 치료적 행위가 더 이상 환자의 회복에 영향을 미치지 못하는 경우에 생명 유지 장치를 철회하거나 치료적 활동을 하지 않는 것으로(prendergast & luce 1997) 미국 내 사망환자의 80~90%에서 치료 중단이 이루어지고 있고, 노인 인구와 말기 환자에게 치료 중단 결정이 흔하다. 우리나라의 경우 말기 암 환자에서 NO-CPR의 형태(김상희, 1998), 중환자실에서 NO-CPR(51.6%), 가망 없는 퇴원(25.9%), 의학적 충고에 반한 퇴원(12.8%)의 형식으로 치료 중단이 이루어지고 있다(김선옥, 1999). 연명치료 여부의 결정요인은 무엇보다도 회복 가능성이고, 영향을 주는 요인은 고령, 고통 경감, 신체 손상, 의식 수준, 부담감, 주변 의견, 가족의 과거경험, 환자본인의 평소 희원이다(박연옥, 2003). 회복 가능성이 없다는 것은 가망이 없다는 주치의의 의견을 받아들인 것으로 가족들은 어떤 객관적인 자료에 근거하여 의사결정을 하기보다 의사의 전문적 판단을 그대로 수용하고 있다(김선옥, 1999).

최근 들어 연명치료 중단에 대한 필요성이 의료진과 가족들에 의해서 제기되면서 의료윤리문제에 있어 큰 이슈로 부상하고 있다. 2008년 11월 서울 서부지법은 회생가능성이 없는 환자에 대해서 연명치료 중단을 인정하는 최초의 판결을 내렸으며 재판부는 연명치료 중단의 허용조건으로 다음의 세 가지 조건을 제시하였다. 첫째, 치료 중단을 결정하는 주체는 환자이어야 한다. 둘째, 환자의 회복 가능성은 “0”이어야 한다. 셋째, 무의미한 생명 연장이 인간의 존엄과 인격적 가치를 침해하는 것이어야 한다. 재판부가 이번에 내린 연명치료 중단 허용판결에서는 환자의 자기 결정권을 의학적 의사결정의 핵심으로 채택하고 있다.

연명치료 중단과 관련하여 이미 미국의 일부 주와 네덜란드에서는 안락사 또는 존엄사를 인정하는 법률을 마련하였고, 독일에서는 연명치료 중단에 관한 주와 연방의회의 분과위원회의 연구보고서와 개정법률 안이 발표되었다. 프랑스는 얼마 전 존엄하게 죽을 권리에 관한 법안이 상원을 통과하였고, 벨기에는 2002년 안락사에 관한 법률을 제정하였다. 그 외 여러 나라에서 존엄사와 연명치료에 있어서의 환자의 자기 결정권에 대하여 논의가 활발히 진행되고 있는 실정이다.

보라매 사건 이후 환자의 형제들이 담당 전문의, 전공의, 그리고 부인을 상대로 법원에 소송을 제기하였다. 이에 법원은 이들 모두에게 실형을 선고하였다. 이로 인해 의료인들은 연명치료 중단을 하지 않고 있는 실정이다.

(http://blog.daum.net/stsimeon/352?srchid=BR1http%3A%2F%2Fblog.daum.net%2Fstsimeon%2F352).

미국의 경우 카렌 퀴란(Karen Quinlan)의 사건의 경우는 연방최고법원은 판단능력 있는 환자의 경우 비록 치료를 거부하면 죽을 수 있더라도 치료를 거부할 권리가 있다고 인정하였다. 크루잔 사건은 미국 시민은 헌법에 의해 원치 않는 의학적 지원으로부터 자유로울 권리가 보장된다고 연방최고법원이 결정한 첫 번째 사례가 되었다(http://blog.naver.com/paj7554/110083553473).

2. 사전동의

의학의 발달은 과학기술의 발달에 힘입어 생명의 연장까지도 가능케 하면서 생명이 선택의 대상이 되었고, 따라서 인간 생명의 의미도 그 상황과 대상에 따라 구분되면서 결국 인간 생명 이외의 것들을 더 중요시하는 인간 생명 경시 풍조가 팽배하게 된 것이다(강혁준, 1996). 또한 예기치 않았던 윤리적 갈등 문제를 발생하게 하였고 인간의 신념이나 가치에도 변화를 초래하여 인간 생명의 존엄성과 개개인의 특성 및 인간에 대한 가치를 변화시키고 있으며 따라서 병원에서는 환자의 생명과 생활에도 큰 영향이 미치게 되었다(안명숙 2007).

환자가 소외 시 되는 작금의 의료현실에서 가장 중요하고 기본이 되는 것은 인간의 자율성을 최대한 존중하는 것이라 할 수 있겠다. 개인의 자율성을 존중하는 자유민주주의 사회에서는 의사들의 진단과 치료 역시 개인의 자율성을 최대한 존중해 주어야 하는데, 자율성을 존중하려면 우선 개인의 자율적 의사가 무엇인지 알아야 하고 의사는 진료행위를 하기 전에 환자의 동의를 얻어야 하며 의사는 환자에게 치료방법과 치료과정, 약품의 효능과 부작용 등을 거짓 없이 상세히 설명하고 환자는 자신의 자발적 선택과 충분한 설명에 의거하여 치료에 동의해야 한다(공병혜, 2001). 의사는 환자에 대한 의료행위를 행함에 있어서 자신의 전문가적 판단에만 의존하여 의료행위를 시행할 것이 아니라 환자의 자율적 의사에 따라 의료행위를 시행하여야 한다. 이와 같은 자율성 존중의 원칙은 의료행위에 있어서 사전동의라는 개념 등에서 잘 나타나고 있다(정규원, 2002).

사전동의는 영문으로 'Informed consent'로 '설명 및 동의' 또는 '충분한 정보에 의거한 동의'로도 번역되고 있으나 Miller(1980)는 사전동의를 일반적으로 "치료를 하기 전에 환자가 치료를 받을 것인지의 여부를 지식과 정보에 근거하여 선택할 수 있도록 치료 절차를 환자에게 설명하고 그 치료에 내재되거나 수반되어 있는 실제적인 위협을 알리는 것이라 정의하였다.

사전동의는 시대가 지남에도 인권 보장의 측면에서 환자에게 설명하고 환자의 동의를 구하는 것이 변함없는 사실이지만, 실제로 일반인 혼자의 입장에서는 의사에게 사전동의 의무가 부과되어 있고 환자에게는 진료행위를 받을 때 진료행위의 내용에 대한 설명을 들을 권리가 부여되어 있다는 인식마저도 부족한 것이 현실이다(안귀옥, 2003).

Ⅲ 연구 방법

1. 연구 설계

본 연구는 연명치료 중단에 대한 지식과 사전 동의를 확인하고자 설문지를 이용한 서술적 조사 연구이다.

2. 연구 대상자

본 연구의 대상은 경기도의 1개 종합병원 간호사를 대상으로 본 연구의 취지에 동의하고 연구에 참여하기를 희망하는 자로 총 320명을 선정하였다.

자료수집 기간은 2010년 4월 26일부터 5월 2일까지 직접 배부하고 회수하여 응답이 불완전한 자료 26부를 제외하고 최종 294명의 자료가 연구 분석에 사용되었다.

3. 연구 도구

본 연구의 설문지는 연구 간호사의 일반적 특성 9문항, 의료적 특성 6문항, 연명치료 중단과 관련된 지식 16문항, 연명치료 중단과 관련된 지식 16문항에 대한 해설 첨부, 사전의사 결정의 대한 태도를 알아보기 위한 동의 여부 16문항(본인 및 가족)으로 구성하였다. 지식점수는 16문항 중에 한다의 항목수를 × 100으로 한 점수로 100점으로 환산한 점수를 말한다.

본 연구의 도구는 B병원의 사전의사 결정서와 S병원의 의료행위에 대한 사전지시서를 참고하여 김분한(한양대학교 간호학과 학술대회 발표논문, 미출간)이 만든 설문지로 설문지 문항의 신뢰도를 검증하기 위하여 Cronbach's alpha값을 구하였다. Cronbach's alpha 값은 지식측정에서 .797, 본인동의 측정에서 .841, 그리고 가족동의 측정에서는 .865를 나타내었다.

4. 자료수집 방법 및 기간

2010년 4월 26일부터 5월 5일까지 10일간 경기도의 한 병원에 간호부에 연구의 취지와 목적을 설명하고 협조를 구하며 병원에 근무하는 간호사들에게 설문지 320부를 배부하고 직접회수를 통해 100% 회수하였다.

진행과정 중 응답 불충분 26부가 파기되어 총 294부의 자료를 통계 분석하였다.

5. 자료 분석

수집된 자료는 SPSS 17.0 program을 이용하여 분석하였으며 자료 분석을 위해 사용한 통계 분석 방법은 다음과 같다.

1. 일반적 특성은 실수와 백분율을 구하였다.
2. 의료적 특성은 실수와 백분율로 구하였다.
3. 연명치료 중단과 관련된 지식과 동의 여부는 실수와 백분율로 분석하였다.
4. 본 연구에 사용된 도구의 신뢰도는 Cronbach's alpha coefficient를 구해 검증하였다.
5. 연명치료 중단에 대한 지식점수를 실수와 백분율로 분석한다.
6. 지식 정도와 본인 및 가족 동의 정도와의 상관관계를 Pearson's Correlation-Coefficient로 분석하였다.
7. 간호사 본인 및 가족의 사전동의 정도를 비교하여 파악하였다.

6. 연구의 제한점

본 연구의 대상자 선정에 있어 일개 종합병원을 중심으로 한 연구 결과를 다른 집단에 확대해서 일반화하기 어렵다. 또한 연구 대상자의 의견을 모든 병원의 간호사를 대표하는 의견으로 보기 어렵기 때문에 일반화에 신중을 기해야 한다.

7. 윤리적 고려

본 연구의 자료수집은 윤리적 고려를 위하여 설문지 작성 전 미리 일 종합병원에 현재 근무하는 간호사를 대상으로 연구 참여 동의서를 첨부하여 설문지에 관한 내용을 예시했다.

연구 참여 동의서는 본 연구의 참여자가 자발적으로 이루어진 것을 사인하도록 하였으며 내용으로는 연구목적으로만 사용하며, 참여자의 익명을 보장한다는 내용으로 구성되었다. 연구 참여자가 동의서에 서명한 후 설문지에 응하도록 함으로써 연구자의 윤리적 측면을 고려하였다.

Ⅳ 연구 결과

연명치료 중단과 사전동의에 관한 업무를 담당하는 부서의 의사나 간호사가 소생불능 환자의 연명치료 중단과 사전동의에 관한 지식을 인식하고 있는 것은 무엇인가를 확인하고, 그들 서로 간의 의견과 경험을 분석하여 환자나 보호자들에게 정확한 정보를 제공하는 것 또한 간호 실무의 연장이라 생각되어 간호사들에게 좀 더 많은 지식을 제공하고자 한다.

1. 대상자의 일반적 특성

1) 일반적 특성

대상자의 일반적 특성은 인구학적 특성과 임종 경험 및 연명치료 경험으로 나누어서 나타내었다. 대상자의 인구학적 특성은 〈Table 1-1〉과 같고, 대상자의 임종 경험 및 연명치료 경험은 〈Table 1-2〉와 같다.

연령분포는 25세 이상~30세 미만이 40.5%로 가장 많았고, 30세 이상~35세 미만은 19%, 20세 이상~25세 미만은 18.7% 순으로 나타났다. 성별은 직업의 특성상 여성이 98.6%, 남성이 1.4%로 여성이 많았다. 경력은 5년 미만이 40.5%로 가장 많았고, 5년 이상~10년 미만이 31.6%, 10년이상~15년 미만이 17%, 15년 이상~20년 미만이 7.8%, 20년 이상이 3.1%순으로 나타났다. 학력으로는 전문대졸이 48%로 가장 많았고, 대졸이 44.9%, 석사가 7.1% 순으로 나타났다. 종교는 무교가 40.5%로 가장 많았고, 기독교는 36.1%, 불교 12.2%, 천주교 11.2% 순으로 나타났다. 결혼 상태로는 미혼이 67%로 가장 많았고, 기혼 32.3%, 기타 0.7% 순으로 나타났다.

〈Table 1-1〉 일반적 특성 (N=294)

특성	구분	실수	백분율
연령	20세 이상~25세 미만	55	18.7
	25세 이상~30세 미만	119	40.5
	30세 이상~35세 미만	56	19.0
	35세 이상~40세 미만	45	15.3
	40세 이상	19	6.5
성별	여자	290	98.6
	남자	4	1.4
경력	5년 미만	119	40.5
	5년 이상~10년 미만	93	31.6
	10년 이상~15년 미만	50	17
	15년 이상~20년 미만	23	7.8
	20년 이상	9	3.1
학력	전문대졸	141	48
	대졸	132	44.9
	석사	21	7.1
종교	기독교	106	36.1
	천주교	33	11.2
	불교	36	12.2
	무교	119	40.5
결혼상태	미혼	197	67
	기혼	95	32.3
	기타	2	0.7

가족 중에 임종 경험이 있는 경우는 있다가 72.8%, 없다가 27.2%로 나타났다. 가족 중 생명연장술 또는 연명치료 경험이 있는 경우가 5.8%, 없다가 93.9%였다. 구체적 내용은 〈Table 1-2〉와 같다.

〈Table 1-2〉 가족의 임종 경험 및 연명치료 경험 (N= 294)

특성	구분	실수	백분율
가족 중에 임종하신 분	있다	214	72.8
	없다	80	27.2
가족 중 생명연장술 또는 연명치료 경험	있다	17	5.8
	없다	276	93.9

2. 의료적 특성

1) 생명연장술에 대한 의료적 특성

생명연장술이라고 생각되는 항목 선택 정도는 〈Table 2-1〉과 같이 나타났다. 생명연장술의 항목은 인공호흡, 수혈, 영양 및 수액공급, 약물치료, 통증 조절, 수술, 각종 검사, 투석, 기타(모든 의료행위)로 나누었다. 간호사들이 생명연장술이라고 생각하는 항목은 인공호흡(90.8%)이 가장 많았으며, 다음으로 약물치료(62.9%), 수술(41.8%), 투석(41.2%) 등의 순으로 나타났다. 간호사들이 생명연장술이라고 생각하는 항목 중 가장 적게 선택된 항목은 통증 조절(15%), 다음으로 기타(모든 의료행위)(79.6%), 각종 검사(76.9%), 수혈(63.3%)로 나타났다. 구체적 내용은 〈Table 2-1〉과 같다.

〈Table 2-1〉 생명연장술이라고 생각되는 항목 선택 (N= 294)

구분	예 n(%)	순위	아니요 n(%)	순위
인공호흡	267(90.8)	1	27(9.2)	9
수혈	108(36.7)	6	186(63.3)	4
영양 및 수액공급	109(37.1)	5	185(62.9)	5
약물치료	185(62.9)	2	109(37.1)	8
통증 조절	44(15)	9	250(85)	1
수술	123(41.8)	3	171(58.2)	7
각종 검사	68(23.1)	7	226(76.9)	3
투석	121(41.2)	4	173(58.8)	6
기타(모든 의료행위)	60(20.4)	8	234(79.6)	2

* 중복 응답함

의료적 특성은 사전동의에 대한 지식 습득 경험과 사전동의에 대한 지식습득 경로로 나누고 각각의 표에서 대상자의 특성이 나타났다.

사전동의에 대한 지식습득 경험 유무는 예(90.1%), 아니요(9.9%)로 나누어 〈Table 2-2〉로 나타내었다.

〈Table 2-2〉 연명치료 중단의 사전동의에 대해 지식습득 경험 (N= 294)

들어본 적이 있습니까		
구분	실수	퍼센트
예	265	90.1
아니오	29	9.9
합계	**294**	**100.0**

사전동의에 대한 지식습득 경로는 각각 대중매체, 책, 교육, 직접 경험, 기타로 분류하였다. 사전의사결정에 대한 지식습득 경로는 대중매체(43.5%), 직접경험(19.7%), 교육(17.7%), 기타(4.8%), 책(4.4%)등의 순으로 나타났다. 구체적 내용은 〈Table 2-3〉과 같다.

〈Table 2-3〉 사전의사결정에 대한 지식습득경로 (N= 294)

지식습득경로	
구분	실수(백분율)
대중매체	128(43.5)
책	13(4.4)
교육	52(17.7)
직접경험	58(19.7)
기타	14(4.8)

14

3. 연명치료 중단에 대한 지식

1) 간호사들의 연명치료 중단의 지식점수

간호사들의 지식 점수는 〈Table 3-1〉에서 와 같이 평균 54.75, 표준편차 20.00이었다.

$$\text{지식점수} \quad \frac{\text{간호사가 선택한 연명치료 중단 선택 항목수}}{\text{연명치료 중단 지식 16문항}} \times 100$$

〈Table 3-1〉 연명치료 중단에 대한 지식점수 (N= 284)

	N	최소값	최대값	평균	표준편차
지식점수	284	.00	100.00	54.7535	20.00620

*결측값 제외로 N=294에서 284로 계산됨

연명치료 중단에 대한 지식은 〈Table 3-2〉와 같이 나타났다. 연명치료 중단의 항목은 통증 조절, 심폐소생술, 영양 및 수액공급, 각종 검사, 수혈, 혈액투석, 산소공급, 약물치료, 수술, 중환자실 치료 등으로 나누었다. 간호사가 연명치료 중단이라고 생각하는 항목은 심폐소생술을 하지 않는다(96.6%)가 가장 많았으며, 다음으로는 전신마취를 필요로 하는 수술을 시행하지 않는다(85.4%), 의식이 저하되어 의식회복 가능성이 적을 때 수혈을 하지 않는다(77.9%), 중환자실로 가서 치료받기를 원하지 않는다(71.1%), 자발적 호흡을 전혀 못할 때 산소공급(67.3%), 의식회복 가능성이 알 수 없을 때의 수혈 및 혈액제제 투여시행(62.6%), 치료 불가능한 신 기능 손상 시 혈액투석(59.5%) 순으로 나타났다. 구체적 내용은 〈Table 3-2〉와 같다.

〈Table 3-2〉 연명치료 중단에 대한 지식 (N= 294)

	구분	예.n(%)	아니오n(%)
1	통증 조절을 위한 진통제 투여	283(96.3)	11(3.7)
2	심폐소생술 시행	10(3.4)	284(96.6)
3	경구, 경관, 위관영양 및 수분 투여	260(88.4)	32(10.9)
4	경구섭취가 불가능할 때 정맥주사 통한 영양 및 수분	267(90.8)	27(9.2)
5	단순진단검사	223(75.9)	71(24.1)

6	수혈 및 혈액제제 투여 시행		
ㄱ)	의식회복 가능성 적음	61(20.7)	229(77.9)
ㄴ)	의식회복 가능성 알 수 있음	214(72.8)	80(27.2)
ㄷ)	의식회복 가능성 알 수 없음	108(36.7)	184(62.6)
ㄹ)	수혈받으면 기운이 나고 몸이 편안함	238(81)	55(18.7)
7	치료 불가능한 신 기능 손상 시 혈액투석	118(40.1)	175(59.5)
8	호흡곤란 시 산소공급 시행		
ㄱ)	자발적 호흡 가능	239(81.3)	53(18)
ㄴ)	자발적 호흡 전혀 못함	96(32.7)	198(67.3)
9	약물치료		
ㄱ)	혈압상승제	132(44.9)	162(55.1)
ㄴ)	항생제	198(67.3)	96(32.7)
10	전신마취를 필요로 하는 수술 시행	43(14.6)	251(85.4)
11	중환자 치료	84(28.6)	209(71.1)

*무응답 결측값 처리함

4. 본인 및 가족 사전 동의 비교

본인 및 가족의 사전 동의를 비교하여 분석하였다. 〈Table 4-1〉 간호사의 본인의 사전동의 점수는 45.92와 가족의 사전동의 점수55.46으로 나타났다. 구체적 내용은 다음과 같다.

〈Table 4-1〉 간호사 본인과 가족 사전 동의 비교 (N= 294)

	N	최소값	최대값	평균	표준편차
본인동의	291	.00	100.00	45.92	21.89176
가족동의	294	.00	100.00	55.46	23.73715

결측값 처리함

사전동의를 본인 대상으로 할 때와 가족을 대상으로 할 때로 나누고, 사전동의 각 항목에 대한 동의 여부를 〈Table 4-2〉와 〈Table 4-3〉으로 나타내었다.

연명치료 중단에 대한 본인의 사전동의에서는 진통제 투여에 동의한다(95.9%), 심폐소생술 시행에 동의한다(6.1%), 경구, 위관영양에 동의한다(75.5%), 정맥주사에 동의한다(82.7%), 단순진단검사에 동의한다(53.1%), 수혈 및 혈액제제 투여 시행에 대한 내용 중 의식회복 가능성이 적을 때 동의한다(16.7%), 의식회복 가능성 알 수 있을 때 동의한다(58.2%), 의식회복 가능성을 알 수 없을 때(24.8%), 수혈받은 후 몸이 편안함을 느낄 때(70.1%)로 나타났다. 치료 불가능한 신 기능 손상 시 혈액투석의 동의는 27.2%, 호흡곤란 시 산소공급시행에 대한 항목으로는 자발적 호흡 기능이 있을 때의 동의 77.2%, 자발적 호흡을 전혀 못할 때의 동의 30.6%이다. 약물치료에 대한 항목에서는 혈압상승제에 동의 37.8%, 항생제는 52%의 동의를 보였다. 수술 시행 여부의 동의는 10.9%, 중환자실 치료 동의 16.7%로 나타났다. 구체적 내용은 〈Table 4-2〉와 같다.

〈Table 4-2〉 연명치료 중단에 대한 본인의 사전 동의 (N= 294)

구분		본인 동의			
		동의한다.n(%)	모르겠다.n(%)	동의하지 않는.n(%)	의료진의 정에 따른다.(%)
1	진통제 투여	282(95.9)	1(0.3)	8(2.7)	3(1)
2	심폐소생술 시행	18(6.1)	32(10.9)	229(77.9)	15(5.1)
3	경구, 위관영양	222(75.5)	18(6.1)	44(15)	10(3.4)
4	정맥주사	243(82.7)	12(4.1)	33(11.2)	6(2)
5	단순진단검사	156(53.1)	20(6.8)	105(35.7)	13(4.4)
6	수혈 및 혈액제제 투여 시행				
ㄱ)	의식회복 가능성 적음	49(16.7)	21(7.1)	206(70.1)	16(5.4)
ㄴ)	의식회복 가능성 알 수 있음	171(58.2)	29(9.9)	75(25.5)	19(6.5)
ㄷ)	의식회복 가능성 알 수 있음	73(24.8)	42(14.3)	154(52.4)	24(8.2)
ㄹ)	수혈받은 후 몸이 편안함	206(70.1)	20(6.8)	53(18)	14(4.8)
7	혈액투석	80(27.2)	35(11.9)	164(55.8)	14(4.8)
8	호흡곤란 시 산소공급 시행				
ㄱ)	자발적 호흡 가능	227(77.2)	15(5.1)	44(15)	7(2.4)
ㄴ)	자발적 호흡 전혀 못함	90(30.6)	25(8.5)	166(56.5)	13(4.4)
9	약물치료				
ㄱ)	혈압상승제	111(37.8)	20(6.8)	145(49.3)	18(6.1)
ㄴ)	항생제	153(52)	14(4.8)	107(36.4)	19(6.5)
10	수술 시행	32(10.9)	17(5.8)	226(76.9)	17(5.8)
11	중환자 치료	49(16.7)	23(7.8)	201(68.4)	20(6.8)

연명치료 중단에 대한 가족의 사전동의에서는 진통제 투여에 동의한다(95.2%), 심폐소생술 시행에 동의한다(18.7%), 경구, 위관영양에 동의한다(84.4%), 정맥주사에 동의한다(91.5%), 단순진단검사에 동의한다(62.9%), 수혈 및 혈액제제 투여 시행에 대한 내용 중 의식회복 가능성이 적을 때 동의는 25.9%, 의식회복 가능성 알 수 있을 때 동의 68.7%, 의식회복 가능성을 알 수 없을 때 36.4%, 수혈받은 후 몸이 편안함을 느낄 때 81%로 나타났다. 치료 불가능한 신 기능 손상 시 혈액투석의 동의는 38.4%, 호흡곤란 시 산소공급 시행에 대한 항목으로는 자발적 호흡 기능이 있을 때의 동의 84.4%, 자발적 호흡을 전혀 못할 때의 동의 42.9%이다. 약물치료에 대한 항목에서는 혈압상승제에 동의 50%, 항생제는 63.9%의 동의를 보였다. 수술 시행 여부의 동의는 16.7%, 중환자실 치료 동의 26.5%로 나타났다. 구체적 내용은 〈Table 4-3〉과 같다.

〈Table 4-3〉 연명치료 중단에 대한 가족의 사전 동의 (N= 294)

구분		가족 동의			
		동의한다.n(%)	모르겠다.n(%)	동의하지 않는다.n(%)	의료진의 결정에 따른다.(%)
1	진통제 투여	280(95.2)	4(1.4)	10(3.4)	(0)
2	심폐소생술 시행	55(18.7)	40(13.6)	186(63.3)	13(4.4)
3	경구, 위관영양	248(84.4)	11(3.7)	29(9.9)	6(2.0)
4	정맥주사	269(91.5)	5(1.7)	16(5.4)	4(1.4)
5	단순진단검사	185(62.9)	19(6.5)	77(26.2)	13(4.4)
6	수혈 및 혈액제제 투여 시행				
ㄱ)	의식회복 가능성 적음	76(25.9)	28(9.5)	172(58.5)	18(6.1)
ㄴ)	의식회복 가능성 알 수 있음	202(68.7)	19(6.5)	56(19)	17(5.8)
ㄷ)	의식회복 가능성 알 수 없음	107(36.4)	39(13.3)	122(41.5)	26(8.8)
ㄹ)	수혈받은 후 몸이 편안함	238(81)	8(2.7)	38(12.9)	10(3.4)
7	혈액투석	113(38.4)	27(9.2)	138(46.9)	16(5.4)
8	호흡곤란 시 산소공급 시행				
ㄱ)	자발적 호흡 가능	248(84.4)	14(4.8)	29(9.9)	3(1.0)
ㄴ)	자발적 호흡 전혀 못함	126(42.9)	29(9.9)	123(41.8)	16(5.4)

9	약물치료				
ㄱ)	혈압상승제	147(50.0)	18(6.1)	114(38.8)	15(5.1)
ㄴ)	항생제	188(63.9)	12(4.1)	79(26.9)	15(5.1)
10	수술 시행	49(16.7)	24(8.2)	205(69.7)	16(5.4)
11	중환자 치료	78(26.5)	23(7.8)	173(58.8)	20(6.8)

연명치료 중단에 대한 사전동의에 대한 본인동의와 가족동의 비교에서는 통증을 위한 진통제 투여 본인 95.9%, 가족 95.2%(t= .272, p= .786), 심폐소생술 시행 본인 6.1%, 가족 18.7%(t= 5.900, p= .000), 경구, 경관, 위관영양 및 수분 투여 본인 75.5%, 가족 84.4%(t= 3.833, p= .000), 경구섭취가 불가능할 때 정맥주사를 통한 영양 및 수분 공급 본인 82.7%, 가족 91.5%(t= 3.838, p= .000) 단순진단검사 본인 53.1%, 가족 62.9%(t= 3.720, p= .000), 수혈 및 혈액제제 투여 시행에 대한 항목 중 의식회복 가능성이 적을 때 본인 16.7%, 가족 25.9%(t= 3.555, p= .000), 의식회복 가능성을 알 수 있을 때, 본인 58.2%, 가족 68.7%(t= 3.479, p= .001), 의식회복 가능성 알 수 없을 때 본인 24.8%, 가족 36.4%(t= 3.664, p= .000), 수혈받으면 기운이 나고 몸이 편안함을 느낄 때 본인 70.1%, 가족 81%(t= 3.601, p= .000), 치료 불가능한 신 기능 손상 시 혈액투석 본인 27.2, 가족 38.4%(t= 3.792, p= .000), 호흡곤란 시 산소공급 시행에 대한 항목 중 자발적 호흡이 가능할 때 본인 77.2%, 가족 84.4%(t= 3.520, p= .000), 자발적 호흡을 전혀 못할 때 본인 30.6%, 가족 42.9%(t= 4.676, p= .000), 약물치료 중 혈압상승제 본인 37.8%, 가족 50%(t= 4.583, p= .000), 항생제 본인 52%, 가족 63.9%(t= 4.696, p= .000), 전신마취를 필요로 하는 수술 시행에서는 본인 10.9%, 가족 16.7%(t= 3.165, p= .002), 중환자실 치료를 원할 때 본인 16.7%, 가족 26.5%(t= 4.151, p= .000)의 동의를 보였다. 구체적 내용은 〈Table 4-4〉와 같다.

'통증 조절을 위한 진통제 투여'에서는 본인동의와 가족동의에 유의한 차이가 없었다.

그러나 나머지 항목에서는 본인동의보다 가족동의가 통계적으로 유의하게 많은 것으로 나타났다.

〈Table 4-4〉 본인 동의와 가족 동의 비교 (N=294)

구분		동의		t	p
		본인n(%)	가족n(%)		
1	통증 조절을 위한 진통제 투여	282(95.9)	280(95.2)	.272	.786
2	심폐소생술시행	18(6.1)	55(18.7)	5.900	.000
3	경구, 경관, 위관영양 및 수분 투여	222(75.5)	248(84.4)	3.833	.000
4	경구섭취가 불가능할 때 정맥주사 통한 영양 및 수분	243(82.7)	269(91.5)	3.838	.000
5	단순진단검사	156(53.1)	185(62.9)	3.720	.000
6	수혈 및 혈액제제 투여 시행				
ㄱ)	의식회복 가능성 적음	49(16.7)	76(25.9)	3.555	.000
ㄴ)	의식회복 가능성 알 수 있음	171(58.2)	202(68.7)	3.479	.001
ㄷ)	의식회복 가능성 알 수 없음	73(24.8)	107(36.4)	3.664	.000
ㄹ)	수혈받으면 기운이나고 몸이 편안함	206(70.1)	238(81)	3.601	.000
7	치료 불가능한 신 기능 손상 시 혈액투석	80(27.2)	113(38.4)	3.792	.000
8	호흡곤란 시 산소공급 시행				
ㄱ)	자발적 호흡 가능	227(77.2)	248(84.4)	3.520	.000
ㄴ)	자발적 호흡 전혀 못함	90(30.6)	126(42.9)	4.676	.000
9	약물치료				
ㄱ)	혈압상승제	111(37.8)	147(50)	4.583	.000
ㄴ)	항생세	153(52)	188(63.9)	4.696	.000
10	전신마취를 필요로 하는 수술 시행	32(10.9)	49(16.7)	3.165	.002
11	중환자 치료	49(16.7)	78(26.5)	4.151	.000

* P<.05, **P<.001

본인동의 여부와 가족동의 여부의 상호 관련성을 확인하기 위하여 294명을 대상으로 조사한 결과 문항1. 증조절을 위한 진통제 투여에서(χ^2=79.169, P=.000), 문항2. 심폐소생술 시행은(χ^2=36.107, P=.000), 문항3. 경구, 경관, 위관영양 및 수분 투여는(χ^2=99.609, p=.000), 문항4. 경구섭취가 불가능할 때 정맥주사 통한 영양 및 수분투여(χ^2=48.895, p=.000), 문항5. 단순진단 검사시(χ^2=128.414, p=.000), 문항 6-ㄱ. 의식회복 가능성 적을 때(χ^2=64.547, p=.000), 문항 6-

ㄴ. 의식회복 가능성을 알 수 있을 때(χ^2=91.475, p=.000), 문항 6-ㄷ. 의식회복 가능성을 알 수 없을 때(χ^2=73.940, p=.000), 문항 6-ㄹ. 수혈을 받으면 기운이 나고 몸이 편안함을 느낄 때(χ^2=73.547, p=.000), 문항 7. 치료 불가능한 신기능 손상 시 혈액 투석에서(χ^2=111.218, p=.000), 문항8-ㄱ. 자발적 호흡이 가능할 때 산소공급 시행에서(χ^2=97.130, p=.000), 문항 8-ㄴ. 자발적 호흡을 전혀 못할 때 산소공급 시행은(χ^2=106.873, p=.000), 문항 9-ㄱ. 혈압상승제의 약물치료(χ^2=125.181, p=.000), 문항9-ㄴ. 항생제의 사용은(χ^2=124.946, p=.000), 문항10. 전신마취를 필요로 하는 수술 시행(χ^2=96.843, p=.000), 문항11. 중환자실 치료에서는(χ^2=120.216, p=.000) 서로 상호관련성이 있었다. 즉, 본인동의 결과와 가족동의 결과는 서로 관련성이 있음을 의미한다.

〈Table 4-5〉 본인동의와 가족동의 여부의 상호 관련성 (N=294)

구분		본인동의 f(%)	가족동의		χ^2(p)
			동의한다	동의 안 함	
1	통증 조절을 위한 진통제 투여	동의한다	275(93.5)	7(2.4)	79.169
		동의 안 함	5(1.7)	7(2.4)	(.000)
2	심폐소생술 시행	동의한다	13(4.4)	5(1.7)	36.107
		동의 안 함	42(14.3)	234(79.6)	(.000)
3	경구, 경관, 위관영양 및 수분 투여	동의한다	214(72.8)	8(2.7)	99.609
		동의 안 함	34(11.6)	38(12.9)	(.000)
4	경구섭취가 불가능할 때 정맥주사 통한 영양 및 수분	동의한다	235(79.9)	8(2.7)	48.895
		동의 안 함	34(11.6)	17(5.8)	(.000)
5	단순진단검사	동의한다	145(49.3)	11(3.7)	128.414
		동의 안 함	40(13.6)	98(33.3)	(.000)
6	수혈 및 혈액제제 투여 시행				
ㄱ)	의식회복 가능성 적음	동의한다	35(12)	14(4.8)	64.547
		동의 안 함	40(13.7)	203(69.5)	(.000)
ㄴ)	의식회복 가능성 알 수 있음	동의한다	155(52.7)	16(5.4)	91.475
		동의 안 함	47(16)	76(25.9)	(.000)
ㄷ)	의식회복 가능성 알 수 없음	동의한다	57(19.5)	16(5.5)	73.940
		동의 안 함	49(16.7)	171(58.4)	(.000)

ㄹ)	수혈받으면 기운이 나고 몸이 편안함	동의한다	193(65.9)	13(4.4)	73.547
		동의 안 함	44(15)	43(14.7)	(.000)
7	치료 불가능한 신 기능 손상 시 혈액투석	동의한다	70(23.9)	10(3.4)	111.218
		동의 안 함	43(14.7)	170(58)	(.000)
8	호흡곤란 시 산소공급 시행				
ㄱ)	자발적 호흡 가능	동의한다	217(74.1)	10(3.4)	97.130
		동의 안 함	30(10.2)	36(12.3)	(.000)
ㄴ)	자발적 호흡 전혀 못함	동의한다	79(26.9)	11(3.7)	106.873
		동의 안 함	47(16)	157(53.4)	(.000)
9	약물치료				
ㄱ)	혈압 상승제	동의한다	102(34.7)	9(3.1)	125.181
		동의 안 함	45(15.3)	138(46.9)	(.000)
ㄴ)	항생제	동의한다	144(49.1)	9(3.1)	124.946
		동의 안 함	44(15)	96(32.8)	(.000)
10	전신마취를 필요로 하는 수술 시행	동의한다	25(8.6)	7(2.4)	96.843
		동의 안 함	24(8.2)	236(80.8)	(.000)
11	중환자 치료	동의한다	44(15)	5(1.7)	120.216
		동의 안 함	34(11.6)	210(71.7)	(.000)

연명치료 중단에 사전동의 해야 할 경우의 대상자를 나누어서 나타내었다. 〈Table 4-6〉 대상자들은 부모(27.9%)를 가장 많이 선택하였고, 배우자 순으로 나타내었다.

〈Table 4-6〉 연명치료 중단에 사전동의해야 할 경우 대상자 (N= 294)

연명치료 중단에 사전동의해야 할 경우 대상자			
		빈도	퍼센트
구분	배우자	34	11.6
	부모	82	27.9
	형제	1	.3
	자녀	1	.3
	힙계	118	40.1
	무응답	176	59.9
합계		294	100.0

5. 지식과 동의와의 관련성

지식와 본인의 연명치료 동의, 가족의 연명치료 동의를 100점 만점으로 환산한 점수의 상관관계는 〈Table 5-1〉과 같다.

상관분석 결과 지식과 본인 동의(r=.447,p=.000), 지식과 가족 동의(r=.382,p=.000), 본인동의와 가족동의(r=.614, p=.000)에서 통계적으로 유의한 정적 상관 관계를 나타내었다. 즉, 지식이 높을수록 본인동의와 가족동의가 높으며, 본인동의가 높을수록 가족동의도 높음을 알 수 있다.

〈Table 5-1〉 지식과 본인 및 가족 동의와의 상관관계 (N= 294)

구분			지식	본인 동의
전체	본인 동의	r(p)	.447(.000)**	-
	가족 동의	r(p)	.382(.000)**	.614(.000)**

V 논의

연명치료란 환자의 병 상태를 호전시킬 수 없고 단지 생명만을 연장시키는 치료를 일컫는다. 즉, 현재의 치료를 계속하면 장기간의 생존 혹은 기능적 회복은 보장할 수 없을지라도 당장의 생명은 유지되지만 중단할 경우 환자의 상태가 악화되거나 악화가 예상되는 것을 말한다(정효성, 2008). 연명치료에 있어 대상자인 환자의 동의는 중요한데, 이때의 동의는 충분한 정보에 의거한 동의(informed consent)여야 한다.

과거의 의료는 의료부권주의에 따른 의사의 전단적 의료였지만 현대의료는 환자와 의사와의 계약관계에 의한 의료행위로 이에 따라 의사에게 설명의무를 부과하고 환자는 자기 결정권을 가지게 되었으며(정규진, 2008), 환자가 자신의 말이나 글로서 명시적인 동의를 하기 위해서는 자신의 질병 상태, 치료 가능성 여부, 치료 진행방향 등에 관한 의학 정보가 필요하다. 따라서 의사는 환자가 충분히 잘 이해할 수 있도록 환자의 교육수준을 고려하여 쉽게 이러한 의료정보들을 제시함으로써 환자가 올바른 결정을 할 수 있도록 도와 주어야 할 의무가 있다. 이를 '충분한 정보에 의거한 동의'(informed consent)라 부른다(우재명, 2004).

환자가 의사를 표명할 수 없거나 충분히 명확하게 표시할 수 없는 경우에는 환자의 추정적 의사에 따라 판단한다. 여기서 추정적 의사를 판단하기 위해서는 환자가 사전에 구두 혹은 문서로 표현된 환자의 사전의사(Patiententestament) 또는 가족의 견해도 의사의 판단에 참고가 된다(김혁돈, 2005). 그리하여 의사는 의료행위가 의학적으로 무익, 무용하다고 판단된 회생가능성이 없는 환자에 대하여 환자 또는 그 보호자가 적극적이고 확실한 의사표시에 의하여 환자의 생명유지치료 등 의료행위의 중단 또는 퇴원을 요구하는 경우에 의사는 의학적, 사회통념적으로 수용될 수 있다고 판단되면 그들에게 충분한 설명을 하고 법령이 정하는 절차와 방법에 따라 그 의료행위를 보류, 철회, 중단할 수 있다(의사윤리지침, 2006).

또한 과거의 의료분쟁이 의사의 과실이나 부주의에 초점을 두었다면 최근에는 진료행위 과정에서 두드러진 특징은 의사가 환자에게 사전동의의 의무를 적절하게 수행했는지에 대한 비중이 커진다는 것이다(박재현, 2006).

사전동의 의무는 환자를 진료하는 의사로서 가지고 있는 도덕적 의무인 동시에 법적 의무로서 의사-환자 관계의 계약적 성격 및 환자의 자기 결정권의 중요성이 확대되면서 진료 현장에서의 사전동의 의무는 더욱 그 의미가 강조되고 있다(이윤영, 2003).

하지만 우리의 의료현실에서는 가족 중심적 한국 사회특성이나 환자 상태, 의사의 방어 진료적 경향에 따라 이 요건이 제대로 이루어지지 않을 때가 많은데, 국내 임상 현장에서는 환자와 보호자를 동일시하여 오히려 환자보다 보호자에게 동의를 구하는 경향이 많다(유호종, 2001).

이금미가 연명치료 여부에 관해 연구한 결과에 따르면, 연명치료 여부에 관한 결정권자는 환자가 의식이 있을 때는 환자가 결정해야 한다고 답한 경우가 76명(63%)이었고, 환자가 결정을 내릴 수 없을 경우는 가족과 주치의가 결정해야 한다는 대답이 55명(46.2%), 56명(47.1%)으로 가장 높게 나타났으며(이금미, 2006), 박연옥의 연구 결과에 따르면, 82.4%의 높은 사전 의사결정서의 필요성에 대한 관심에도 불구하고, 아직 우리나라의 경우 사전 의사결정서에 대하여 구체적으로 정해져 있는 사항이 없어서 현재 가족이 대신하고 있다며 사전 의사결정서를 만드는 것에 대해 촉구하였다(박연옥, 2003).

또 다른 연구 결과 중 이명선 등의 연구에 따르면, 비록 의사가 환자 상태를 고려하여 DNR을 권유하지만, 최종적으로는 가족이 결정을 담당하였는데, 가족의 결정에 영향을 미치는 중요한 요소는 치료비와 관련된 경제력이었으며 가족 중 경제력을 쥐고 있는 가족원이 주결정권자가 되었다(이명선 외, 2008)고 한다. 또한 안명숙의 연구 결과에 따르면, 보호자가 사전동의서에 대리서명한 경우 환자의 의견이 '많이 반영되었다'가 38.5%, '조금 반영되었다' 28.1%이었고, '전혀 반영되지 않았다'도 7.3%였으므로 대리서명 시 대략 35% 정도에서 자신의 의견이 반영되고 있지 못함을 알 수 있었다. 또한 대리 서명 시 본인의 의견반영 정도에 대한 만족도는 환자의 35.4%가 '만족하지 않는다'고 답하였다(안명숙 외, 2008).

마지막으로 최지은 등의 연구에 따르면, 의사들은 54%가 현 제도에서 생명연장술 중단을 설정할 수 있지만 85%가 치료 중단을 결정할 때 도덕적으로 어려움을 겪는다고 하였다(최지은 외, 2007).

그러므로 위와 같은 연구 결과들은 사전의사결정서 마련의 필요성에 대해 지지해 주고 있으며, 사전 의사결정서 마련을 통하여 환자에게 미리 연명치료 여부에 대한 동의를 구함으로써 향후 그 환자의 연명치료에 대한 법적 근거 마련 및 윤리적인 문제를 해결하는 등에 기여할 수 있다는 중요성에 대하여 알 수 있다.

미연방의회는 1990년에 환자자기결정법(Patient Self-determination Act)을 제정하여 메디케어(Medicare)나 메디케이드(Medicaid)를 받는 의료기관(Hospital, Nursing home, Health maintenance organization)들은 환자에게 자신들이 받아야 할 의료행위에 대하여 결정할 권리가 있음을 고지하도록 하였다(김장한, 2008).

의료의 결정단계에 있어서도 환자들의 보다 적극적인 참여요구와 '자신의 삶에 관한 모든 것을 조절하고 결정한다'는 개인의 권리에 대한 주장이 강조되고 있는데, 이는 앞으로 더욱 더 강조될 것으로 예상된다(최윤선 외, 1999). 환자는 치료에 내포된 모든 위험과 대안에 관하여 의사로부터 적절한 설명을 들어야 하며, 또한 설명을 들은 환자는 자기 스스로 치료에 대한 동의 여부를 결정하여야만 한다. 그리고 환자는 자기 결정권에 기하여 의사로부터 치료에 대한 설명을 들은 후 그 치료를 거부할 권리를 가지고 있다(김혁돈, 2005).

이때 필요한 것이 사전 의사결정서이다. 이는 환자의 자유로운 의사결정능력을 가지고 그의 상황을 착오 없이 인식한 상태에서 미리 인위적 생명 연장이나 진통조치 등에 대해 진지하게 진술한 것을 문서로 작성한 것으로서 그러한 환자의 의사는 존중되어야 한다는 점에서 원칙적으로 유효하다(정현미, 1994). 사전동의란 수술이나 처치, 시술, 검사가 시행되기 전 환자로부터 동의를 받는 과정으로(홍소연, 2003), 사전동의의 주체는 원칙적으로 환자이고 보호자는 환자가 의사결정의 무능력 상태, 미성년자인 경우와 같이 동의가 불가능한 경우에만 동의의 주체가 될 수 있다(윤수영, 2004).

그러나 혼수상태에 빠져 있고 회복이 불가능하다고 판단된 환자의 치료를 중단하는 것은 곧 그 사람의 죽음을 초래하며, 형법상 살인죄가 적용될 수 있다. 그러므로 민법 제734조에 근거하여 의무 없는 경우라 할지라도 타인을 위한 사무를 인수한 이상, 본인에게 가장 이익이 되는 방법으로 처리하여야 하며 본인의 의사를 알거나 측정할 수 있을 경우에는 이에 따라야 한다(정규진, 2008).

연명치료를 중단하는 것은 원래는 그냥 죽음의 과정이 진행되어야 하는 것을 인위적으로 막아 두었다가 그 진행을 다시 하게 하는 것과 다르지 않다(김혁돈, 2005). 그러나 무의미한 치료인지 아닌지 여부를 결정하는 데는 신중한 판단이 요구된다. 판단하는 데 있어서 환자의 생명이 존중되지 않고 판단하는 사람의 공리주의적 유용성이 극단적으로 적용되는 경우는 금지되어야 한다(우재명, 2004).

또한 의료행위를 시행함에 있어 의사의 전문가적 판단에만 전적으로 의존하는 것이 아니라 환자의 자율적 의사에 따라야 하며 사전동의는 환자의 자율성의 존중을 강조하는 것으로 사전동의 과정에서 환자의 인격이 존중될 수 있기 위해서는 의료인이 환자권리 중심의 관점으로 환자를 옹호해야 한다는 기본적인 가치관의 변화가 우선되어야 하겠다(안명숙 외 2008).

마지막으로 본 연구 결과는 일 종합병원을 중심으로 이루어져 대표성이 결여되어 있어 일반화하기 어려우므로 대단위 조사를 실시하여 의견을 수렴할 필요가 있으며, 대상자의 의도성이 결과에 반영되었을 가능성이 있다는 제한점이 있다. 그러나 간호사의 연명치료 중단 지식과 사전동의에 대한 조사를 해봄으로써 간호사가 연명치료 중단에 대한 상황을 경험하게 되고 이에 어떠한 태도와 행동을 취할 것인가에 대해 생각할 수 있는 자료가 될 수 있다는 의의가 있다.

Ⅵ 결론 및 제언

본 연구의 주된 목적은 점점 커져가는 사회적 관심 중 하나로 떠오른 연명치료 중단에 대해 보다 구체적인 접근을 해보고자 연명치료 중단지식에 대한 간호사의 지식 및 사전동의에 대해 확인하고 보다 나은 연명치료 중단과 사전동의에 대한 올바른 인식과 연명치료 중단에 대한 사전동의서의 기준틀을 만드는 데 도움을 주는 데 있다.

본 연구를 위해 일 종합병원에 근무하는 간호사 총 320명을 대상으로 2010년 4월 26일부터 5월 5일까지 10일간 설문조사를 시행하였고, 설문지는 294부 회수하여 분석 자료로 활용하였다. 설문지는 B병원과 S병원의 연명치료와 사전동의의 관련 자료를 참고하여 만든 선행연구 설문지를 본 연구자가 수정 보완하여 만들어졌고, 설문지는 연구 대상자의 일반적 특성 9문항과 의료적 특성 6문항, 연명치료 중단지식 16문항, 연명치료 중단지식 16문항에 대한 해설 첨부, 사전동의와 관련된 항목 16문항(본인, 가족)으로 구성하였다.

연명치료 중단 지식을 위한 자료는 B병원의 사전 의사결정서와 S병원의 의료행위에 대한 사전지시서를 참고하여 만든 선행연구 도구를 이용하여 연명치료 중단과 관련된 지식도구를 연구자가 수정 보완하여 만든 16문항으로 측정하였고, 사전동의에 대한 분석자료는 B병원의 사전 의사결정서와 S병원의 의료행위에 대한 사전지시서를 참고하여 만든 선행연구 도구를 이용하여 사전동의 도구를 연구자가 수정보완하여 만든 16문항을 본인과 가족 각각을 측정하였다.

통계자료 분석은 SPSS/WIN 17.0 프로그램을 통하여 분석하였다. 연구대상자의 일반적 특성과 연명치료 중단 지식과 동의 여부는 실수와 백분율로 산출하여 분석하였고, 본 연구에 사용된 도구의 신뢰도는 Cronbach's alpha coefficient를 구해 검증하였다. 본인동의와 가족동의 항목별로 상관관계를 보기 위해 Paired sample t-test로 분석하였고, 지식 정도와 본인 및 가족 동의 정도와의 상관관계를 Pearson's Correlation cofficient로 분석하였다.

본 연구 결과는 다음과 같다.

(1) 일반적 특성을 살펴보면, 인구학적 특성과 임종 경험 및 연명치료 경험으로 나누어 연구대상자 294명 중 연령은 분포는 25세 이상~30세 미만이 40.5%로 가장 많았고, 직업의 특성상 여성이 98.6%를 차지하였으며 경력은 5년 미만이 40.5%, 학력은 전문대졸이 48% 등의 결과가 나타났다.

가족 중 임종 경험이 있는 경우 72.8%, 없는 경우 27.2%의 응답이 있었고, 이 중 생명연장술 또는 연명치료 경험이 있는 경우 5.8%, 없는 경우 93.9% 등의 통계적 결과가 나타났다.

(2) 의료적 특성에서는 생명연장술에 대한 항목에서는 인공호흡이 90.8%, 약물치료 62.9% 등으로 나타났으며, 말기암 환자의 연명치료 중단에 대한 사전 의사결정에 대해 들어본 적이 있느냐 질문에는 90.1%가 '그렇다'라고 대답했으며, 지식 경로의 경우 대중매체가 43.5%로 가장 많았는데, 이는 간호사라는 직업의 특성과 의학적 교육의 유무와 상관없이 대중매체의 중요성을 보여주는 것으로 생명연장술에 대한 교육을 시행함에 있어 대중매체를 통한 홍보 및 교육의 중요성을 보여주고 있다.

(3) 연명치료 중단 지식에서의 지식점수는 평균 54.7535점으로 나타났다. 현장에서 환자를 돌보는 간호사라는 직업적 특성이 있음에도 불구하고 연명치료 중단지식 점수가 높지 않다. 이는 연명치료 중단에 대한 본인의 관심과 교육에 의해 지식의 차이가 나타날 수 있음을 추측해 볼 수 있다.

(4) 연명치료 사전동의와 관련하여 간호사 본인의 사전동의 점수 45.9192점과 가족의 사전동의 점수 55.4634점으로 가족이 높았고, 연명치료 중단의 사전동의에 본인동의 및 가족동의 항목별 비교에서는 통증 조절을 위한 진통제 투여에서는 본인동의와 가족동의에 유의한 차이가 없지만 나머지 항목에서는 본인동의보다 가족동의가 통계적으로 유의하게 높은 것으로 나타났다. 또한 연명치료 중단지식과 본인동의, 가족동의와의 상관관계에서는 지식과 본인동의, 지식과 가족 동의, 본인동의와 가족동의에서는 통계적으로 유의한 정적 상관관계를 나타내었다. 이는 지식 정도가 높을수록 본인동의와 가족동의가 높으며 본인동의가 높을수록 가족동의가 높음을 알 수 있다.

이를 통해 간호사의 지식과 사전동의의 기준틀 마련의 중요성 및 필요성에 대하여 알아볼 수 있었다.

그 결과 연명치료 중단에 대한 사전 의사결정서의 지식습득 경로로는 대중매체와 직접경험, 교육부분이 가장 많은 부분을 차지하고 있음을 보여주었다. 이는 연명치료 중단과 사전동의에 대한 보다 적극적인 홍보와 교육의 필요성이 절실함을 시사하며, 특히 텔레비전이나 연예인, 책, 라디오 등과 같은 대중매체를 통해 홍보한다면 높은 효과를 얻을 수 있을 것으로 예상되므로 이러한 대중매체를 통하여 연명치료 중단과 사전동의에 대한 객관적이며 깊고 다각적인 방면에서의 조명이 필요하다.

위와 같은 연구를 통하여 본 연구에서는 사전동의서의 정확한 기준틀 마련의 필요성과 사전동의서 마련의 중요성에 대하여 알아볼 수 있었다. 그러므로 의사는 환자의 자기 결정권을 존중하여야 한다는 사실에 입각하여 통합적이고 일관적으로 표준화된 사전동의서 기준틀을 마련하고 이를 각 병원마다 배치하여야 한다. 또한 연명치료 중단에 대한 동의자의 현재의 생각이 추후 바뀔 수도 있다는 점을 감안하여 정기적으로 동의 여부를 재점검할 수 있도록 하여야 한다. 이를 위해서는 사회적 합의 및 정책 반영을 위한 지속적인 논의가 필요하며 이를 통해 여명치료 중단에 대한 기준마련과 법적 제도화가 이루어져야 한다.

또한 이로 인한 생명경시풍조 및 연명치료 중단 남용 현상이 발생하지 않도록 의료인 및 일반인을 대상으로 한 윤리교육시행 및 다양한 의료현장에서 활용할 수 있는 연명치료 중단에 대한 지침서 마련, 병원 내 윤리위원회 설치 등과 같은 장치의 강화도 필요하다.

본 연구 결과를 토대로 연명치료 중단에 대한 추후 연구의 방향은 다음과 같이 제언한다.

❶ 간호사뿐만 아니라 연령층을 확대하여 범지역적인 추후 조사가 필요하다.

❷ 연명치료 중단의 동의 여부에 영향을 미치는 원인들에 대한 추후 조사가 필요하다.

❸ 사전동의서의 기준틀을 마련하여 실무에 적용하기 전에 일반인들을 대상으로한 검토가 필요하다.

❹ 연명치료 중단에 대한 객관적이고 다각적인 교육 및 홍보가 필요하다.

❺ 사전동의 과정에서 간호사를 위한 구체적인 행동지침개발을 제언한다.

〈DNR에 대한 연구 도구〉

다음 항목은 귀하의 DNR(연명치료 중단)에 대한 지식 정도를 알아보기 위함입니다.

	한다	안 한다
1. 통증 조절을 위한 진통제를 투여한다.		
2. 심폐소생술을 시행한다.		
3. 경구 혹은 경관, 위관 영양 및 수분을 투여한다.		
4. 경구 섭취가 불가능할 때 정맥주사를 통한 영양 및 수분을 투여한다.		
5. 단순한 진단적 검사(채혈, 엑스레이)를 한다.		
6. 수혈 및 혈액제제의 투여를 시행한다.		
6-1. 의식이 저하되어 의식회복 가능성이 적다면		
6-2. 의식이 저하되었지만 의식회복 가능성을 알 수 있다면		
6-3. 의식이 저하되었지만 의식회복 가능성을 알 수 없다면		
6-4. 의식이 저하되지 않고, 수혈을 받으면 기운이 나고 몸이 편하다고 느낄 가능성이 있다면		
7. 치료 불가능한 신 기능 손상 시(콩팥의 기능) 혈액투석을 시행한다.		
8. 호흡곤란 시 산소공급을 시행한다.		
8-1. 자발적으로 호흡은 가능하나 불충분하다면		
8-2. 자발적으로 호흡을 전혀 못 한다면		
9. 약물치료(혈압 상승제/항생제)를 투여한다.		
9-1. 혈압 상승제		
9-2. 항생제		
10. 전신마취를 필요로 하는 수술을 시행한다.		
11. 중환자실로 가서 치료받기를 원한다.		

✓ DNR 각 항목에 대한 해설입니다. 다음 설문지 작성 전에 "꼭" 읽어보시고 숙지해 주십시오.

1. 통증 조절을 위한 진통제를 투여한다. – 호흡곤란, 의식저하 등의 부작용을 감소하는 것에 대한 시행 여부를 확인하기 위함입니다.
2. 심폐소생술을 시행한다. – 심장이 멎고 호흡이 멈췄을 때 회복 가능성이 적을 때의 시행 여부를 확인하기 위함입니다.
3. 경구 혹은 경관, 위관 영양 및 수분을 한다. – 환자가 입으로 음식을 삼키거나 소화할 수 있는 능력이 떨어질 수 있습니다. 이때 무리한 식사는 기도폐쇄, 폐렴 발생으로 호흡곤란을 초래하며 죽음을 초래할 수 있습니다. 이 시기는 배고픔이 없어지는 시기입니다. 하지만 먹어야 한다는 강박관념이나 습관에 얽매일 수 있습니다.

4. 경구 섭취가 불가능할 때 정맥주사를 통한 영양 및 수분을 공급한다.

– 영양공급을 목적으로 혈관을 통해 영양수액이 투입됨을 말한다.

5. 단순한 진단적 검사(채혈, 엑스레이)를 한다.

– 지속적으로 악화되는 과정에 있으며, 환자가 질병의 회복 가능성이 적을 때의 시행 유무를 말합니다.

6. 수혈 및 혈액제제의 투여를 시행한다.

– 병이 완치되지 못하는 상황에서 출혈 등 빈혈로 인해 환자는 수면 시간의 증가, 전신무력감 등이 발생할 수 있습니다. 또한 일정 기간이 경과되면 의식이 저하되기 시작합니다. 그때의 시행 유무를 말합니다. (수혈은 병의 완치와 무관하며 생명의 연장과 무관합니다)

1) 의식이 저하되어 의식회복 가능성이 적다면

2) 의식이 저하되었지만 의식회복 가능성을 알 수 있다면

3) 의식이 저하되었지만 의식회복 가능성을 알 수 없다면

4) 의식이 저하되지 않고, 수혈을 받으면 기운이 나고 내 몸이 편하다고 느낄 가능성이 있다면

7. 치료 불가능한 신기능 손상 시(신장의 기능) 혈액투석을 시행한다.

– 질병회복 가능성이 적을 때 시행 유무를 말합니다.

8. 호흡곤란 시 산소공급을 시행한다.

– 의식이 없어지고 자발적인 호흡이 곤란한 상태에서의 기도삽관, 기관지 절개 및 인공호흡기를 이용한 치료 시행 여부를 말합니다.

1) 자발적으로 호흡은 가능하나 불충분하다면

2) 자발적으로 호흡을 전혀 못한다면

9. 약물치료(혈압 상승제/ 항생제)를 투여한다.

– 혈압이 저하되어 죽음의 문턱이 가까워온 순간, 생명의 연장을 위한 인위적인 혈압상승제(강심제)사용, 회복 가능성이 낮은 중증감염에서의 항생제 사용을 통한 감염 치료 시행 유무를 말합니다.

1) 혈압 상승제

2) 항생제

10. 전신마취를 필요로 하는 수술을 시행한다.

– 수술을 하더라도 회복 가능성이 낮을 때의 시행 여부를 말합니다.

11. 중환자실로 가서 치료받기를 원한다.

– 중환자실 치료가 필요한 상황이 오더라도 회복되어 일반병실로 돌아갈 가능성이 적을 수 있습니다. 1% 미만의 회복 가능성이 있다고 치료 결과가 예상되거나 혹은 단지 인위적인 임종 과정의 연장인 상황 시 치료받는 것을 말합니다.

• 다 읽으셨으면 다음 설문지의 상황을 읽으시고 설문해주시면 감사하겠습니다.

다음 상황을 읽고 DNR(연명치료 중단)에 사전동의해야 할 상황일 시, 각 항목의 동의 여부에 체크하여 주시기 바랍니다.

✓ 상황 : 나 자신 또는 가족(배우자, 부모, 형제, 자녀)의 임종이 수개월 이내로 예측되며 말기 환자인 경우이고 또한 혼수상태로 의사에 의해 의식 회복 가능성이 극히 희박하다고 하는 경우에 있다면….

1) 나 자신의 DNR에 사전동의해야 할 경우

	동의한다.	모르겠다.	동의하지 않는다.	의료진 결정에 따른다.
1. 통증 조절을 위한 진통제를 투여한다.				
2. 심폐소생술을 시행한다.				
3. 경구 혹은 경관, 위관 영양 및 수분을 공급한다.				
4. 경구 섭취가 불가능할 때 정맥주사를 통한 영양 및 수분을 투여한다.				
5. 단순한 진단적 검사(채혈, 엑스레이)를 한다.				
6. 수혈 및 혈액제제의 투여를 시행한다.				
6-1. 의식이 저하되어 의식회복 가능성이 적다면				
6-2. 의식이 저하되었지만 의식회복 가능성을 알 수 있다면				
6-3. 의식이 저하되었지만 의식회복 가능성을 알 수 없다면				
6-4. 의식이 저하되지 않고, 수혈을 받으면 기운이 나고 몸이 편하다고 느낄 가능성이 있다면				
7. 치료 불가능한 신 기능 손상 시(콩팥의 기능) 혈액투석을 시행한다.				
8. 호흡 곤란 시 산소공급을 시행한다.				
8-1. 자발적으로 호흡은 가능하나 불충분하다면				
8-2. 자발적으로 호흡을 전혀 못한다면				
9. 약물치료(혈압 상승제/항생제)를 사용한다.				
9-1. 혈압 상승제				
9-2. 항생제				
10. 전신마취를 필요로 하는 수술을 시행한다.				
11. 중환자실로 가서 치료받기를 원한다.				

✓ 위와 같이 나 자신의 DNR 동의를 하게 된 가장 큰 이유는 무엇입니까?

❶ 종교 ❷ 경제적 상황 ❸ 나이 ❹ 진단명(병의 중등도)

❺ 가족의 가치관, 신념 ❻ 자신의 가치관, 신념

❼ 사회적 관습(문화, 도덕, 윤리) ❽ 기타______________________

✓ 나 자신의 DNR에 동의했다면, 심경이나 태도가 어떻게 변화할 것 같습니까?

❶ 가족들이 간호를 소홀히 하게 된다.

❷ 죄책감을 느낀다.

❸ 홀가분하다.

❹ 별다른 변화 없을 것 같다.

❺ 기타 _________________

2) 가족(배우자, 부모, 형제, 자녀까지 해당)의 DNR(연명치료 중단)에 사전동의해야 할 경우

해당 대상자가 누구인지 체크해주세요(배우자, 부모, 형제, 자녀)	동의한다.	모르겠다.	동의하지 않는다.	의료진 결정에 따른다.
1. 통증 조절을 위한 진통제를 투여한다.				
2. 심폐소생술을 시행한다.				
3. 경구 혹은 경관, 위관 영양 및 수분을 공급한다.				
4. 경구섭취가 불가능할 때 정맥주사를 통한 영양 및 수분을 투여한다.				
5. 단순한 진단적 검사(채혈, 엑스레이)를 한다.				
6. 수혈 및 혈액제제의 투여를 시행한다.				
6-1. 의식이 저하되어 의식회복 가능성이 적다면				
6-2. 의식이 저하되었지만 의식회복 가능성을 알 수 있다면				
6-3. 의식이 저하되었지만 의식회복 가능성을 알 수 없다면				

6-4. 의식이 저하되지 않고, 수혈을 받으면 기운이 나고 몸이 편하다고 느낄 가능성이 있다면				
7. 치료 불가능한 신 기능 손상 시(콩팥의 기능) 혈액투석을 시행한다.				
8. 호흡 곤란 시 산소공급을 시행한다.				
8-1. 자발적으로 호흡은 가능하나 불충분하다면				
8-2. 자발적으로 호흡을 전혀 못한다면				
9. 약물치료(혈압 상승제/항생제)를 사용한다.				
9-1. 혈압 상승제				
9-2. 항생제				
10. 전신마취를 필요로 하는 수술을 시행한다.				
11. 중환자실로 가서 치료받기를 원한다.				

✓ 위와 같이 가족의 DNR 사전동의를 하게 된 가장 큰 이유는 무엇입니까?

❶ 종교 ❷ 경제적 상황 ❸ 나이 ❹ 진단명(병의 중등도)

❺ 가족의 가치관, 신념 ❻ 자신의 가치관, 신념

❼ 사회적 관습(문화, 도덕, 윤리) ❽ 기타______________________

✓ 가족의 DNR에 사전동의를 했다면, 심경이나 태도가 어떻게 변화할 것 같습니까?

❶ 가족들이 간호를 소홀히 하게 된다.

❷ 죄책감을 느낀다.

❸ 홀가분하다.

❹ 별다른 변화 없을 것 같다.

❺ 기타 __________________

* 바쁘신 와중에도 연구에 소중한 자료인 설문에 응답해 주시어 진심으로 감사드립니다.

■ 연명치료 중단에 관한 한국변호사의 태도 ■

1. 서론

현재 의료현장에서 말기 환자의 치료 포기와 중단은 법적 명시화는 되어 있지 않으나 이미 상당히 많이 시행되고 있으며 정당화될 수 있는 것으로 간주되고 있다(유호종, 2002; Esteban 등, 2001). 법적 명시가 되어 있지 않음에도 불구하고 실재 중환자실 전담 의사들의 64.4%는 환자승낙과 보호자 요청 시 연명치료 중단을 시행하고 있었으며, 환자승낙은 있으나 보호자의 승낙 없는 경우는 97.7%에서 연명치료 중단을 시행하지 않았으며, 환자승낙 없고 보호자 요청한 경우 68.8%에서 연명치료 중단을 시행하지 않았으며, 환자승낙과 보호자 요청이 모두 없는 경우는 98.8%에서 연명치료 중단을 시행하지 않은 것으로 나타나(김소윤, 2009) 의료현장에서 연명치료 중단에 대한 인식과 시행에 기준이 모호하며, 아직까지 혼란이 있음을 보여주고 있다. 연명치료 중단에 대한 법적 기준이 없기 때문에 의료계는 이러한 혼란을 최소화하기 위하여 각계각층의 의견을 수렴하여 합의된 지침을 제시하고자 하는 노력이 진행하고 있으며, 국회의원과 시민단체는 연명치료 중단에 대한 법안을 발의하는 노력을 하고 있다. 2009년 9월 28일 한국보건의료연구원은 법조계 · 종교계 · 의료계 · 언론계 · 사회단체 등 각계 전문가와 공동으로 사회적 합의 도출을 위한 토론회를 개최하여 12개항의 기본원칙을 발표하였다. 또한 최근 사법부에서도 연명치료 중단의 허용하는 대법원 판결을 하여 이러한 노력이 속도를 내고 있어, 그 어느 때보다 국민들의 관심이 높아져 있는 상태이며, 법적 제도화도 멀지 않았다고 보인다.

따라서 법적제도화 장치를 마련하기에 앞서 각 계층의 연명치료 중단에 대한 태도를 파악하는 것은 의미 있는 연구일 것이다. 본 연구는 변호사들의 연명치료 중단에 대해 태도를 파악하고, 유형화하여 주관성을 다루고, 구조를 밝혀내고자 하였으며, 이를 통해 연명치료 중단의 법적 제도화에 대한 근간을 마련하고자 수행되었다.

2. 대상 및 방법

1) Q-표본과 분포

Q모집단은 연명치료에 관련된 문헌과 변호사와의 심층인터뷰 자료, 그리고 2008년 12월 5일자

SBS 시사토론, 2008년 12월 20일자 KBS 심야토론을 중심으로 133개의 Q모집단을 구성하였다. Q표본은 133개의 모집단 가운데 중복되는 진술문은 제외하고, 각 기준에 관해 대표성과 포괄성이 크다고 판단되는 진술문을 임의로 선택하는 방법을 사용하고, 전문가의 검토를 통해 최종적으로 34개의 Q표본을 선택하였다.

2) P-표본

Q 방법론은 개인간의 차이(inter-individual differences)가 아니라 개인 내의 중요성의 차이(intra-individual difference in significance)를 다루는 것이므로 P표본의 수에 아무런 제한을 받지 않으며 오히려 P표본이 커지면 한 요인에 여러 사람이 편중되어 그 특성을 명확하게 파악할 수 없는 통계상의 문제가 발생한 가능성이 있으므로 소표본이론(small sample doctrine)에 적용하였다(김흥규, 1992). 본 연구에서는 연명치료 중단에 대해 실질적인 관심을 표현한 변호사 24명을 편의표집하여 P표본으로 선정하였다. 연령분포는 30대 4명, 40대 14명, 50대 5명, 60대 1명이었다.

3) Q분류과정과 방법

P표본으로 선정된 각 대상자가 특정의 주제나 상황에 관한 자신의 마음속 태도를 스스로 모형화하기 위하여 진술문을 읽은 뒤 그 진술문들을 다음의 방법으로 강제분포하였다. 각각의 진술문을 읽으면서 긍정하는 것, 중립, 부정하는 것 크게 3개의 그룹으로 분류한 다음, 긍정 진술문 중에서 가장 긍정하는 것을 차례로 골라 오른쪽 바깥에서부터(+4) 시작하여 안쪽으로 분류를 진행하여 중립에서 마무리하게 하였다. 동일한 방법으로 부정 진술문들을 왼쪽부터 분류하게 하였으며, Q해석에 유용한 정보로 이용하기 위하여 양극에 놓은 진술문(+4, −4) 각각 2개의 진술문에 대하여 채택한 이유를 물어 기록하였다.

4) 자료처리 및 분석방법

수집된 자료를 점수화하기 위해서 Q표본 분포도에서 가장 부정하는 경우 (−4)를 1점으로 시작하여, 중립인 경우 5점, 가장 긍정하는 경우(+4) 9점을 부여하여 점수화하였다. 부여된 점수는 진술문 번호순으로 코딩하였고, QUANL PC program을 이용하여 처리하였으며, 각 항목을 표준점수(Z-score)화하여 주요인분석(Principle component factor analysis)방법과 Varimax rotation으로 분석하였다. 가장 이상적인 요인의 수를 결정하기 위해서 Eigen value가 '1' 이상인 요인을 기준으로 유형을 해석하였다.

3. 결과 및 해석

1) Q-Factor의 형성

Q요인 분석을 실시한 결과 다섯 가지 유형으로 분류되었다. 이 다섯 개의 유형은 총 변량의 약 63%의 비교적 높은 설명력을 보였다〈Table1〉. 인자가중치가 높은 사람일수록 그가 속한 유형에 있어서 그 유형을 대표할 수 있는 전형적인 사람임을 나타낸다고 볼 수 있는데, 1유형은 0명, 2유형은 0명, 3유형은 0명, 4유형은 0명, 5유형은 0명이었다〈Table 1〉.

2) 유형별 특성

유형별 표준점수가 ±1.0 이상인 항목의 대상자 중에서 자신에게 가장 긍정(동의함) 또는 가장 부정(동의하지 않음)이라고 선택한 진술문에 대해 심층 면담을 하여 각 유형별 특성을 기술하였으며, 그 결과는 〈Table 2〉와 같다.

(1) 유형 1 : 연명치료 중단 선택형

1유형은 연명치료 중단에 대한 확고한 신념이 있으며, 치료연장술과 연명치료 중단의 선택의 시점에서 과감하게 연명치료 중단을 선택하는 특성을 보였다. 인간에게는 존엄하게 살 권리와 죽을 권리가 있으며, 삶의 길이보다 삶의 질이 중요하며, 삶과 죽음의 경계에서 인위적인 조치없이 자연스런 죽음을 맞이하는 것이 바로 인간으로서 존엄과 가치를 확보하는 것이라는 연명치료 중단에 대한 확고한 가치관을 가지고 있었으며, 이 가치관에 일관되게 선택의 시점에서 연명치료 중단을 선택하고 있다. 1유형을 대표하는 17번 대상자는 44세로 대학원 이상의 학력을 가지고 있으며 종교는 천주교이며, 미혼이었는데, 심층 면담을 통한 진술문에 의하면 "삶과 죽음은 자연스러워야 한다. 인위적인 의료장치로 연명하는 것은 삶이 아니다."라고 하였다. 이상과 같이, 1유형은 연명치료 중단에 대한 신념이 명확하고, 신념에 따라 본인의 경우 연명치료 중단을 선택하겠다고 하며, 가족의 경우도 불필요한 생명연장술을 하지 않으려는 태도를 보이고 있어 '연명치료 중단 선택형'으로 명명하였다.

(2) 유형 2 : 비용보다 생명연장술 추구형

2유형은 생명연장술은 비용이 얼마나 소요되든지 상관없이 시행되어야 하며, 경제적인 이유 때문에 연명치료 중단을 선택하는 경우가 많기 때문에 신중하게 생각하고, 병원비 부담으로 인한 연명치료 중단결정은 자기 결정이라고 볼 수 없으며, 생명연장술이 의료자원을 낭비시킨다는 것에는 강하게 반대를 하였다. 2유형을 대표하는 24번 대상자는 42세로 대졸 이상의 학력을 가지고 있으며 종교는 기독교이며, 3명의 자녀를 둔 가장이었는데, 심층 면담을 통한 진술문에 의하면 "생명의 가치와 인간의 존엄은 모든 경제 가치를 우선한다.", "생명은 모든 가치보다 우선하므로 의료자원을 충분히 쓸 가치가 있으므로, 생명연장술을 의료자원 낭비로 봐서는 안 된다."고 하였다. 이상과 같이, 2유형은 연명치료 중단이 비용 문제로 인해 거론되거나 선택되는 것을 강하게 저항하며, 생명연장술이 비용 때문에 포기되어서는 안 된다고 하였으며, 연명치료 중단은 자연사가 아니므로, 가족까지 생명연장술을 선택하겠다는 태도를 보이고 있어 '비용보다 생명연장술 추구형'으로 명명하였다.

(3)유형 3 : 제도요구성 중립형

3유형은 연명치료 중단이나 생명연장술이나 모두 인간의 권리에 해당하며, 이런 권리를 충분히 행사하기 위해 제도적 장치를 필요로 하는 특성을 보였다. 인간에게는 존엄하게 살 권리와 죽을 권리가 있으며, 이러한 권리를 헌법 제10조의 인격권과 행복추구권에서 찾고 있어 이것을 근거로 자신의 생명도 스스로 결정할 수 있으며, 죽음을 선택할 수 있는 권리가 환자 자신에게 없다는 것에는 강하게 반대를 하였다. 인간에게 존엄하게 죽을 권리가 있지만, 생명을 지킬 권리도 있으므로 이를 위해서는 제도적 장치를 통한 의료진의 책무 강화가 필요하며, 별도의 독립기관을 만들어 회생가능성을 판단하여야 한다고 생각하였습니다. 3유형을 대표하는 18번 대상자는 53세로 대학원 이상의 학력을 가지고 있으며 종교는 불교이고, 자녀 한 명을 둔 가장이었고, 심층 면담을 통한 진술문에 의하면 "인간은 존엄하게 죽을 권리가 있기 때문에 연명치료 중단이 필요하다. 그러나 평상시 연명치료 중단에 대한 결정을 해 놓은 경우가 드물기 때문에, 연명치료 중단의 문제는 환자의 추정적 의사와 관련된 문제이다. 따라서 환자가 의식불명일 때 가족의 의사가 충분히 존중되는 제도적 장치가 필요하다."고 하였다. 이상과 같이, 3유형은 인간의 권리는 연명치료 중단이나 생명연장술 모두를 선택할 수 있어야 하는데, 다만 권리를 정확하게 행사할 수 있기 위해서 제도적 장치를 요구하고 있어 '제도 요구성 중립형'으로 명명하였다.

(4) 유형 4 : 연장술과 중단의 충돌형

4유형은 연명치료 중단이라는 기본 전제에 객관적으로 동의를 하지만, 본인은 연명치료 중단을 선택하지 않을 것이라는 모순된 태도를 보였다. 4유형을 대표하는 22번 대상자는 45세로 대졸 이상의 학력을 가지고 있으며 종교는 무교이며, 3명의 자녀를 둔 가장이었고, 심층 면담을 통한 진술문에 의하면 "소생가능성 여부는 환자를 진료한 현 의사 이외의 제3자가 판단할 문제가 아니다. 의학적인 견지에서만 판단해야 한다. 연명치료 중단에 대한 절대를 추구할 수 없고, 논리적 완벽성은 불가능할지라도 현 의료진을 믿어야 한다. 의사의 판단을 다른 가치, 예를 들면 종교 등과 동등하게 취급해서는 안 된다."고 하였다. 4유형의 가장 특이할 만한 것은 "만약에 내가 인공호흡기에 의존해야 하는 경우가 생긴다면, 나는 연명치료 중단을 선택할 것이다."를 강하게 부정한 사실이다. 이는 주관적으로 연명치료 중단보다는 치료연장술을 선택하겠다는 태도로, 대부분의 강한 긍정에 연명치료 중단에 객관적으로 동의를 보인 것과 대조를 이루는 것이다. 따라서 4유형을 "생명연장술과 연명치료 중단의 충돌형"이라고 명명하였다.

(5) 유형 5 : 인명재천형

5유형은 "그 어떤 것도 생명에 우선할 수 없다. 따라서 죽음을 선택할 수 있는 권리는 환자 자신에게도 없다."를 가장 강하게 동의하였으며, "우리에게는 존엄하게 살 권리와 함께 존엄하게 죽을 권리도 있다."와 "헌법 제10조의 인격권과 행복추구권에는 자기 운명결정권이 전제되므로 자신의 생명도 스스로 결정할 수 있다."를 가장 강하게 반대하여, 죽음에 대한 권리가 인간에게 없다는 확고한 태도를 보였다. 5유형을 대표하는 15번 대상자는 34세로 대졸 학력을 가지고 있으며 종교는 기독교이며, 미혼이었다. 15번 대상자와 심층 면담을 통한 진술문에 의하면 "생명은 하나님만이 판단하실 수 있다.", "의술의 한계까지 해보는 것이 자연사이다. 연명치료 중단은 의술의 한계까지 진행하지 않는 것이므로 자연사라고 할 수 없다.", "모든 삶은 어떤 형태로든지 의미가 있다. 삶에 의미가 없는 상태라는 것을 누가 알겠느냐."고 하였다. 이상과 같이, 제5유형은 인간이 죽음에 대한 권리나 생명을 스스로 결정할 권리가 없다는 명확한 태도를 보이고 있으며, 생명은 하나님만이 판단할 수 있다고 하여 '인명재천형'으로 명명하였다.

(6) 각 유형의 공통점

Q연구의 분석은 산출된 요인들의 공통점과 차이점을 분석하는 것이다(김순은, 1997: 137; Brown, Durning & Selden, 1999: 619). 다시 말하면 요인들에 나타난 공통적인 견해와 차별적인 견해를 진술문을 통해 분석할 수 있다는 것을 의미한다(최정호 · 이재모, 2007). 다섯 가지 유형의 공통된 진술문은 세 개로, 각각은 "추정적 의사표시로 연명치료 중단을 결정한다면 남용될 우려가 있다.", "이미 사전 의사결정이 되어 있는 경우에도 생각이 바뀌는 수가 있다.", "가족 간에도 환자치료에 대한 결정이 합의가 안 되고 있다."였는데, 어느 유형에서나 연명치료 중단의 결정이 쉽지가 않은 것으로 인식하고 있음을 알 수 있다.

4. 고찰

무의미한 치료를 중단하여 사망에 이르는 상태를 '소극적 안락사', '존엄사', '연명치료 중단'이라는 용어를 혼용하여 사용하고 있는 실정인데, 전소연(2009)은 안락사에 대한 일반인들의 태도에 관한 주관성의 연구에서 세 가지 유형을 확인하였는데, 전소연의 연구와 본 연구의 유형을 비교하면 1유형 '법과 제도 중시형'은 '제도 요구성 중립형'에, 2유형 '신의 권한 존중형'은 '인명재천형'에, 3유형 '자기 결정 권리 존중형'은 '연명치료 중단 선택형'과 '비용보다 생명연장술 추구형'에 연결될 것으로 보이며, 본 연구의 제4유형인 '생명연장술과 연명치료 중단의 충돌형'은 전소연의 연구의 유형에서 찾을 수 없는 새로운 유형으로 볼 수 있다.

박연옥(2003)은 실제적으로 연명치료 중단을 결정한 가족의 경험을 연구한 결과, 연명치료 중단의 경험은 중단을 결정할 시기와 결정한 이후의 경험으로 나누어지며, 이때 여섯 가지의 주제와 39가지의 경험이 도출되었다. 이 경험 내용에는 상호모순적인 내용과 다양한 갈등들도 섞여 있어, 연명치료 중단을 결정하는 과정 및 결정한 이후의 과정에서도 끊임없이 자기갈등이 있었다. 이러한 경험에서 본 연구의 제4유형인 '생명연장술과 연명치료 중단의 충돌형'을 연결할 수 있겠다.

김소윤 등(2009)은 연명치료 중단을 시행하거나 유보하는 중환자 전담 의사 인식과 실행에 대한 연구에서 중환자 전담 의사들은 연명치료를 중단 · 유보의 결정을 함에 있어, 대부분 환자의 승낙 여부와 보호자의 요청 여부를 기준으로 삼는 것으로 확인되었다. 두 가지 조건 중에 환자가 승낙을 하여도 보호자의 요청이 없으면 97.7%에서, 환자의 승낙이 없고 보호자의 요청만 있는 경우 68.6%에서 연명치료 중단을 시행하지 않아, 환자보다는 보호자의 요청이 연명치료 중단의 더 큰 결정요인으로 작용하는 것으로 나타났다. 이렇게 환자 자신보다 가족에 의해 연명치료 중단이 결정되어 시행되는 경우가 많기 때문에, 본 연구의 모든 유형에서 "의사나 환자 가족이 경제적인 이유로 환자의 뜻과 상반되는 결정을 할 수도 있기 때문에 신중하게 판단해야 한다.", "추정적 의사표시로 연명치료 중단을 결정한다면 남용될 우려가 있다."를 동의하고 있는 것으로 볼 수 있다.

본 연구의 진술문 중 가장 중요한 "연명치료 중단을 자연사의 과정을 봐야 한다."를 동의한 유형은 제1유형과 제3유형이었으며, 반대를 한 유형은 제2유형, 제4유형, 제5유형으로 이 유형들은 연명치료 중단을 자연사가 아닌 인위적인 생명중단 행위로 인식하였다. 또 다른 진술문인 "만약에 내가 인공호흡기에 의존해야 하는 경우가 생긴다면, 나는 연명치료 중단을 선택할 것이다."에 동의를 한 유형은 제1유형, 제2유형, 제3유형이었으며, 반대를 한 유형은 제4유형, 제5유형이었다. 특이한 것은 제2유형에서, "생명연장술을 하는 것은 자식으로서 가족으로서의 도리이다."에 동의하고 있음에도 불구하고, 자신의 경우는 연명치료 중단을 선택하고 있는 것이다.

본 연구는 연명치료 중단에 대한 변호사들의 주관성의 유형 파악하고 그 특성을 이해하여, 향후 연명치료 중단에 대한 법적제도화 시 변호사의 견해를 통한 의견수렴과 아울러 법 제정에 도움이 되고자 기초자료로 실시되었다. 본 연구는 변호사만을 대상으로 시행하였으므로, 다른 직업군에 일반화하기에는 제한점이 있으며, 차제에 타 직업군과 각 사회계층을 대상으로 한 연구가 고려되어야 할 것이다.

〈Table 1〉 P sample with Factor weight by Type

Type 1		Type 2		Type 3		Type 4		Type 5	
Subject No.	Factor Weight	Subject No.	Factor Weight	Subject No.	Factor Weight	Subject No.	Factor Weight	Subject No.	Factor Weight
1	1.3120	3	0.5936	5	1.6320	10	0.7644	11	0.8192
2	0.7224	7	0.8776	6	1.5502	22	3.3594	12	0.7841
4	0.7113	9	1.9125	13	0.9841			15	1.6492
8	0.8018	24	2.5105	18	4.0355				
14	1.0886			19	0.7485				
16	1.0370								
17	1.5547								
20	0.4770								
21	0.7722								
23	1.3031								

〈Table 2〉 Item Descriptions Typal Array Z-score

번호	진술문	Type 1	Type2	Type3	Type4	Type5
1	하루 이틀 연장이 아닌 1~2개월의 연장이라면 가치가 있다.	–0.7	–1.1	–0.8	–1.9	–1.7
2	삶과 죽음의 경계에서 인위적인 조치 없이 자연스런 죽음을 맞이하는 것이 인간으로서의 존엄과 가치를 확보하는 것이다.	1.4	–0.3	0.2	0.0	1.7
3	나는 연명치료를 지지하지만, 내 가족과 배우자의 경우는 끝까지 치료를 받게 하고 싶다.	–0.2	–0.3	–.8	0.3	–0.8
4	병원비부담으로 인한 결정은 자기 결정이라고 볼 수 없다.	0.1	1.6	–1.3	–0.6	–1.2
5	병원에 가지 않아야만 내가 집에서 내 죽음의 권리를 선택할 수 있다는 논리는 잘못되었다.	–0.8	0.5	0.1	0.2	–0.3
6	환자의 나이가 어리면 생명연장술을 해야 한다.	–0.9	–1.6	–1.3	–1.6	0.5
7	가족의 생명연장술이나 죽음에 대해 미리 걱정하고 싶지 않다.	0.0	–1.6	–0.9	0.2	–0.4
8	회생가능성에 대해서는 별도의 독립적인 기관에서 판단하여야 한다.	–0.3	–0.0	1.4	–1.9	–0.0

9	사회의 가치가 다르고 시대에 따라 다르기 때문에 죽음에 대한 사회적 합의라는 건 사실 불가능한 영역이다.	-1.1	0.5	-1.0	0.9	0.9
10	그 어떤 것도 생명에 우선할 수 없다. 따라서 죽음을 선택할 수 있는 권리는 환자 자신에게도 없다.	-1.9	0.3	-1.9	-0.5	2.1
11	삶의 길이보다는 삶의 질이 중요하다고 생각한다.	1.5	0.2	-0.1	1.5	-0.3
12	만약에 내가 인공호흡기에 의존해야 하는 경우가 생긴다면, 나는 연명치료 중단을 선택할 것이다.	1.5	0.7	0.3	-1.2	-0.5
13	치료 중단은 환자본인의 결정이지 가족의 의사와는 상관없어야 한다.	-0.6	-0.4	-1.8	1.0	-0.8
14	언제 죽을지도 모르는 상태로 중환자실에서 더 생존하느니, 차라리 집에서 가족들에 둘러싸여 편안하게 죽는게 낫다.	1.5	0.6	0.3	1.8	0.8
15	헌법 제10조의 인격권과 행복추구권에는 자기 운명결정권이 전제되므로, 자신의 생명도 스스로 결정할 수 있다.	0.8	-1.7	1.5	2.0	-2.1
16	노인들이 연명치료 중단이라는 이름으로 치료 혜택에서 멀어질 수 있다.	-0.5	0.6	0.6	-1.0	0.5
17	그동안 수명 연장 외에는 아무런 의미가 없는 과잉진료로 환자의 존엄성이 훼손되는 일이 많았다.	0.5	0.2	0.2	0.1	-0.5
18	소생가능성이 없는 것에 대해 보호자에게 상황을 충분히 설명하고 설득했지만 그래도 보호자가 원한다면 생명연장술을 해야 한다.	0.1	1.5	-0.3	0.7	0.3
19	연명치료 중단이 허용될 경우 생명경시풍조가 확산될 것이다.	-2.0	-0.9	-0.9	-0.8	0.9
20	가족이 환자의 죽음에 대한 준비가 없는 상태이면 생명연장술을 해야 한다.	0.0	-0.5	-1.1	-0.5	-0.1
21	연명치료 중단이 '현대판 고려장'으로 악용될 수 있다.	-1.5	-0.5	0.5	-0.2	0.5

22	의사나 환자 가족이 경제적인 이유로 환자의 뜻과 상반되는 결정을 할 수도 있기 때문에 신중하게 판단해야 한다.	1.0	1.9	1.3	1.0	0.6
23	연명치료 중단은 자연사의 과정으로 봐야 한다.	0.7	–1.1	0.3	–1.3	–1.2
24	연명치료 중단이 허용될 경우 장기매매 등 상업적 악용 가능성이 우려된다.	–1.3	–0.9	0.6	–0.7	0.5
25	생명연장술을 하는 것은 자식으로서, 가족으로서의 도리이다.	–1.0	1.0	–0.4	–0.4	0.0
26	연명치료 중단제도가 만들어지면 의료진의 책무는 오히려 강화될 것이다. 진료가 공개되고, 치료의 성실성을 감시하게 될 것이기 때문이다.	0.0	–1.0	1.5	0.8	–0.5
27	우리에게는 존엄하게 살 권리와 함께 존엄하게 죽을 권리도 있다.	2.2	0.5	2.1	1.5	–2.3
28	'긴병에 효자 없다'는 말에 찬성한다.	0.7	–1.2	0.4	0.0	0.6
29	생명연장술은 고도의 의료자원을 낭비시킨다.	–0.6	–1.6	–1.4	–0.6	0.5
30	이미 사전 의사결정이 되어 있는 경우에도 생각이 바뀌는 수가 있다.	0.6	0.5	0.6	0.5	0.1
31	나는 사전 의료지시서 등에 관한 죽음 준비 교육(웰다잉 등)을 받아 볼 생각이 있다.	0.2	0.8	0.7	0.3	–0.8
32	연명치료 중단이 허용될 경우 환자의 소생가능성에 대한 판단오류가 우려스럽다.	–0.1	1.6	0.4	–0.2	1.4
33	추정적 의사표시로 연명치류 중단을 결정한다면 남용될 우려가 있다.	0.6	1.1	0.7	0.3	1.2
34	가족 간에도 환자치료에 대한 결정이 합의가 안 되고 있다.	–0.0	0.5	0.4	0.4	0.5

15 장
가정 호스피스의 실제와 전망

1. 서론
2. 가정 호스피스의 필요성 및 현재
3. 미래의 바람직한 가정 호스피스

1 서론

귀한 지면에 '가정 호스피스의 실제와 전망'이란 시기적절한 글을 쓸 수 있도록 허락해주신 하나님께 먼저 영광을 올려 드립니다. 샬트르 성 바오로 수녀회와 성 바오로 가정 호스피스센터 그리고 책임자이시며 평소 늘 존경하는 노유자 수녀님께 감사를 드립니다.

인간은 하나님께서 이 세상에 보내주셨고 또한 이 세상에 살게 하시다가 어느 날 하나님의 나라로 불러 가십니다. 그분께서 허락하신 삶, 그 시간 동안 좋은 일 편안한 삶을 살아야겠지만 시련과 고통을 누구나 경험하곤 합니다. 그중에서도 먹고 싶어도 굶주리고 먹을 수 없고, 질병으로 인해 고통받으며, 누구의 도움도 진정으로 받을 수 없는 삶을 보게 됩니다.

수녀회의 기본정신이 이들을 돕고 인간의 영적 품위를 높이는 데 있어, 이는 호스피스 정신의 실현과 동일한 목표라 할 수 있겠습니다.

저는 얼마 전 호스피스 전문간호학과 대학원생들과 강릉을 방문한 적이 있습니다. 1965년도에 우리나라 최초로 호주 수녀회에서 호스피스 의원을 설립하여 많은 분에게 호스피스케어를 실천한 곳이지요.

누구의 관심과 열렬한 성원이 없을지라도 묵묵히 그리스도의 사랑을 몸소 실천하고, 지금도 실천하고 있는 현장에서 가슴이 숙연해짐과 함께 잠시 게으르고 나태했던 마음을 추스르는 좋은 시간으로 남았습니다.

태능 불암산 자락에 자리 잡고 봄에는 아름다운 배꽃이 하얗게 피고 가을에는 풍성한 열매와 함께 고운 낙엽을 우리에게 선물하는 곳, 한눈에 보기에도 아름다운 곳이지만, 성 바오로 호스피스센터, 그곳에는 1980년도에 최초로 간호대 학생들과 의학도들에게 호스피스가 무엇인지를 알려주었고, 호스피스를 실천한 분과 아름다운 정신이 지금도 가정 호스피스를 위해 조용히 실천해 오고 있음이 마음으로 다가옵니다.

지금 우리나라 전역은 암 환자 증가와 노인요양보호로 인하여 호스피스의 필요성이 강조되고 있으나 그 뿌리를 잃은 채 남발되고 있지는 않을까 염려되기도 합니다.

우리의 뿌리가 무엇인지를 밝혀 찾고, 그리고 이 호스피스가 어디로 가는 것이 가장 바람직한지를 정립하며, 미래의 우리의 나아갈 길을 제시함은 매우 의미있는 일일 것입니다.

특히 호스피스 사역 중 가정 호스피스는 가정을 중시하고 가족과 친척 친지를 빼놓을 수 없는 우리나라의 가족중심사회인 문화에서는 매우 중요한 호스피스 사역입니다.

그러나 현실은 병원이나, 독립형 입원 중심 호스피스에 치중되어 있음이 안타깝습니다. 우선 호스피스 수가 책정도 이제 겨우 입원호스피스에 국한된 실정을 감안하면 더욱 그렇습니다. 그러므로 본 글은 본론으로 가정 호스피스의 필요성 및 현재에 대하여 피력할 것이며 결론으로 미래의 바람직한 가정 호스피스로 끝을 맺도록 하겠습니다.

2 가정 호스피스의 필요성 및 현재

많은 환자는 자신이 암에 걸린 것을 병원에서 알게 되지만 알고 난 후에 모두 입원하는 것은 아니며, 암 선고 이후 집으로 오게 됩니다. 그리고 가족과 상의하고, 치료적 네트워크를 찾으며, 병원 예약일에 맞추어 입원하고 수술하고 퇴원을 합니다.

퇴원한 환자들의 호스피스, 완화간호는 누가 담당하는가? 거의 대부분은 환자 자신과 가족, 친척이고, 가정간호가 잘 이용되는 병원은 일부 가정간호에서 담당합니다.

갑자기 죽음을 맞이하는 응급실, 중환자실 환자들의 호스피스는 누가 담당하는가? 거의 무방비로 담당하는 전문가가 전무한 실정입니다.

노인 요양원이나 노인병원에 입원한 노인의 호스피스는 누가 담당하는가? 호스피스케어를 받지 못하는 실정이 대부분이라고 보아야 할 것입니다.

병원 입원 호스피스 환자가 잠시 집에 퇴원하여 계실 때 누가 호스피스를 담당하는가? 입원하신 환자분 호스피스하기도 벅찬 현실에서 병동 호스피스 요원이 가정방문 호스피스를 담당하기는 매우 어렵다고 보아야 할 것입니다. 현재 가정간호가 네트워크가 되어 있는 몇 곳의 병원은 가정간호중심으로 방문이 이루어져 진정한 호스피스케어가 이루어진다고 볼 수 없을 것입니다. 따라서 병동호스피스를 운영하고 있는 기관은 가정 호스피스를 운영하거나 지역사회 보건소 중심 재가암 환자 관리사업 또는 호스피스센터에 환자를 연계해야 하는 데 거의 미비한 상태입니다.

호스피스 전문간호사는 위 전 분야에서 매우 필요하므로 교육과 실습을 통해 양성되고 준비되어야 하는데 현재 자격증 소지자는 약 200여 명에 불과하고 End of Life(ENLEC)교육을 받은 분이 170여 명입니다. 자격증 없이 수십 년간 호스피스를 하신 분들도 있는데, 이분들께 자격증을 줄 방안이 있어야 합니다. 그럼에도 3~4배 이상의 요원이 더 필요합니다.

얼마 전 가정 호스피스, 지역 보건소 단위 가정 호스피스와 병동호스피스 3개 호스피스의 케어에 대한 비교를 한 적이 있었습니다. 이 비교를 보고 그 특성에 놀랐습니다. 병동호스피스는 신체간호가 현저히 50% 가깝게 많았는데 나머지 가정 호스피스 두 기관은 12~15% 정도였습니다. 그런데 가정 호스피스는 환자 교육, 영적케어, 안정간호 등이 월등히 높았고(40%), 지역사회 보건소단위 가정 호스피스는 건강관리체계, 정보, 영적 간호가 월등히 높아(44%) 각각의 호스피스에 대한 특성을 갖고 있다는 점이었습니다.

3 미래의 바람직한 가정 호스피스

우리나라는 가족중심적인 문화이며, 부모 말을 듣지 않고 집을 나갔거나, 몹쓸 짓을 해도 죽을 때는 집에 와서 죽는다는 말이 있습니다. 대부분의 환자가 임종 전 사랑하는 가족과 같이 있고 싶어합니다. 그들과 서로 사랑함을 확인하고 못다한 이야기를 하며 이별의 준비를 합니다.

가정은 이 준비의 장소이며 보금자리입니다.

이곳에서 진정한 호스피스가 이루어지려면, 가정 호스피스가 지역사회 곳곳에 설립되고, 지방자치단체의 지원이 따라야 합니다. 정부의 수가도 산정되어야 함은 당연하다 하겠습니다. 또한 재가암 환자관리 사업과 별도의 호스피스센터가 보건소 내에서 운영되어야 합니다. 병원 내 병동호스피스와 독립형 호스피스기관은 자체 가정 방문 호스피스를 운영하거나 적어도 위의 가정 호스피스기관과 긴밀한 네트워크가 형성되어 있어야 환자와 가족에게 할 일을 다하는 호스피스 사역이라 할 수 있겠습니다. 또한 노인, 가정간호 영역에서 호스피스 전문가 교육 없는 호스피스 케어는 무리가 있으므로 제도적, 교육적, 합의가 필요하겠습니다.

끝으로 꼭 필요한 일 중 하나는 호스피스 요원을 키우는 일입니다.

호스피스 완화의료 의사, 간호사, 사회복지사의 전문가 교육입니다. 또 자원봉사자 교육도 필요합니다. 이 교육으로 많은 전문가, 비전문가 인력이 확보되므로, 호스피스 병동뿐만이 아니라 암병동, 응급실, 중환자실, 노인요양병원, 지역사회 노인프로그램에서의 웰다잉 교육 등 곳곳에서 호스피스를 보급하고 실천할 수 있을 것입니다. 더 나아가서 가정 호스피스의 보급과 실천이 이루어지는 데 기여하게 될 것입니다. 가정 호스피스와 가정간호는 상당히 다른 부분이 있습니다. 아래 〔표〕에 비교한 것을 참조하시기 바랍니다. 호스피스는 죽어가는 분에게 품위 있는 죽음을 맞이하기 위한 숭고하기까지 한 총체적인 사랑의 간호입니다. 암 환자만 국한되어 있지 않습니다. 우리의 인식이 전환되어 튼튼한 교육과 확고한 네트워크를 통한 가정 호스피스가 미래에 우리의 삶을 아름답게 마무리하기를 소망해 봅니다.

부족한 글을 끝까지 읽어주신 분들께 그리고 지면을 할애해 주신 분들께 감사를 드립니다.

◆ 호스피스전문간호사와 가정전문간호사 비교

	호스피스전문간호사	가정전문간호사
목적	말기암 환자의 통증과 증상을 경감시키고 신체적, 심리사회적 영적 영역에 대한 포괄적인 평가와 치료를 통해 환자 및 가족의 삶의 질 향상	• 국민의료 이용 편의 제고 및 가계부담 절감 • 재원기간의 단축으로 병상회전율 제고 및 병원의 인적 물적 자원의 효율적인 활용 • 국민의료비 절감, 보건의료자원을 효율적으로 활용
실부경력 (최근 10년 이내 3년 이상)	• 별도의 호스피스병동 또는 신재형 호스피스 병실을 운영하고 있는 의료기관의 호스피스병동 또는 병실 근무 경력 • 가정 호스피스사업을 운영하는 의료기관의 가정 호스피스 사업경력 • 의료기관에서 독립된 사무공간을 확보하여 호스피스 전문 팀을 두고 호스피스팀 요원으로 근무한 경력	• 의료법에 의한 의료기관 • 지역보건법에 의한 보건기관 및 농어촌 등 보건의료를 위한 특별조치법에 의한 보건진료소
서비스 내용 (전문가적 실무, 교육 부분만 발췌)	• 통증 완화간호 • 통증 외 증상 완화간호 • 임종 간호 • 사별 가족 간호 • 윤리적 의사결정/대상자 옹호	• 만성환자나 거동불편환자의 영양 보충(구강, 장관 및 비장관적 방법 적용) 및 영양제 주사요법 • 영양 관리 • 정맥주사 및 처치

	• 말기 환자 간호와 관련된 자문에 응하고 필요시 자원을 연결 (전문가 의뢰) • 팀원의 활동을 지지 협조, 전문인력과 자원봉사자의 활동을 통합, 지역사회와의 협조체계 구축 • 말기 환자와 가족을 위한 교육 • 호스피스 팀원을 위한 교육 • 교육자료 및 지침서 개발 • 관련 교육 및 학술활동에 참여 • 대상자 상담(환자, 가족, 사별 가족) • 팀 구성원 상담 • 사례관리	• 전문 및 특수 건강관리 • 모성 및 영 유아 관리 • 재활관리 • 임종 환자 관리 • 정신장애 관리 • 자원 및 지지적 서비스 상담 • 일상생활 영위에 필요한 근력활동 • 다른 기관과의 협력 조정 • 가족역동을 이해, 지지체계 확보
전문간호사 과정 교과목	• 호스피스완화간호총론: 삶과 죽음의 이해/죽음 교육/호스피스완화간호의 이해(개념, 정의, 역사, 철학, 현황과 전망, 팀구성, 표준, 역할)/윤리적법적문제/아동호스피스완화간호 • 통증 및 증상 완화간호: 통증간호(암성 통증의 특성, 발생기전, 사정, 내과적 중재, 마취과적 신경외과적 방사선과적 중재, 재활의학과적 심리사회적 중재, 비약물적 중재)/신체 증상관리(소화기계증상관리, 호흡순환기계증상관리, 비뇨생식기계증상관리, 림프부종관리, 종양학적 응급증상관리, 신경계증상관리, 근골격계 증상관리, 내분비계증상관리, 기타증상관리(수분전해질불균형, 성, 우울, 가려움증, 욕창, 누관, 허약감, 발열)/말기 환자의 영양 관리 • 심리사회영적 간호: 말기 환자와 가족의 고통에 대한 이해/말기 환자와 가족의 심리사회영적 간호과정(사정–중재–평가)/말기 환자를 위한 보완대체요법/미암성말기 환자에 대한 이해 및 증상관리	• 가정간호총론: 보건의료체계의 특성과 가정간호/가정간호의 역사/우리나라 가정간호사업/가정전문간호사의 자격 역할 업무/가정간호대상자의 권리와 윤리 • 상급가정간호: 주요질환(허혈성심질환, 부정맥, 고혈압, 폐렴, COPD, 천식, 신경인성방광, 요로계감염, 만성신부전, 전립선비대, 다발성경화증, 치매, 뇌졸중, 파킨슨병, 골다공증, 관절염, 골절, 암, 당뇨)과 주요문제(상처관리, 재활관리, 영양 관리, 인공호흡기관리, 임종관리, 배뇨관리, 출산가정관리, 정서관리, 통증 관리, 오심/구토 식욕부진 변비관리 • 건강교육: 가정간호대상자의 보건교육의 개요/보건교육과정과 계획안/상담 • 가정간호사업운영 및 관리: 운영체계/사업관리체계/환자관리체계

- 사별 가족 간호와 상담: 임종 간호(임종의 징후, 사후처치)/사별 가족의 역동(개념, 가족기능과 역할, 사별단계별 특성, 슬픔반응과 병리적 슬픔)/사별 가족 관리(위험도사정, 신체심리사회경제법적 측면의 간호 중재, 자조집단, 자원연계)/장례예식/사별 가족프로그램/아동의 사별 가족 관리/인간관계 이론과 실제/의사소통 이론과 실제/상담기술(가족 상담, 현실요법, 정서치료)
- 호스피스완화간호 운영관리: 호스피스완화간호 기관의 이해/팀전달 체계/호스피스완화간호 관리자 역할과 관리(팀관리 포함)/ 학습과 교육/ 호스피스완화간호 기관의 재정

16 장
자원봉사자의 자세 및 역할

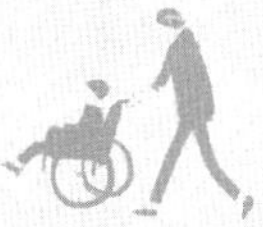

1. 자원봉사자의 의미
2. 자원봉사자의 역할과 자격
3. 자원봉사자의 활동규칙
4. 자원봉사자의 바람직한 자질
5. 자원봉사 활동내용

1 자원봉사자의 의미

자원봉사자의 어원은 라틴어 Voluntas(자원봉사자)와 eer(사람)의 복합어에서 유래된 말로써 영어 Volunteer(지원자)의 의미가 있다. Volunteer의 뜻은 스스로 자유의사에 따라서 어떤 봉사를 제공하거나 행하는 사람을 뜻한다. 자원봉사는 지역사회 발전과 변화를 위해 노력의 대가를 바라지 않고 자발적으로 서비스를 제공하는 활동이다. 자원봉사 활동은 단순한 자선활동이나 선행이 아니라, 자선이나 선행에 가치를 부여하여 사람과 사회를 변화시키는 '변화의 활동'인 것이다. 그러므로 자원봉사는 이웃을 돌보는 작은 마음과 손길에 의미와 가치를 부여한 새로운 공동체의 미래를 기대할 수 있는 것이라고 말할 수 있다. 다시 말해서 자원봉사는 도움의 활동을 통하여 자신은 물론이거니와 다른 사람과 사회를 변화시키는 활동이라 설명할 수 있다.

호스피스 자원봉사자는 만나는 대상이 다양한 문제를 갖고 있는 말기 환자와 가족들이기 때문에 일반 자원봉사자와는 달리 일정 수준의 교육을 거쳐야 하고, 특수성과 전문적인 기술을 요하는 특수한 자원봉사활동이라 할 수 있다. 호스피스 팀의 자원봉사자 수는 많고, 역할도 다양하다. 그러므로 좋은 자질을 가진 봉사자를 어떻게 선발, 교육하여 활용하는가 하는 것은 매우 중요한 문제라 할 수 있겠다.

2 자원봉사자의 역할과 자격

자원봉사자는 환자와 환자의 가족을 돕는 역할을 한다. 환자들의 고통을 덜어주고 여생을 편안한 분위기에서 인간의 존엄성을 유지하면서 삶의 완성에 이르도록 함께 해주며, 오랫동안 환자간호로 지친 가족들의 심리적, 육체적 문제들을 함께 의논하고 도와주는 일을 한다. 또한 호스피스에 종사하는 직원들의 과중한 업무를 덜어줌으로써 서비스를 보다 능률적이고 효과적으로 할 수 있도록 지원하며, 호스피스 사업의 발전을 위해 필요한 재정적 지원 활동, 홍보 및 지역사회 연계 등 다양한 역할을 한다.

자격요건은 호스피스 교육을 30시간 이상 이수한 자로 교육내용에는 호스피스 개요, 죽음에 대한 이해, 말기 암의 진단과 최신동향, AIDS말기 증상과 현황, 신체적 돌봄, 호스피스 대상자의 사회 ·

심리적 상태와 대처방안, 의사소통, 호스피스 대상자와의 영적 상태와 대처 방안, 감염 및 안전 관리, 소진 예방과 스트레스 관리, 사별 가족 관리, 환자 관리와 호스피스, 국내 호스피스의 최근 연구 동향, 호스피스와 관련된 법적 측면, 호스피스 자원봉사자의 역할 및 자세, 장례문화 등이 포함되어야 한다(이상은 호스피스 협회에서 인정한 호스피스 자원봉사자 교육에 포함된 내용이다).

＊ 자원봉사자 선발에서 제외되는 사항

- ✓ 1년 이내 근친상을 당해 상실의 슬픔이 완전히 가시지 않은 사람
- ✓ 죽음에 대한 호기심 때문에 흥미를 느끼게 된 사람
- ✓ 현재 치료 중인 암 환자

3 자원봉사자의 활동규칙

- ✓ 봉사 시작 전에 봉사자 가운을 입고 활동 준비를 한다. 그 후 공지사항과 책임자의 훈화를 듣는다.
- ✓ 봉사자로 선정된 후에는 정규 봉사시간 외에도 교육, 모임, 행사에 적극적으로 참석해야 하며 장례예절, 장지수행에도 솔선수범해야 한다.
- ✓ 환자가 호스피스 기관의 치료원칙에 따르도록 하며, 다른 치료법을 유도하지 않는다.
- ✓ 봉사자로서의 선을 넘지 않도록 조심해야 한다.
- ✓ 의사나 간호사의 진료에 방해가 되지 않도록 조심해야 한다.
- ✓ '면회 사절' 이라고 붙어 있는 병실에는 들어가지 않는다.
- ✓ 환자와 가족의 사생활을 캐묻지 않도록 조심하고, 이미 알게 된 사항에 대해서는 절대적으로 비밀을 지킨다.
- ✓ 환자와 가족의 어려운 문제나 금전적인 문제에 개인적으로 관여하지 말고, 팀 회의에서 다루거나 호스피스 기관 팀장에게 보고한다.
- ✓ 봉사자가 감기나 전염성 질환에 걸렸을 때는 환자 방문을 삼간다.
- ✓ 종교를 강요하거나 전교 행위를 하지 않는다.

✓ 환자, 가족, 직원, 봉사자들 사이에 쓸데없는 잡담을 삼간다.

✓ 환자와 가족과 사적으로 지나치게 밀접한 관계를 피하고, 보사자의 위치를 떠나 모든 것을 자신이 도울 수 있다는 생각을 금한다.

1. 예의

✓ 어떠한 경우에서든지 환자를 최우선으로 돌보며, 보호자가 편안하게 간호할 수 있도록 배려한다.

✓ 친절한 말씨와 정성스러운 간호로 단정하고 예의 바르게 행동한다.

✓ 공손한 인사와 미소를 잃지 않는다.

✓ 병실에서 봉사자들끼리 눈짓이나 말을 건네는 것을 가능하면 삼간다.

✓ 병실 방문 시 발소리가 나지 않도록 조심한다.

2. 복장

✓ 봉사자 가운은 자원봉사의 상징이므로 가운을 입고는 봉사자로서의 품위를 손상시키는 일은 삼가야 한다.

✓ 호스피스 기관에서 규정한 복장은 봉사를 하는 시간 동안에만 입는다.

✓ 거부감을 줄 수 있는 색깔의 스타킹이나 신발 착용을 금한다.

✓ 머리 모양은 요란스럽지 않고 단정하게 한다.

✓ 지나치게 화려한 화장이나 향수 사용으로 환자에게 거부감을 주지 않도록 한다.

4 자원봉사자의 바람직한 자질

1. 동기가 좋아야 한다.

봉사를 하도록 영향을 준 요인은 아주 많고 다양하다. 모든 유능한 봉사자에게 공통된 동기는 봉사하고자 하는 욕구, 나누고자 하는 욕구, 타인과 상호작용을 하고자 하는 욕구이다.

2. 정서적으로 성숙되어야 한다.

자원봉사 활동은 대부분 삶과 죽음 등의 인생 경험과 관련이 있다. 과거에 겪었던 상실과 슬픔을 극복했던 경험들은 현재 상실을 겪고 있는 사람들의 심리 문제를 잘 이해해 주고, 지지해 줄 수 있는, 가치 있는 자원이 될 수 있다.

3. 포용력이 있어야 한다.

자원봉사자는 매우 다양한 문화와 종교를 가진 개인들과 쉽게 관계를 가질 수 있도록 열려 있어야 한다. 이를 통해 그들의 독특한 특성을 이해하고 포용할 수 있어야 한다.

4. 사랑이 많고 따뜻함, 겸손, 감정이입, 재치, 분별력을 가지고 있어야 한다.

이런 것은 환자와 가족들과 좋은 관계를 형성하는 데 필수적인 자질들이다.

5. 비밀보장의 책임이 있다.

자원봉사자는 전문 직업인들처럼 환자의 비밀보장에 책임감을 가져야 한다.

6. 융통성이 있어야 한다.

자원봉사 활동의 주요 목표는 다른 전문 팀원들을 돕는 것으로 매우 다양한 활동을 융통성 있게 할 수 있어야 한다.

16

7. 신뢰감이 있어야 한다.

자원봉사자는 책임감이 있고, 성실하게 일을 수행해야 한다. 그러므로 팀의 다른 구성원들 및 환자와 가족들의 신뢰를 얻을 수 있다. 그 가운데서도 특히 환자와의 약속은 반드시 지켜야 한다.

8. 적극적인 경청술을 가지고 있어야 한다.

환자의 말을 적극적으로 잘 듣는다는 것은 매우 어려운 일이고, 바람직한 의사소통에 가장 중요한 부분이다. 환자와의 대화에서 대상자는 환자에게 여러 말을 해주는 것보다는 진지하게 경청하는 것이 더 중요하다. 이때 주의해야 할 것은 충고를 하지 말아야 한다.

9. 협동심이 필요하다.

강한 개인주의적 성향을 가지는 봉사자는 간호사와 다른 팀원들과 함께 같은 목표를 향해 일해야 하는 중요한 상황에 순응하기 힘들 수 있다.

10. 특별한 재능도 도움이 된다.

봉사활동을 함에 있어서 과거의 경험이나 취미, 흥미가 다양한 창조적 방식으로 환자들을 도울 수 있다.

11. 적절한 유머감각이 필요하다.

환자의 상태에 대해 너무 심각하게 생각하지 않는 것이 도움이 된다. 환자를 유쾌하게 해줄 수 있는 유머 감각을 지녔다면 봉사활동에 유용하게 쓰일 수 있을 것이다.

12. 육체적, 정신적, 영적으로 건강한 사람이다.

5 자원봉사 활동 내용

1. 환자 돌보기

✓ 신체적 돌봄

신체적 돌봄이란 환자가 원하는 것이나 환자 삶의 질에 좋은 영향을 줄 수 있는 치료를 말한다.

- 목욕, 샴푸, 얼굴, 손, 발 씻기기
- 회음부 닦아 드림
- 구강 간호(가글링, 입술 봄)
- 손톱, 발톱 관리
- 분비물 처리(구토, 가래 등)
- 대, 소변 처리
- 체위 변경, 욕창관리
- 마사지(림프부종, 팔, 다리)
- 냉, 온 찜질
- 환의 교환, 시트 교환
- 음식준비(미음, 반찬 등)
- 식사, 음료 보조
- 동행, 부축(화장실, 검사실)

✓ 가족 돌봄

가족 돌봄이란 환자 가족과 자주 대화하고, 가족들의 마음을 이해하며 때에 따라서는 가족을 대신하여 환자를 수발하는 것을 말한다. 환자가 임종 후에도 전화, 방문, 편지, 카드를 이용해 지속적인 연계 관계를 가진다.

✓ 정서적, 사회적 돌봄

정서적, 사회적 돌봄이란 환자의 정서적, 사회적 상태를 이해하고 환자의 정서적, 사회적 상태에 도움이 될 수 있는 모든 행동을 말한다.

- 경청, 이야기 나눔
- 위로, 정신적 지지
- 편지, 카드, 전화 방문
- 가정 방문
- 선물(꽃, 책 등)
- 산책, 외출 시 동행
- 책 읽어줌
- 빌려드림(책, 테이프)
- 주변 정리(청소, 쓰레기통 버리기 등)
- 퇴원 시 집 모셔다 드리기(차량 제공 등)
- 심부름(약 타오기, 외부 등)
- 입, 퇴원 안내

✓ 영적 돌봄

영적 돌봄이란 영적으로 약해져 있는 환자들에게 기도를 해 주고 성가를 불러 주며, 성서를 읽어주어 심신의 안녕을 꾀하는 것을 말한다.

16

✓ 사후 돌봄

환자가 임종을 하면 보호자들은 당황하게 된다. 이런 경우 봉사자들은 보호자들의 요구에 따라 임종 준비안내(장례 절차 등), 사후처리 도움, 영안실 안내(임종 시 함께함), 연도 및 조문, 입관, 사도예절, 장례식 참여, 장지 수행 등 장례와 관련된 모든 일들을 돕는다. 또한 집안일 보조, 환자와 가족의 친구 역할, 환자의 정보 등을 호스피스 팀에 전달하기도 한다.

2. 활동분야

획일적인 활동보다는 세분화된 활동이 바람직하다.

✓ 의료 봉사 : 병실, 가정 방문

✓ 기능 봉사 : 미용, 교통편의 제공, 집수리

✓ 상담 봉사 : 생활 및 가정 상담, 법률상담

✓ 업무 지원 봉사 : 사무실 업무보조(서류관리 및 기록, 통계업무, 문서수발, 컴퓨터업무, 카드 발송, 후원회 관리) 행사 보조

✓ 재정 봉사 : 금품, 물품 후원

✓ 요법 지도 봉사 : 미술요법, 음악요법, 원예요법, 치료 레크리에이션 요법 등 지도

3. 교육 및 행사참석

✓ 교육참석 : 월 교육, 사례발표, 특수교육 등

✓ 행사참석 : 바자회 등

17 장
성남시 호스피스 사업
(2009 - 2010년도)

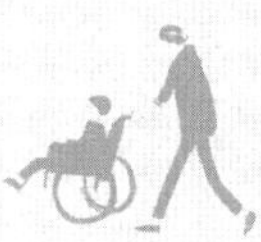

1. 호스피스 사업
2. 임종의료지원
3. 웰다잉
4. 2010년 성남시 호스피스센터 사업계획
5. 논의 및 안건

성남호스피스 센터는 2002년 6월부터 시작되었다. 먼저 자원봉사자 교육부터 시작되었고 700여 만 원의 사업비로 시작하여 처음 172명의 자원봉사자 교육부터 시작되었으며 성남시 분당, 수정, 중요 3개 보건소를 통합하여 분당보건소를 중심으로 이루어 졌다. 본 사업은 2009년 12월 22일 사업발표의 내용이다.

* 성남호스피스센터 하반기 2009년 사업보고 및 2010년 사업계획

1 호스피스 사업

1. 환자 등록 및 관리현황

✓ 환자등록현황 : 총 233명

(이월환자 99명, 신규등록환자 134명)

	수정구	중원구	분당구	계
이월	33	32	34	99
병원	1	4	0	5
가족 및 환자	13	15	19	47
종교단체	1	0	0	0
주민	16	2	10	28
방문 보건센터	15	15	3	33
복지관	1	0	5	6
동사무소	0	1	1	2
기타	3	6	3	12
누계	83	75	75	233

✓ 환자퇴록현황: 총 104명

	수정구	중원구	분당구	계
사망	24	25	27	76
이사	5	3	0	8

타기관	2	6	1	9
거부	2	3	2	7
기타	3	1	0	4
누계	36	38	30	104

✓ 방문현황 총 6,997회

	수정구	중원구	분당구	계
간호사	889	1,074	1,086	3,049
의사	114	93	100	307
사회복지사	157	118	419	694
자원봉사자	524	1,009	1,394	2,927
누계	1,684	2,294	2,999	6,977

✓ 호스피스 방문간호사 활동 내용분석 [1]

항 목 \ 구		수정구	중원구	분당구	계
신체적 간호	활력증후	448	349	249	1,046
	동증측정	238	334	208	780
	혈당측정	104	58	219	381
	개인위생	23	17	206	246
	대체요법	88	59	146	293
	튜브간호	4	31	151	186
	상처간호	14	39	84	137
	운동요법	182	266	185	633
정서적 간호	정서적 간호	841	759	1,023	2,623
	교육 및 상담	841	523	203	1,567
사회적 간호	사회적 간호	547	506	765	1,903
	연계	156	155	51	381
영적 간호		177	338	315	745

임종 간호	9	34	19	43
사별 가족 간호	19	39	21	79
기타	0	0	0	0
계	3,691	3,507	3,845	11,043

✓ 호스피스 자원봉사자 활동 내용분석 [2]

구 / 항목	수정구	중원구	분당구	계
개인위생	84	63	436	583
대체요법	246	433	298	977
운동	78	55	311	444
정서적 돌봄	642	588	1,004	2,234
영적지지	95	60	521	676
차량봉사	158	92	256	506
집안청소	46	82	310	438
설거지	39	61	306	406
식사준비	30	62	208	300
외출동행	32	30	89	151
심부름	38	29	119	186
도시락, 반찬배달	6	25	123	154
병상 지키기	50	31	54	135
음식 제공	18	48	158	224
가족돌봄	19	15	40	74
행사 보조	4	36	29	69
사별 가족돌봄	1	2	10	13
임종 간호	2	0	4	6
기타	0	0	2	2
계	1,588	1,712	4,278	7,578

✓ 사회복지 연계서비스

보바스 기념병원	임종지원	30
	일반	4
병원	분당 차 병원	
	분당제생병원	
	분당서울대병원	
	성남중앙병원	
	성가복지병원	
	기타	
시설	샘물 호스피스	1
	성모 꽃 마을	
	기타	
센터	방문 보건센터	
	정신 보건센터	
	기타	1
복지관		
동사무소		
응급의료체계	119	
	보건소 엠뷸런스	
	병원 엠뷸런스	

의사		
기타		2
유료간병인사		
자활도우미		156
희망근로자		600
타기관 자원봉사자	이미용	
	목욕	
	차량	
센터자원봉사자	환자 돌봄	5
	사별 가족 돌봄	
	목욕봉사	2
	이미용	2
	차량봉사	512
	행사 보조 봉사	37
후원	후원금	2
	물품	837
	푸드 뱅크	
	기타	
누 계		2,191

2. 프로그램 운영

1) 치료프로그램

요법	일시	횟수	참가인원
미술요법	2월 2일~4월 13일	10회	55명
음악요법	2월 4일~4월 15일	10회	70명
원예요법	2월 6일~4월 24일	10회	63명
방문 웃음 및 웰다잉	9월 18일~11월 6일	25회	113명
방문운동요법	9월 23일~11월 9일	18회	74명
누계		총 73회	총 375명

2) 행복나들이

✓ 일시: 2009년 4월 30일 10:00~15:00

✓ 장소 : 중앙공원

✓ 참석인원 : 총 73명

- 호스피스 대상자(29명), 대상자 가족(7명), 호스피스 자원봉사자(24명),
- 호스피스 센터 팀(7명), 분당구보건소 지역 보건 팀(2명), 공익근무자(2명) 레크리에이션 진행 팀(2명)

✓ 후원 : 한국지역난방공사(금 1,500,000)

- 대한항공 여승무원 모임(호도과자 40개, 김 20상자)

3) 소원 들어주기

✓ 중원구 : 정ㅇㅇ - 오이도 주변 관광

- 문ㅇㅇ - 롯데월드 관람
- 조ㅇㅇ - 한강유람선 승선

✓ 분당구 : 신ㅇㅇ - 소양강 주변 관광

구	횟수
중원구	3회
분당구	1회
누계	총 4회

4) 기념일 축하(생일)

✓ 수정구 : 김ㅇㅇ

✓ 중원구 : 정ㅇㅇ, 조ㅇㅇ, 윤ㅇㅇ, 정ㅇㅇ

✓ 분당구 : 신ㅇㅇ, 신ㅇㅇ, 노ㅇㅇ, 백ㅇㅇ, 김ㅇㅇ, 이ㅇㅇ, 정ㅇㅇ, 설ㅇㅇ

구	대상자 수
수정구	1명
중원구	4명
분당구	8명
누계	총 13명

3. 자원봉사자 관리

1) 자원봉사자 분류

성남시 호스피스센터 자원봉사자 총 104명
중원구 30명, 수정구 28명 분당구 55명
호스피스환자돌봄 봉사 75명
행사 보조 12명 / 목욕, 이미용 3명
차량봉사 11명 / 청소봉사 3명

2) 자원 봉사자 교육

☞ **1차 교육(기본교육)** : 52명/1회
날짜 : 2009년 2월 23일~2월 25일
교육내용 : 이론-20시간, 실습-10시간
수료자 : 52명

☞ **2차 교육(심화교육)** : 275명/6회
교육내용
1회 : “통증을 말합시다”
2, 3회 : “음악 치료의 이론과 실제”
4회 : “품위 있는 죽음 준비 교육”
5, 6회 : “건강한 삶, 품위 있는 죽음 준비 교육”

3) 자원봉사자 팀모임 (참석자: 447명/11회)

❖ 교육내용 ❖

1월 22일: 정기모임
2월 17일: 사례모임
3월 20일: 통증을 말합시다- 워크샵
4월 22일: 음악 치료의 이론과 실제- 심화교육
5월 19일: 품위 있는 죽음 준비 교육- 심화교육
6월 18일: 영화감상 "버킷 리스트"
7월 16일: 존엄한 죽음에 대한 강의
8월 19일: 웃음요법
9월 15일: 신종 플루 예방과 치료 안내
10월 20일: 건강한 삶, 품위 있는 죽음 준비 교육- 심화교육
11월 19일: 자원봉사자의 밤

4) 자원봉사자 박람회

- 일 시 : 2009년 5월 23일 9:00~18:00
- 장 소 : 분당중앙공원
- 참석자 : 21명/1회 진행
  - 호스피스 팀원 6명
  - 호스피스 자원봉사자 15명
- 진행일정

서울대 병원 존엄사 인정에 대한 뉴스보도 및 신문기사를 발췌하여 존엄사에 대한 찬반 투표를 하는 체험프로그램을 진행함
자원봉사 활동사진을 전시하여 호스피스 자원봉사 활동을 소개함
- 결과

참여하는 사람들에게 '존엄사'에 대해 생각해 보는 시간을 마련함
학생들과 일반인들에게 성남시호스피스센터를 홍보하는 계기가 됨

5) 자원봉사자의 밤

- 일 시 : 2009년 11월 19일(목) 17:00~20:00
- 장 소 : 새천년부페 8층
- 참석인원 : 총 116명
- 진행일정 :
  - 후원기관 감사패증정
  - 자원봉사자 영상 활동보고
  - 초청공연
  - 장기자랑 및 레크리에이션
- 평가(자원봉사자) : 초청공연이 너무 좋았고 올해는 열심히 못했는데 내년에는 열심히 해야겠다는 마음을 갖게 한 시간이었다.

4. 모임

1) 호스피스 사례모임(총 12 회)

✓ 참석자 : 이○○ 팀장, 이○○, 김○○, 이○○, 전○○, 서○○간호사, 주○○사회복지사

	수정구	중원구	분당구	계
사례수	3	6	3	12

2) 협의회 의료분과 사례발표 모임

✓ 일시 : 2009년 9월 17일 6:30~8:30PM

✓ 장소 : 분당구 보건소 3층 대회의실

✓ 참석자 : 총 28명

◆ 진행과정

시간	내용
18:30~19:00	저녁식사
19:00~19:30	제생병원-김세룡(의사) 사례 발표
19:30~20:30	– 보바스병원 박진노(의사:수간호사대강), 심영남(수간호사), 허위래(사회복지사), 자원봉사자 사례 발표

3) 사별 가족 모임

✓ 일 시 : 2009년 11월 13일(금), 10:30~13:00
✓ 장 소 : 보건소 3층 회의실
✓ 참석자 : 총 15 명
✓ 사별 가족(8명): 수정구 3명, 중원구 3명, 분당구 2명
✓ 진행일정 :
- 사별 가족에 대한 영상시청
- 국화꽃 봉헌
- 사별 가족 소감
- 점심식사 대접

✓ 평가 -남편이 살았을 때도 여러 가지로 잘 돌봐주셨는데, 이런 자리를 마련해 주셔서 감사하다.
- 사별 가족으로 초대되어 잠시나마 이 세상을 떠난 사람을 생각하게 해주어서 마음이 편안해졌다.
- 모임 후에도 후하게 식사 대접을 해주셔서 감사하고 센터가 더욱더 발전했으면 좋겠다.

✓ 조문비 지급 : 총 32명

구분	수정구	중원구	분당구	합계
명	8	9	15	32명

5. 교육

1) 호스피스 팀원 교육

구분	일시	주최	참석인원
1차	2월 13일	한국호스피스간호사회	7명
2차	3월 20일	보바스병원완화의료센터	7명
3차	3월11일~4월29일	각당복지재단	1명
4차	8월20일~21일	한국호스피스간호사회	8명
5차	9월 18일	카톨릭대학교간호대학	3명
6차	10월12일~13일	보바스병원완화의료센터	1명
7차	12월 4일	한국호스피스 완화의료학회	6명
누계	총 6회		총 33명

2) 호스피스 직원 워크샵

✓ 상반기

일시: 4월 17일

장소: 충청 북도 충주호

참석인원: 6명

✓ 하반기

일시: 10월 27일 ~ 28일

장소: 유성온천, 꽃동네 현도사회복지대학교, 청남대

참석인원: 8명

✓ 총 2회 14명 참석

6. 회의

(1) 성남시 호스피스협의회 간담회 (2회 총 31명 참석)
- 상반기 : 6월 3일(17명 참석)
- 하반기 : 12월 14일(14명 참석)

(2) 운영회의(1회 참석자 : 13명)
- 상반기 : 6월 30일(13명 참석)
- 하반기 : 12월 22일 예정

(3) 호스피스 센터 팀 회의 : 총 38회

2 임종의료지원

31명의 환자가 보바스 병원 호스피스 병동에 입원할 수 있는 제도로, 50% 입원비는 성남시에서 50%는 보바스 병원에서 부담하는 협정을 체결함. 한 달 이상 입원 시는 의사의 동의서 제출로 더 입원할 수 있으며, 성남시에서 요청 시 간병인도 무료로 쓸 수 있음.

✓ 임종의료 지원비 : 총 31명 지원

❶ 사업비 : 50,000,000원

❷ 지급액 : 33,324,620원

❸ 잔액 : 16,675,380원

구분	수정구	중원구	분당구	합계
명	6	13	12	31명

③ 웰다잉

1. 건강한 삶, 품위 있는 죽음 준비 교육

✓ 노인(65세 이상~85세)에게 죽음 준비교육을 시행하는 것을 말함

차수	일시	장소	참석인원
1차	2월 19일	코리아디자인센터	216명
2차	3월24일~ 4월28일(6주)	분당구 보건소	216명
3차	5월 19일	코리아디자인센터	156명
누계			총 588명

2. 장수 사진 찍기

✓ 일시 : 2009년 11월 3일

구분	대상자 수
수정구	4명
중원구	3명
분당구	8명
누계	15명

3. 하반기 우편물 보내기

날짜	우편물 내용	대상자
8월 3일	노인들의 건강한 삶 관련 편지	50명
9월 2일	하반기 웰다잉 프로그램 취소 안내 편지 신종플루 증상 및 예방법 안내 편지	100명
12월 8일	안부 및 연하카드 보냄	100명
누계	총 3회	총 250명

17

4 2010년 성남시 호스피스센터 사업계획

1. 사업 개요

1) 사업명

성남시 호스피스 사업(2차년도)

2) 사업목적

❶ 성남시 호스피스 센터 운영을 하여 말기 환자의 발굴과 등록, 통증 케어 등의 관리와 지역자원 및 복지체계 연계를 활성화한다.

❷ 호스피스 자원봉사자 발굴 및 양성교육사업, 전문가교육과 아울러 자원봉사자 활동을 돕는다.

❸ 호스피스 '임종의료비 지원 사업'을 통하여 가정 호스피스와 병동 입원 호스피스 서비스를 연계 시행한다.

❹ 은빛 노인에게 호스피스 웰다잉 센터를 운영함으로써 품위 있는 죽음 준비 문화 보급 사업에 일역을 담당한다.

❺ 연간 약 2,500여 명이 죽음을 맞이하는 성남시에 15% 말기 환자를 케어하도록 하는 목표를 3년간 도달하도록 한다.

3) 운영계획

✓ 호스피스 센터 운영말기암 환자(비암성 질환자) 등록 및 사례관리

- 대상자 발견 및 등록관리
  - 1차년도: 220~250명, 2차년도: 250~300명, 3차년도: 350명
- 신규대상자 등록 : 150명 이상(총 환자 220명 이상)
- 대상자 관리 기준
  - 말기 초(6개월) : 2회/월
  - 말기 중(3개월) : 3회/월

- 임종 전(1개월) : 1회/주
- 필요시 수시 방문

❶ 호스피스 방문간호 : 연 3,000회 이상 방문

❷ 호스피스 방문 진료 : 연 300명 이상

❸ 자원봉사자 연계서비스(기능별 활동) : 연 3,000회 이상

❹ 사회복지사 복지 서비스 연계 및 가정방문 : 500건 이상

❺ 성직자 (필요시 연계하여 방문 및 상담)

✓ 호스피스 대상자 및 가족 서비스 제공

❶ 의사 방문 진료
- 통증 및 증상 조절, 처방 등

❷ 간호사 방문
- 신체적, 정신적, 영적 간호, 임종 간호, 사별 관리, 상담 및 교육, 통증 사정, 당뇨 측정 등

❸ 자원봉사자 방문
- 영적 지지, 신체적 돌봄, 가사 도우미, 간병인, 사별 가족 지지 등

❹ 사회복지 연계 서비스: 연중

❺ 경조사 관련 서비스
- 독거 환자를 위한 기념일 축하(1회/월)
- 조문비: 30,000원

❻ 사별 가족 지지 모임: 1회/년(전체 모임), 필요시마다

❼ 치료프로그램 제공: 음악요법, 미술요법, 원예요법 등

❽ 정서적 지원서비스: 기념일 축하, 소원 들어주기 등

❾ 환자 영양 관리를 위한 영양 상담

❿ 환자 및 가족 나들이: 2회/년

⓫ 성직자연계를 통한 영적 간호 제공(필요시)

17

2. 임종의료지원비

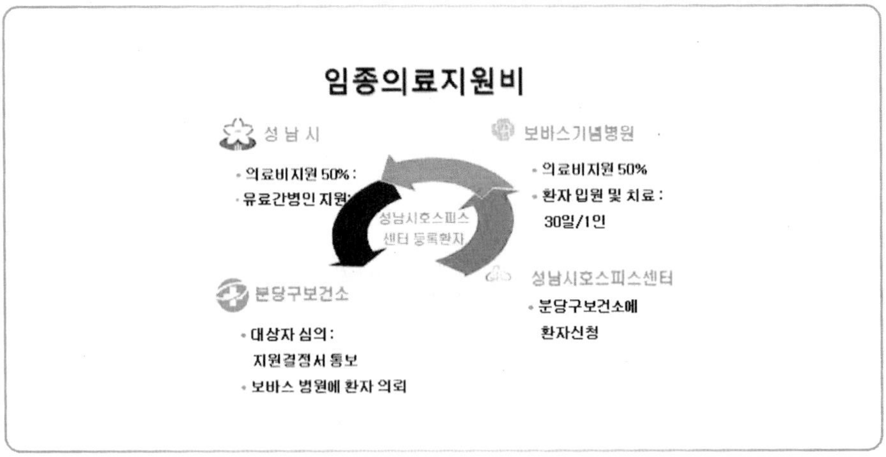
임종의료지원비
성남시
• 의료비지원 50% :
• 유료간병인 지원
보바스기념병원
• 의료비지원 50%
• 환자 입원 및 치료 :
30일/1인
성남시호스피스
센터 등록환자
성남시호스피스센터
• 분당구보건소에
환자신청
분당구보건소
• 대상자 심의 :
지원결정서 통보
• 보바스 병원에 환자 의뢰

3. 호스피스 웰다잉 사업

❶ 건강한 삶 품위 있는 죽음 준비 교육

– 오리엔테이션 및 상/하반기교육 – 총 10회/년

– 대상:성남시 거주 55세 이상 일반인 및 노인

❷ 가족과 함께하는 은빛축제 : 1회/년

❸ 임종 준비 상담 및 교육

4. 자원 봉사자 교육 및 관리

❶ 신규 자원봉사자 기본교육 : 1회/년

❷ 등록 자원봉사자 심화교육 : 6회/년

❸ 자원봉사자 팀 모임: 1회/월

❹ 자원봉사자 워크숍 : 1회/년

❺ 자원봉사자 박람회 : 1회/년

5. 회의 및 직원교육

❶ 자문회의 : 1회/년

❷ 운영회의 : 2회/년

❸ 성남시 호스피스협의회 간담회 : 2회/년

❹ 호스피스 사례모임 : 12회/년

❺ 호스피스센터 직원교육 : 4회/년

❻ 직원 워크숍 : 2회/년

6. 호스피스 관리사업 홍보 및 활성화

❶ 성남시 홈페이지, 지역신문 및 방송, 성남시 호스피스센터의 홈페이지를 통한 호스피스 관리 사업 홍보

- 성남시 홈페이지: 프로그램 홍보(1회/년)
- 지역신문 및 방송: 프로그램 홍보(1회/년), 사업 홍보(2회/년)
- 성남시 호스피스센터 홈페이지(http://www.snhospice.or.kr): 수시관리

❷ 소식지 발간: 1000부/1회/년

❸ 호스피스사업 리플렛 제작 및 보급: 1회/년

❹ 웰다잉 인식개선사업 리플렛 제작 및 보급: 1회/년

7. 사업평가

❶ 대상자 만족도 평가(2회/년)

❷ 웰다잉교육 - 노인의 기분 및 죽음 준비 평가

❸ 존엄사 및 유언서 등과 관련 평가준비

❹ 교육 및 사업 평가

5 논의 및 안건

1. 기대효과

지역사회 문화와 어우러진 실제적인 호스피스 접근을 통하여 지역주민에게 맞춤형 서비스를 제공함으로써 품위 있는 죽음을 맞이할 수 있을 것이다.

보바스 기념 병원과의 연계를 통한 환자 및 가족이 편안한 죽음 맞이 준비를 할 수 있을 것이다.

지역의 유효인력 활용을 통한 다양한 서비스 접근으로 내 지역 주민을 스스로 돕는다는 두레 정신과 의료비 지출 경감 효과 등을 기대할 수 있을 것이다.

호스피스 서비스 제공 및 관리를 통한 성남시민의 삶의 질 만족도가 향상될 것이다.

2. 논의안건

임종의료비 지원사업 확대방안

❶ 보바스 병원 외에 관내 병원과 다자 협약하는 방안 모색

❷ 호스피스센터 Day Care 운영방안

18 장
한국 호스피스 완화 돌봄의 현재와 나아갈 방향

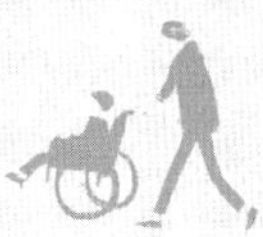

1. 서론
2. 본론
3. 결론

1 서론

한국의 암 관리 정책은 1996년 제1기 암 정복 10개년(1996~2005년) 계획 수립을 시작으로 국가 암 조기 검진 프로그램(1999년), 건강증진 국내 암관리과 설립(2000년), 그리고 2003년 암 관리법을 제정하였으며 2004년 지역별 암센터를 설치하였고, 현재 제2기 암 정복 10개년 계획(2006~2015년)을 수립 추진 중에 있다.

국가 암 관리 체계 및 서비스 내용은 암 예방 및 교육, 암의 조기 진단 및 치료, 진행암 환자의 경우 완치 또는 생명 연장, 말기암 환자의 안위 도모, 그리고 완치자의 건강 증진 등이다. 이 중 말기암 환자의 경우 매년 약 64,000명의 암 환자가 사망하며 약 300,000명의 환자 가족들이 고통(환자 1인당 가족 5명)을 받고 있어 말기암 환자 간병으로 인한 가족의 부담은 매우 큰 것으로 조사되고 있다. 또한 종합 병원에서 실제 전체 병상의 10% 이상이 완화의료를 요하는 환자들이 차지하고 있는 상태이므로 국가에서는 호스피스 · 완화의료 전문기관에 대한 예산 지원을 법으로 제정하였다. 그리고 가정에서 치료 또는 요양 중인 재가암 환자에 대하여 palliative care, 통증 관리, 간호 및 상담 서비스 등을 위한 가정 방문 사업과 교육 등을 주 내용으로 하는 재가암 환자 관리 사업을 2006년도에 제정 공포하고 이를 시행하고 있다.

이 재가암 환자 관리 사업이 운영되기까지 2000~2004년간 지자제 시범 말기암 환자 관리 사업이 진행되었고, 2005년 지방자치제 중심의 전국 250개 보건소를 통한 재가암 환자 관리 사업을 보건복지가족부령으로 시행하게 되었으며, 현재에는 전국 350개 보건소에서 이 사업이 활발하게 시행 중에 있고, 재가암 환자 관리 사업과 병행하여 가정 호스피스 · 완화센터를 별도로 운영하는 기관도 전국보건소에 13개 기관이 있다.

보건복지가족부는 국립암센터와 함께 호스피스 · 완화의료 전문기관에 대하여 완화의료사업에 드는 비용의 전부 또는 일부를 지원할 수 있도록 규정하였다. 2005년에는 2억 4천만 원 지원을 시작으로 2006년 8억 원, 2007년 10억 5천만 원, 2008년 13억 원, 2011년도에는 약 21억 원으로 지원을 증가하였으며, 호스피스 시설 운영지원은 병원 호스피스, 가정 호스피스를 중심으로 2004년 5개소에서 인증을 받아 지원받은 바 있으나 점차 증가하여 2005년 15개 기관을 지원하던 것을 2007년도 23개 기관, 2008년도 30개 기관, 2009년도 34개 기관, 2010년도 40개 기관,

2011년도에는 43개 기관이 일부 지원 운영되고 있다.

또한 보건복지가족부는 제2기 암 정복 10개년 계획을 통하여 2015년까지 말기암 환자와 완화의료 Bed수를 2,500개로 증설하고, 제공받는 환자 수를 약 40,000명으로 증원하며, 재가암 관리 호스피스 · 완화의료 환자 수를 25,000명으로 증원할 계획을 수립하였다〈Table 1〉.

〈Table 1〉 Supportive Palliative Action Plan for the 2nd Phase 10-years Cancer Plan*

Aim	Year		
	2005 N(%)	2010 N(%)	2015 N(%)
Hospice & palliative care bed for terminal cancer patient	307	1,000	2,500
Patients receiving palliative care among terminal cancer patients	3,300 (5)	20,000 (25)	40,000 (50)
Home care service for cancer patient	5,000	12,000	25,000
Hospice & palliative professionals with adequate basic training		(70)	(100)

2008년 보건복지부는 암 관리법을 제정하여 말기암 환자에게 적정한 통증 관리가 포함된 완화의료 등을 제공하는 말기암 환자 전문 의료 기관의 지정기준을 고시하였고 인력 · 시설, 장비 현황 및 운영 계획, 말기암 환자의 적정한 통증관리 등 삶의 질 향상 계획, 말기암 환자에 대한 가정방문 보건의료사업 계획, 말기암 환자와 그 가족을 위한 교육계획, 말기암 환자와 그 가족을 위한 자원봉사자 교육 및 운영계획 등의 사항을 준비하는 기준을 두었다. 말기암 환자 전문 의료 기관의 시설 · 장비 기준에 의하면 입원실, 임종실, 목욕실, 가족실, 상담실, 처치실, 간호사실 그리고 진료실이 확보되어야 하며, 인력 기준은 의사(입원 환자 20명당 1인 이상), 호스피스 간호사(입원 환자 2명당 1인 이상), 상근 사회복지사 1인 이상, 비상근 목회자(종교지도자) 그 외 자원봉사자(20명 상당 1일 3인 이상) 등의 인력 확보가 되어야 하며 자원봉사자에 대한 교육 · 관리가 되어야 한다고 고시한 바 있다.

한국의 호스피스가 1965년 개시된 이래 한국 호스피스 · 완화의료학회(1998년 설립), 한국 호스피스 완화간호사회(2002년 설립)와 아울러 전문가인 의사 · 간호사 등 의료인의 활발한 활동을 통하여 오늘날 호스피스 완화 의료에 대한 법안이 제정되고 제도적이고 실질적인 프로그램 운영이 시작되었음은 매우 감회가 깊다 하겠다.

2 본론

1. 전국 호스피스기관 현황 및 호스피스 완화 케어의 실태

2007년 보건복지가족부 암 정책과 조사에 의하면 국내 호스피스 · 완화의료 기관은 113개로 가정 호스피스 기관 21개, 병동형 19개, 혼합형 19개, 독립 호스피스 기관 12개, 산재형 및 기타 42개 기관이었다. 113개 기관 중 자체 교육프로그램을 운영하는 기관은 77개 기관(대략 68.1%)이었고 교육프로그램을 운영하지 않는 기관은 타 기관에 위탁하는 것으로 조사되었다. 교육대상자는 일반인, 의료전문인, 간병인 등으로 나타났다. 수료증서는 자체발급이 대부분이었고 6개 기관이 한국호스피스협회 등의 기관 수료였다. 호스피스팀원으로는 의사, 간호사, 성직자, 사회복지사, 자원봉사자, 약사, 영양사, 물리치료사, 미술치료사, 음악치료사, 언어치료사 등이었다. 입원병상을 갖춘 호스피스 기관은 43개 기관이었고 그 밖에 가정 호스피스 21개 기관을 제외하면 49개 기관이 입원실이 없이 호스피스 기관을 운영하고 있음을 알 수 있다.

2. 우리나라의 호스피스 완화 제공의 형태

현재 단위 호스피스인 병원, 독립형 호스피스와 가정 호스피스, 지역사회보건소를 거점으로 하는 재가암 환자 관리 사업의 일환인 가정 방문 호스피스 등 크게 세 분야로 호스피스 제공 형태를 분류할 수 있다.

1) 가정 호스피스 완화 케어

가정 호스피스 완화 케어는 우리나라의 문화에 적합한 호스피스 전달체계로서 말기 상태의 대부분을 집에서 가족과 함께 호스피스 팀의 도움을 받으며 지낼 수 있다는 가정 호스피스 모형이다. 이는 1990년 의료법 제56조에 의해 '가정간호사제도'가 체계화됨으로써 보건의료 환경 내에서의 가정 호스피스 서비스가 활성화될 수 있는 발판이 되었다. 가정 호스피스의 장점은 첫째 병원보다 저렴한 비용으로 의료서비스를 이용할 수 있고, 둘째 입원 시의 불편감 대신 편안하고 안정된 가정에서의 익숙한 환경이 환자의 다양한 요구를 개별적으로 충족시킬 수 있다는 점, 그리고 셋째 호스피스 치료가 말기암 환자의 여러 증상을 완화시켜주는 데 중점을 두고 있으므로 병원보다 가정 중심이 더 적합하다는 견해이다.

가정 호스피스 기관에서는 환자 상태 사정 및 투약을 위한 처방 의뢰와 검사의뢰, 상담 및 교육, 환자 사망 후 마약 수거 및 관리 업무 외에 통증 관리 및 조절, 심리적 지지 및 영적 서비스, 통증 이외의 증상조절, 의학적 치료, 특수 기구의 제거, 기타 가족에 대한 심리적 지지와 경제적 지지 등의 간호업무를 시행한다.

2) 병동형 호스피스 완화 케어

병동형 호스피스는 종합병원 내 독립병동의 형태와 독립된 호스피스 기관 단위의 호스피스 대상자들을 위한 입원 시설이며, 준비된 의료 인력이나 의료시스템을 활용하여 호스피스의 목적으로 대상자와 그 가족을 돌보는 형태이다. 주로 가족의 휴식이 필요하거나 말기환자의 효과적인 증상조절과 완화간호의 필요시 이용하거나 임종의 과정을 보내기 위해 입원할 수 있다. 종합병원 내의 병동형 호스피스는 해당 지역의 증상조절센터와 인력교육센터로서 역할을 담당할 수 있으며, 지역사회 중심의 호스피스를 위해 가정 호스피스와 연계하여 가정에서 병원으로, 병원에서 가정으로 대상자의 필요에 따른 적절한 호스피스 서비스를 제공할 수 있는 기반이 된다. 가정 호스피스와 병동 호스피스의 지역사회 보건소 단위 업무별 빈도를 살펴보면 〈Table 2〉와 같다.

〈Table 2〉 Frequency of Nursing Interventions for Hospice Clients According to the NIC System(Home Care Hospice Unit, Home-based Cancer Patient Hospice Through Public Health Center).

Domain	Interventions (Frequency)	Home care hospice %	Hospice unit %	Home-based cancer patient hospice through public health center
Physiologi-ca l Basic	Activity & Exercise	0.13	0	5.65
	Elimination management	4.79	9.65	1.51
	Immobility management	0.76	2.97	0
	Nutrition support	1.56	7.75	3.64
	Physical comfort promotion	2.82	6.79	0
	Self-care facilitation	2.19	13.86	4.53
Sub total		12.23	41.02	15.33
Physiologi-cal Complex	Electrolyte & Acid-base management	0.84	0.95	4.8
	Drug management	11.8	12.09	7.22
	Neurological management	5.92	2.23	0
	Respiratory management	1.47	5.10	4.93
	Skin / Wound management	5.84	5.10	1.32
	Tissue perfusion management	14.2	11.77	0
Sub total		40.13	37.24	18.27
Behavioral	Coping assistance	5.55	0.96	0
	Patient education	5.57	5.43	14.27
Sub total		11.13	6.39	14.27
Safety	Risk management	28.4	3.21	0
Sub total		28.40	3.21	0

Health ystem	Health system mediation	0.42	2.23	23.75
	Health system management	1.09	4.46	2.96
	Information management	3.20	3.83	17.74
Sub total		4.62	10.52	44.45
Spiritual care				6.66
Dying patient care				0.34
Total		100	100	100

3) 지역사회 보건소 재가암 환자 관리 사업을 중심으로 한 가정 호스피스

2000년부터 2002년까지 한양대학교와 연계한 안산시, 성남시의 가정 호스피스 사업은 보건복지가족부가 주도하는 재가암 환자 관리 사업의 형태로 호스피스 시범사업이 전국적으로 진행하는 계기가 되었다. 보건소 단위 가정 호스피스 사업은 현재 전국 350개 보건소를 중심으로 진행되고 있으며, 성남시를 비롯한 고령군, 서울시 노원구 등 13개 보건소에서는 재가암 환자 관리 사업 내에 가정 호스피스 사업을 따로 두어 교육 상담 사별가족간호 등 활발히 가정 호스피스를 시행 하고 있다. 호스피스팀원으로는 의사, 호스피스 전문간호사, 호스피스 간호사, 사회복지사, 눌리지료사, 음악비술원에 치료사와 호스피스 지원봉사자 등을 확보하고 종교지도 등과 연계한 가정 호스피스를 시행하고 있다. 호스피스 간호사의 가정방문 호스피스 활동은 교육 및 상담, 통증관리, 사회연계서비스 등 그 활동이 다양하다.

사회복지 연계서비스를 살펴보면 지역 병원, 지역 시설, 지역 센터, 지역 복지관 및 동사무소, 응급의료체계, 지역 종교단체, 지역 방송국, 기타 자원봉사자들과 연계한 각종 치료프로그램, 이미용 및 목욕 서비스, 차량 서비스, 환자 및 사별가족 돌봄 서비스, 행사 보조 봉사, 후원금 및 후원물품, 푸드뱅크 등 지역사회와 연계된 다양한 서비스가 제공되고 있다. 이러한 사회복지 연계서비스를 통한 치료프로그램(미술치료, 음악치료, 원예치료 등)은 매우 효과가 있는 것으로 나타났다.

국가에서 지정한 방문 보건 서비스의 방문 횟수 기준표는 아래와 같으나 실제 지역사회 내에서의 가정 호스피스 서비스의 횟수는 대상자 184명에 6개월간 간호사 방문 횟수 1,670회, 의사 방문 횟수 168회, 사회복지사 방문 횟수 317회, 자원봉사자 방문 횟수 1,360회로 대상자 1인에 대한 평균 방문 횟수는 6개월간 19회 이상이었음을 알 수 있다.

가정방문 호스피스와 병동 호스피스 그리고 기관 호스피스의 비교 연구를 살펴보면 보건소 중심의 가정방문 호스피스가 병동 호스피스나 기관 호스피스에 비해 효과적임을 나타내는 결과를 보인다. 호스피스 간호의 질에 대한 인식(F=37.491, P<0.001)은 5점 만점에 가정방문 호스피스가 4.11점, 병동 호스피스를 받는 경우가 2.95점, 기관 호스피스를 받는 경우가 3.38점으로 가정방문 호스피스를 받는 경우가 병동 호스피스를 받는 경우보다 호스피스 간호의 질에 대한 인식이 유의하게 더 높았으며, 호스피스 완화 서비스의 질에 대한 인식을 보면 가정방문 호스피스를 받는 경우(3.86점) 병동 호스피스(2.67점)나 기관 호스피스를 받는 경우(2.71점)보다 유의하게 높았다(F=44.006, P<0.001). 그리고 의사가 제공하는 호스피스 · 완화 서비스에 대한 만족도는 가정방문 호스피스(3.95점)나 병동 호스피스(3.91점)를 받는 대상자가 기관 호스피스(2.77점)를 받는 경우보다 유의하게 높았다(F=3.041, P=0.026). 그러나 간호사가 제공하는 호스피스 완화 서비스에 대한 만족도(F=0.022, P=0.489)는 가정방문 호스피스는 4.35점, 병동 호스피스 4.32점, 기관 호스피스 4.33점으로 유의한 차이는 없었고 의사가 제공하는 호스피스 완화 서비스에 대한 만족도보다 전체적으로 높은 점수를 나타내었다.

3 결론

한국 호스피스가 처음 소개된 지 40년이 지난 현재 호스피스 완화 케어의 정착의 많은 노력이 있었음에도 아직도 미비한 상태이다. 그 장애 요인으로 첫째 호스피스 완화 케어의 비표준화, 둘째 체계적인 완화 교육의 미비, 셋째 종교단체의 비영리적 목적의 운영, 가정 호스피스의 비활성화, 주로 병원에서의 호스피스 완화운영과 종교적 이념에 의한 봉사적 차원의 호스피스로 공급 구조의 비체계성, 넷째 전문가와 대중의 호스피스에 대한 인식과 문화적 인식으로 인한 접근의 어려움, 다섯째 의료 수가와 재정적 지원 체계의 미흡 등을 들고 있다.

이를 해결할 수 있는 방안으로 첫째 재정적 지원체계가 확고해야 한다. 시범사업을 실시하는 건강보험 호스피스 수가가 적정선에서 책정 운영되어야 하고 이 수가는 입원 완화 케어뿐만 아니라 가정 호스피스에서도 적용되어야 할 것이다. 둘째는 가정 호스피스를 활성화하여 현재 입원 완화 케어 중심의 정책을 가정 호스피스 중심의 정책으로 전환해야 한다. 그리고 아래 호스피스 모델과 같이 입원 호스피스 완화 케어와 가정 호스피스가 연속선상에서 제공될 수 있도록 서비스 전달체계가 마련되어야 한다. 우리나라는 가정에서 호스피스 완화 케어를 받는 것이 만족도가 높을 뿐 아니라 임종시간도 집에서 보내는 것을 선호하기 때문이며, 문화적 인식이 어떤 다른 민족보다도 가족과의 깊은 교감과 지지만이 환자에게 그 효과를 한층 높일 수 있기 때문이다. 셋째 간호사뿐만 아니라 다학제간 팀이 참여하는 모든 직종을 위한 교육 표준화 작업 및 상급 교육과정이 필요하다. 각각의 전문직종의 학술단체들과 합의를 통한 교육과정이 마련됨도 좋을 것이다. 넷째 현재 말기암 환자와 가족에게만 적용하는 호스피스 돌봄을 비 암성 말기환자와 소아 완화간호 등 특수 집단에도 적용해야 한다. 다섯째 급성질환 및 사고로 인한 응급실, 중환자실에서 임종을 앞둔 환자와 그 가족 등 특수상황에서의 호스피스 완화 케어가 필요하다. 여섯째 노인요양원, 노인병원에서의 호스피스 그리고 차상위 계층, 의료보호 대상자 말기노인, 정상 노인의 품위 있는 웰다잉의 준비를 위하여 호스피스 돌봄과 교육이 필요하다.

인간은 태어나면 누구나 죽음을 맞기 때문에, 호스피스 완화 의료가 필요한 누구에게나 어느 곳에서나 호스피스 완화 케어가 제공될 수 있어야 할 것이다. 또한 이 호스피스 완화 케어는 우리가 살고 있는 가정에서 건강증진의 시너지 효과로 파급되어야 할 것이다.

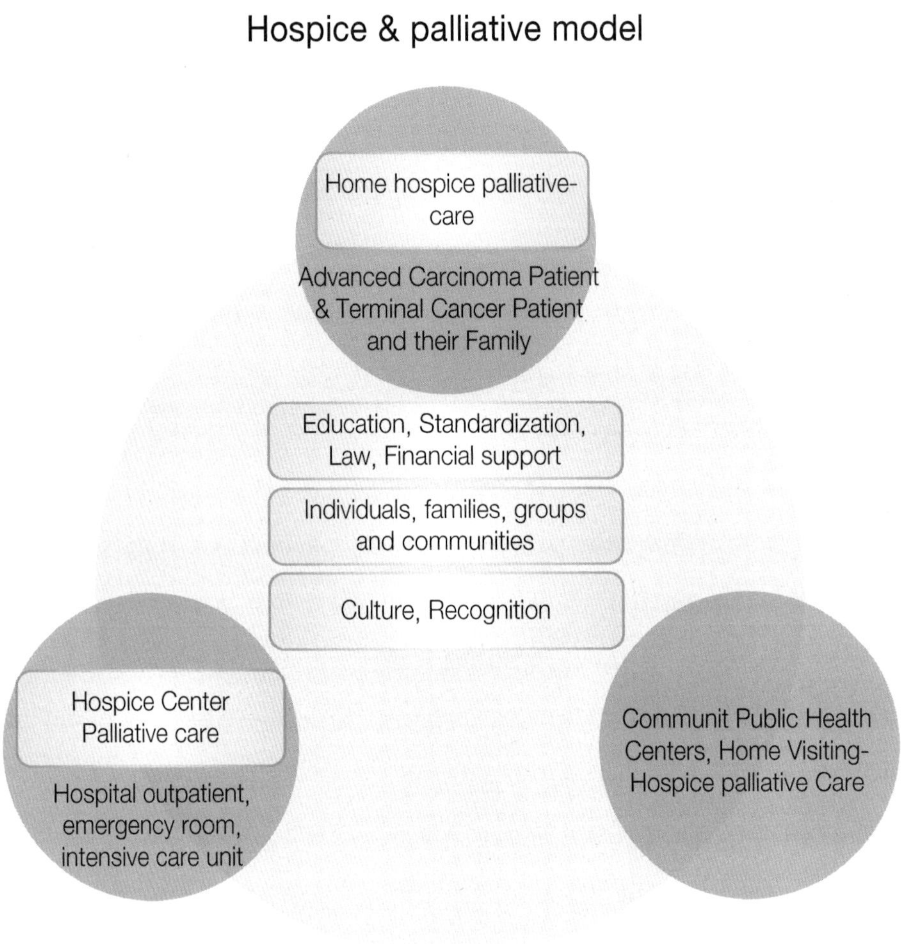
Hospice & palliative model
Home hospice palliative-care
Advanced Carcinoma Patient & Terminal Cancer Patient and their Family
Education, Standardization, Law, Financial support
Individuals, families, groups and communities
Culture, Recognition
Hospice Center Palliative care
Hospital outpatient, emergency room, intensive care unit
Communit Public Health Centers, Home Visiting-Hospice palliative Care

19 장
유서쓰기

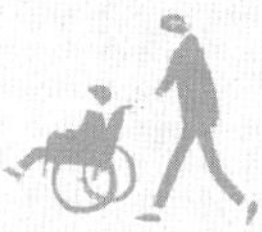

* 주) 아래의 유서쓰기 내용은 한양대학교 간호학부 간호학과와
RN-BSN 과정 학생의 유서쓰기 과제물에서 발췌한 것임

권○○

2011년 9월 6일 오늘 저는 제 23년의 삶을 정리하려고 합니다. 짧으면 짧다고 할 수 있는 23년 동안 많은 분들에게 너무나도 과분한 사랑을 받은 것 같아 감사한 마음을 전하고 싶어 이렇게 마지막 말을 남깁니다.

먼저 사랑하는 엄마, 아빠, 언니….

엄마, 매일 "우리 딸 사랑해."라고 말해주는 우리 엄마. 엄마 덕분에 제가 열심히 살 수 있었다고 생각하고 항상 감사하게 생각하고 있어요. 기억나세요? 중학교 2학년 때, 공부도 안 하고 매일 학원 빠지고, 집에서 텔레비전만 보면서 철없이 보내던 때에 엄마가 울면서 저한테 말하셨어요. 엄마가 어렸을 때 집이 가난해서 공부를 하고 싶은 만큼 못한 게 아직도 한이 돼서 우리 딸들만큼은 후회 없이 공부시켜주고 싶다고… 그래서 비싼 학원비 줘가면서 공부시키고 있는데… 네가 매일 학원 빠지고 이렇게 무의미하게 시간 보내는 동안에도 엄마아빠는 힘들게 일하고 있다구요. 그때의 충격과 죄송함은 아직도 잊지 못해요. 그 이후로 저는 엄마아빠 생각하면서 정말 열심히 공부했어요. 엄마는 어린 저한테 그런 말을 했던 것을 미안해 하시지만 저는 정말 감사하게 생각해요. 엄마가 그때 말씀해 주시지 않았다면 저는 아직까지도 철없이 놀고 먹으면서 열심히 살지 않았을지도 몰라요. 짧은 생이지만 열심히 살지 않았다면 지금 제 삶을 돌아봤을 때 마지막까지 너무 부끄러웠을 거에요. 제가 열심히 살 수 있도록 해주셔서 정말 감사합니다. 너무나 힘들었던 고3, 재수할 때 매일 엄마가 새벽기도 나가시는 것 보고 새벽부터 일어나서 저도 울면서 공부했고, 중간에 포기하고 싶을 때에도 엄마 문자 저장해놓고 보면서 포기하지 않을 수 있었어요. 제가 후회하지 않는 삶을 살게 이끌어주신 사랑하는 엄마… 정말 감사합니다.

아빠, 항상 외로워하시던 우리 아빠… 언니가 유학 간 이후 더 적적해 하셨는데 곁에 있는 제가 더 잘해드리지 못해 정말 죄송한 마음이 앞서네요. 어렸을 때는 아빠 따라 자주 놀러 다니고 대화도 많이 했는데 커가면서 귀찮다고 아빠와 놀러가지도 않고 집에 있는 시간보다 밖에서 보내는 시간이 더 많았던 것 같아요. 지금 생각해보면 그때 아빠와 이곳저곳 놀러 다니면서 경험해본 것들이 정말 소중한 추억이 되었어요. 아빠가 아니었다면 제가 언제 낚시를 해보고 메뚜기도 잡아봤겠어요. 아빠는 저에게 잊지 못할 소중한 추억을 주셨고 제가 커서도 '일찍 들어와서 같이 밥 좀 먹자' '학교생활은 어떠냐' '남자친구는 없냐' 하면서 저랑 얘기하려고 많이 노력하셨는데 저는 아빠가 주신 관심과 사랑만큼 아빠에게 보답해 드리지 못해 죄송해요. 제가 표현은 잘 하지 못했지만 항상 믿음직스러운 아빠라는 울타리 안에서 정말 행복했고 감사했고요, 사랑합니다 아빠.

언니, 항상 나의 자랑거리였던 우리 언니. 언니는 나의 가장 좋은 멘토이자 우상이었어. 언니가 유학 가기 전까지 우리는 계속 한 방 쓰면서 자기 전에 누워서 얘기도 정말 많이 했었는데…서로 고민거리도 얘기하고 재밌었던 일도 얘기하고…지금도 우리에게 비밀이란 없는 것 같아. 그런 언니가 있다는 걸 난 항상 친구들에게 자랑하고 다녔어. 또 언니는 언제나 1등이었잖아. 사실 고등학교 때는 내가 언니보다 더 열심히 하는 데도 언제나 나보다 뛰어났던 언니를 보며 열등감을 느꼈을 때도 있었지만 그것 또한 나에게 자극제가 되었고 어렸을 때부터 지금까지 언니는 내 우상이었고 자랑거리였어. 그러니까 지금 일본에서 좀 힘들더라도 언니에 대해서 자신감을 가지고 이겨냈으면 좋겠어. 자랑스러운 우리 언니는 금방 털고 일어날 것이라고 믿어. 항상 날 챙겨주고 감싸줬던 언니, 고맙고 사랑해.

그리고 사랑하는 내 친구들아, 너희가 없었다면 내 인생은 너무 지루했을지도 몰라. 울고 웃으면서 쌓았던 좋은 추억들을 가지고 갈 수 있게 해줘서 고마워. 너희와 함께여서 힘들었던 시간도 더 잘 이겨낼 수 있었고 즐거웠던 순간도 더 행복할 수 있었던 것 같아. 곁에 있어 주는 것만으로도 가슴이 따뜻해지는 너희들이 있어서 정말 감사하다는 생각이 든다.

이외에도 저를 많이 아껴주고 사랑해 주신 친척분들, 선생님들, 선배님들, 후배들 행복한 삶을 만들어 주셔서 정말 감사합니다.

저는 이제 행복했던 23년의 삶의 마침표를 찍으려고 합니다. 떠나면서 저의 마지막 소망은 '좋은 사람'으로 여러분의 가슴 한 켠에 남아 있고 싶습니다. '좋은 사람'이 되는 것이 제 인생의 최종 꿈이었거든요. 제가 여러분에게 있어 살다가 가끔씩 '권○○'라는 사람을 꺼내보았을 때 '좋은 사람 이었다'라고 떠올릴 수 있는 사람이었기를 소망합니다. 제가 떠나는 길이 너무 슬프지 않았으면 좋겠습니다. 여러분이 너무 애통해하면 제가 떠나는 길이 더 슬퍼질 것 같아요. 제가 보이지는 않겠지만 저를 따뜻하게 안아주는 느낌으로 보내주세요. 제가 가는 곳에서 행복하기를 빌어주세요. 저도 제가 사랑하는 여러분의 건강과 행복을 빌겠습니다.

김○○

이제 죽는다고 생각하니 내가 살아오며 했던 일들을 돌아보게 된다. 언젠가 죽는다는 걸 알면서도 영원히 살 것처럼 바둥거렸던 지난 날들이 참 부질없게 느껴진다. 내가 잘못을 저질렀던 사람들은 나를 부디 용서해주길 바라고, 또 내가 좋은 일을 해주었던 사람들은 잠시나마 나를 기억해주었으면 좋겠다. 내 이름처럼 많은 것을 사랑하고 갈 수 있어서 참 행복하고 감사하다. 내가 사랑하는 사람들을 위해 몇 자 적는다.

엄마. 내가 막상 이렇게 먼저 가려고 하니까 가장 생각나고 걱정되는 게 엄마인 것 같아. 엄마는 나 하나 낳고 나만 보면서 살았는데 이렇게 엄마를 두고 가려니까 눈물부터 나온다. 엄마가 슬퍼할 걸 생각하니까 내 마음이 너무 아파. 내가 이제까지 엄마한테 잘해준 것도 없고 공부하는 거 힘들다고 투정만 부렸던 게 너무 후회돼. 내가 열심히 공부해서 엄마 호강시켜줘야 하는데 정말 미안해. 그래도 엄마가 너무 슬퍼하지 않았으면 좋겠어. 내가 이 세상에 태어나서 이렇게 행복하게 살 수 있었던 것, 그리고 큰 상처 없이 이 세상을 볼 수 있었던 건 다 엄마 덕분이야. 또 엄마는 나한테 못 해준 것만 생각하겠지. 근데 정말 그러지마. 내가 세상에서 제일 사랑하고 또 제일 존경하는 사람은 엄마니까. 항상 엄마 같은 사람이 되고 싶었어. 큰 바다 같은 사람이. 죽으면 어떻게 될지도 모르고 무섭기도 하지만 만약에 내가 하늘나라에 간다면 엄마가 항상 웃을 수 있게 내가 위에서 도와줄게. 엄마 정말 사랑하고 주름살 생기니까 울지마! 사랑해!

아빠. 그동안 아빠랑은 많은 얘기를 해본 적이 없어. 아빠를 미워한 적도 많고 원망한 적도 많아. 항상 아빠가 나랑 대화하려고 하면 내가 피해 다녔었어. 아빠를 용서하기 싫었고 용서할 수가 없었던 게 사실이야. 지금에 와서 아빠가 이렇게 아픈데도 나는 아빠를 외면하기만 했고 아빠가 아프다는 사실도 싫었어. 아빠가 밥도 못 먹는데도 나는 위관영양 한번 제대로 달아준 적도 없어. 아빠의 고통이나 생각들을 똑바로 보기가 싫었어. 내가 막상 이렇게 간다고 생각하니까 그냥 조금 이해해줄 걸 하는 생각이 들어. 아빠도 조금만 마음을 편하게 먹었으면 좋겠어. 스스로를 아프게 하지마. 아무도 아빠를 아프게 하는 사람은 없으니까. 엄마한테도 잘해줘. 이제 아빠한테는 엄마밖에 없잖아. 알지?

사랑하는 내 친구 ○○아. 지금까지 얼마 살아오지 않았지만 너는 내 평생의 친구라고 확신해. 너가 어떤 일을 하던 나는 너를 믿고 너 뒤에 있을 거야. 이제 너를 끝까지 지켜볼 순 없겠지만 내가 너 곁에 있다고 생각하고 무슨 일이든 자신 있게 헤쳐 나가길 바라. 훌륭한 요리사 되어서 정말 에드워드 권 같은 아름다운 요리를 하는 사람이 되리라 믿어. ○○이 파이팅!

그리고 다른 많은 나의 친구들아. 너희를 너무 사랑하고 아끼지만 여기 모두 이름을 적을 수가 없다. 그렇지만 그동안 너희에게 준 내 마음은 참 크다. 그동안 내 삶을 풍요롭게 해줘서 정말 고맙다. 앞으로도 너희의 순수한 마음 꼭 간직하고 가끔씩 내 생각해줘.

내가 사랑했던 많은 것을 두고 가려니까 마음 한구석이 찌릿해 오지만 누구나 한 발자국씩 다가가는 것이 죽음이라는 걸 알기 때문에 그리 슬픈 것만은 아니다. 지금까지 내가 누려온 모든 것들에 감사한 마음뿐이다. 이제 와서 아쉬운 것은 더 사랑하지 못한 것이 아쉽다.

이 세상 모든 것들이 다 평화롭길 바란다.

이○○

죽음에 대해 생각해보지 않은 건 아니지만… 막상 유서를 쓰려니 어떤 내용을 적어야 할지 퍼뜩 떠오르지 않습니다. 우선 가장 먼저 떠오르는 나의 엄마께 제 마음을 전하고 싶습니다.

“엄마, 내가 삼십 대 초반이 되고 보니 아빠가 돌아가시고 서른 일곱이란 나이에 혼자가 되신 엄마가 너무나 젊었다는 것을 새삼 느꼈고 마음이 아팠습니다. 성실하신 엄마 덕분에 잘 자랄 수 있었습니다. 엄마는 엄마 자신에 대해 엄격하고 부정적이신데, 엄마는 저에게 아주 훌륭하시고 존경받아 마땅한 분이십니다. 엄마 자신에 대해 좀 더 소중하게 여기시고 긍적적이었으면 좋겠습니다. 엄마, 엄마가 저를 사랑하시는 만큼 저도 엄마를 너무너무 사랑합니다. 엄마 딸로 태어나서 너무나 감사하고 행복했습니다. 엄마, 엄마, 엄마, 엄마, 엄마, 엄마, 엄마, 엄마, 엄마, 엄마….”
그리고 사랑하는 나의 동생…

“동생아, 누나가 많이 신경 써 주지 못해 미안해… 가끔 욱하는 성격은 좋지 않은 것 같다… 욱할 때마다 화를 운동으로 풀든지 잘 컨트롤 할 수 있었으면 좋겠다. 매리는 누나라 생각하고 잘 돌봐주길 바라. 엄마는 내가 이야기 안 해도 잘 할거라 믿는다. 요 몇 년간 누나가 예민해서 너에게 소원했던 점 미안해.

너는 누나에게 사랑한다고 표현을 자주 했는데 무뚝뚝한 누난 사랑한다고 한 번도 이야기해준 적이 없구나. 사랑해 동생, 사랑해, 사랑해, 사랑해….”

7년째 함께 하고 있는 나의 룸메이트에게.

“○○아, 병원 다니면서 가족보다 너와 함께 보낸 시간이 많았고 그만큼 추억도 많네. 내가 사직하고 나서는 네가 가장이 되어 나를 많이 도와줬었지. 너한테 너무나 고마운 게 많아… 사랑해.”

대학시절 나와 함께 했던 ○○이, ○희, ○○ 아.

나의 20대 초반 기숙사 생활을 하면서 함께 해준 친구들아, 고마웠고 즐거웠다.

먼저 떠난 나의 친구 ○○아, 미안해.

중1 때 1년간 함께 한 인연으로 다음해에 전학을 갔어도 간간히 연락을 하며 끈을 놓지 않았는데… 너랑은 평생 함께 할 친구라고 생각했다.

시험 준비를 하느라 소원했는데 너는 그동안 많이 힘들었나 보다.

시험 끝나고 네가 하는 가게에 놀러갈려고 했는데 말이다.

작년에 받았던 ㅇㅇ가 보낸 문자… 많은 생각을 하게 했고 믿고 싶지 않았다.

설마… 너의 가족에게 일이 있나 보다라고 믿고 싶었다. 장례식장에 있다는 네 친구 ㅇㅇ의 문자… 결국 네가 가는 것도 보지를 못 했다. 정말 미안해.

유서 과제를 받고 나서 떠오르는 단어는 '게으름'이었습니다. 어디로 여행 가야지, 운동해야지, 공부해야지… 라고 생각만 했던 것들을 실행에 옮기지 못해서 후회할 것 같습니다.

소중한 제 삶을 위해 좀 더 분발해야겠다는 생각을 했습니다.

김○○

나를 세상에 태어나게 해주신 엄마, 아빠 감사합니다. 한없이 베풀어 주신 사랑에 보답해 드리지 못하고 이렇게 떠나게 된 점 죄송합니다.

28년을 살아오면서 혼자서 이렇게 잘 커온 것처럼 우쭐대면서 지내온 세월이 지금은 후회스럽고 아쉬움이 많이 남습니다.

나에게 사랑이라는 감정과 고마움, 배려라는 감정을 느낄 수 있게 해 준 사람들에게 베풀지 못하고 오히려 나의 소심하고 이기적인 마음 때문에 많은 사람에게 상처만 남겨주고 떠나는 것 같아 미련이 남게 되네요.

28년을 옆에서 묵묵히 지켜봐 주신 부모님, 제일 많이 미안하고 사랑합니다.

어렸을 때부터 내가 하고 싶은 일에는 적극적으로 후원해 주시고 격려해 주신 덕분에 하고 싶은 간호사도 될 수 있었던 것 같아요.

중학교 때 척추 측만증으로 수술 이후 엄마, 아빠의 마음을 아프게 했어요. 엄마, 아빠의 잘못으로 제가 아픈 것처럼 저에게 많이 미안해하시는 마음, 이제는 그러지 마세요. 지금까지 받은 사랑으로 충분합니다. 대학생 때도 엄마, 아빠 힘들게 하고 결혼할 때도 엄마, 아빠를 많이 힘들게 해 드린 것 영영 잊지 않고 가슴에 새겨 둘 거에요.

엄마, 아빠께 받은 사랑 보답해 드려야 하는데 또 이기적인 제가 혼자 떠나게 됩니다. 혼자 떠나게 되서 조금은 쓸쓸하겠지만 엄마, 아빠의 받은 사랑을 가득 안고 떠나서 힘들지는 않을 거에요. 나중에 만나게 될 거니까, 꼭 그렇게 될 거니까 제가 떠난다고 슬퍼하지 마세요.

그리고 제 남편, ○○이 잘 지내고 있는지 가끔씩 연락해 주세요. 밥은 잘 챙겨 먹는지, 아픈 데는 없는지, 워낙 잘 참는 사람이라서 힘들어 하는 내색하지 않을 거에요.

마지막까지 엄마, 아빠에게 신세 지고 갑니다.

언제나 조언과 지지를 한없이 베풀어 준 든든한 언니, 어렸을 때는 언니랑 많이 싸웠는데… 철들고 나서 언니가 있어서 얼마나 내가 좋았는 줄 알아? 항상 마음 한켠에 미안한 마음이 들어서 언니에게 오히려 화냈던 것 같아. 내가 말하지 않아도 내가 무엇을 원하는지 잘 알아주는 언니. 또 내가 언니에게 미안한 일을 하게 되네. 마음이 여리고 눈물이 많아서 제일 많이 걱정되는데 나 힘들게 떠나는 것 아니니까 속상해 하지 않았으면 좋겠어.

언니 엄마, 아빠 부탁할게. 언니 혼자서 큰 일을 감당하게 해서 많이 미안해. 언니가 결혼하고 조카 생기는 것도 보고, 형부 얼굴도 봐야 하는데… 생각보다 일찍 떠나게 될 줄 몰랐어. 내가 위에서 언니를 위해서 기도할게. 그러니까 조금만 아파하고 잘 지내줘. 부탁할게.

사랑하는 남편, 자기야… 벌써 우리가 결혼한 지 2년이 되어 가네. 연애할 때도 그랬는데 결혼해서도 시간이 참 빨리 간다. 결혼 초기에 내가 했던 말 기억해? 나중에 나 없으면 혼자 살 거냐고 물었잖아. 그때 내가 절대 재혼하지 말라고 했었는데… 그런데 여보. 나 조금 샘이 나고 속상해 할 거야. 하지만 혼자 살지는 말아줘.

부탁할게. 혼자 지내는 것 싫어하는 자기, 텅 빈 집에서 힘들어서, 속상해 하는 자기 생각하면 지금 이 순간에도 마음이 아려와. 나하고 보낸 추억들 가슴 속에 묻어 두고 착하고 자기한테 잘해 주는 사람 만나서 예쁜 아기도 낳고 더 행복하게 지내줘. 그러면 나 위에서도 자기한테 덜 미안 하고 마음이 편할 것 같아. 자기를 사랑하는 마음, 지금도 한없이 커져만 가는데, 아직도 자기 앞에 서면 설레는데, 이 마음 변하지 않고 간직할 거야. 자기하고 만든 추억들, 하나하나 생각하면서 그렇게 잘 지낼게. 그러니까 너무 길게는 아파하지 말아요.

마지막으로 나하고 힘든 시기를 보낸 ○○이, ○○이 너희 덕분에 대학생활 즐겁게 지낸 것 같아. 투정부리고 짜증내도 옆에서 묵묵히 받아주고 이해해준 너희 잊지 않고 항상 생각할게. 취업하고 결혼한 후에 너희를 만나지도 못해서 항상 미안했었는데… 또 미안해할 일을 하게 되었어.

그래도 나 미워하지 말고, 가끔은 내 생각해줘. 위에서도 너희를 생각할게. 셋이 다 결혼해서 커플로 여행 가자고 그랬는데, 이 약속 지키지 못하고 먼저 간다.

아프지 말고 건강하고, 알아서 열심히 사는 너희니까 응원 열심히 할게.

나하고 인연을 맺은 많은 사람들. 정말 감사하고 고맙습니다. 사랑을 베풀어 주신 덕분에 행복하게 있다가 갑니다.

앞으로도 행복하고 건강하게 지내세요. 다시 한 번 감사합니다.

정○○

내 인생의 마지막이 다가왔구나.

항상 내가 말했지. 누구나 자기 명에 따라 이 세상과 작별하게 되는 것이라고…

나에게 그 순간이 다가왔네…

32년이란 짧으면 짧고 길면 길었던 내 삶을 마감하면서…

엄마~ 항상 엄마 걱정 많이 하고 누구보다 엄마를 사랑하고 아끼는 내 맘 알지? 하지만 표현이 서툴러 엄마에게 많은 사랑 표현하지 못해서 항상 미안했고, 아무것도 아닌 일에 짜증내고 화내고 정말 미안해.

부모보다 먼저 눈을 감는 자식이 제일 불효라는데 내가 엄마보다 눈을 감게 되어 끝까지 불효하게 되었네. 그래도 이해해줄 거지? 사랑해 엄마!

아빠~ 아빠는 항상 내 마음속의 이상형이었어. 뭐든지 다 잘하는 우리 아빠 항상 자랑스러웠고 또 나이 들어가면서 우리에게 표현 못 한 사랑 많이 표현해주려고 노력한 거 알아. 그래서 더 고맙고 사랑해. 엄마랑 다투는 날도 앞으로 많겠지만 사랑하는 맘 하나만은 변치 않고 엄마 곁에 오래오래 같이 있어줘. 내 몫까지… 부탁해 아빠~

언니야~ 한 살 터울이라 항상 티격태격하면서 지냈지만 어느 누구보다 내가 의지하고 사랑하는 친구 같은 사람이야. 형부랑 결혼할 때 나 때문에 많이 힘들고 속상한 거 미안해. 내가 언니를 정말 사랑하고 아끼기 때문에 형부가 부족해 보였었나 봐. 지금 형부는 언니한테 정말 잘하고 내가 고맙게 생각해. 이제 형부 미워하지 않아.

○○야~ 내 동생. 어렸을 때는 참 친하게 잘 지냈는데 이젠 너나 나나 커서 남남처럼 지내는 것 같구나. 집에서 누나로서 너를 보듬고 챙겨주지 못해서 미안하게 생각해. 마음은 그렇지 않은데 말이야. 좋은 배필 만나서 행복한 가정 꾸렸으면 좋겠다.

형부~ 언니랑 결혼하기 전에 미워해서 미안해요. 형부가 싫은 게 아니라 내가 언니를 너무 아끼고 사랑하다 보니 질투도 났고 언니가 많이 아깝단 생각을 많이 했거든요. 하지만 지금은 그렇지 않아요. 언니를 누구보다 사랑하고 아껴주는 형부가 있어서 든든해요.

ㅇㅇ아~ 우리 첫 조카. ㅇㅇ이가 이모를 알기도 전에 이모가 너의 곁을 떠나는구나. 다른 이모들처럼 널 많이 사랑 못 해준 것 같다. 너가 더 커서 이모를 알아볼 때 많이 사랑해줘야겠구나 생각했는데 이제 그 기회마저 없어졌구나. 이모가 있었다는 걸 기억해주고 엄마아빠에게 사랑 많이 받고 사랑할 줄 알고 베풀 줄 아는 사람이 되었으면 좋겠다.

마지막으로 제 시신은 누구보다 생명이 위급한 사람들에게 생명의 씨앗이 되었으면 좋겠습니다. 아마 많이는 아니더라도 3~4명에게는 새로운 생명을 줄 수 있을 거에요.

다들 사랑하고 저 잊지 말아주세요. 감사합니다.

조○○

1, 인생의 우선순위

행복하게 살기, 하루를 살아도 즐겁게 신나게 살자.

아들과 함께 보내는 시간들을 충실히 최선을 다하자.

부모님께 효도하자.

월급 받은 것만큼 열심히 일하자.

2, 나의 인맥 관리

나는 평소 많은 사람을 만나면서 살지 못하는 것 같다. 사람을 만나는 것도 즐겨하지 않을 뿐더러 사람 사이의 혼돈과 갈등이 싫다. 그래서 내게 소중한 사람을 나열해보라고 하면 몇 사람 없을 것 같았지만 막상 적어보니 꽤 많은 사람들이 있군요. 내 목숨만큼 사랑하는 내 아들 김○○, 내 남편 김○○, 그리고 엄마아빠, 그리고 시부모님, 내 형제들, 그리고 내가 죽는다고 하면 슬퍼할 내 직장 동료들, 고등학교 때 친구들이 있습니다.

갑자기 그들에게 연락이라도 한 번 해봐야겠다는 생각이 듭니다.

3, 재산목록표

전 재산이라고는 전세로 살고 있는 집, 내년에 여행 가려고 모아놓은 여행적금, 주택청약적금 등의 약간의 동산이 있습니다.

살아온 날들만큼 소박합니다.

4, 남기고 싶은 것 정리표

재산은 거의 없으므로 내가 다 쓰고 죽을 것입니다. 남길 유산이 없으니까 우리 아들에게는 약간 미안하네요. 우리 아들에게는 건강하고 씩씩한 엄마로 기억되고 싶습니다. 내 자녀가 먼 훗날 나에 대한 기억이 슬픔이 아니라 희망과 용기였으면 합니다. 살아있는 내 어머니가 나에게 내 삶을 지탱하는 버팀목인 것처럼 말이죠. 내 남편에게 남기고 싶은 건 없습니다. 내가 죽으면 아마 며칠은 슬퍼하겠지만 평소의 긍정적이고 밝은 성격이므로 며칠 후는 다른 사랑할 여자를 찾아 헤매겠죠. 내 사망 후 그런 미래가 있을지라도 현재 나는 내 남편을 믿고 사랑합니다.

5, 나의 역사

1978년에 태어남, 2010년 김○○을 출산함, 2011년에 사망함.

6, 나의 미래

내가 이 시간보다 좀 더 살 수 있다면 나는 어떤 일을 할 수 있을까?

우선을 신나게 놀아야 하니까 직장을 그만둬야겠습니다.

오랫동안 못 가봤던 친정집을 가서 한동안 푹 쉬겠습니다.

그동안에도 내가 죽지 않고 살아있다면 아들과 재미있고 신나게 놀아주기를 시작하겠습니다.

아마 순간순간이 소중하겠지요.

내 자녀가 어떤 삶을 살지 옆에서 지켜보는 것이 소원이었지만 그렇게 안 됐다고 해서 비관하지는 않습니다. ○○이를 사랑하는 사람이 저 말고도 많으니까요.

새엄마한테 친아들 같기는 힘들겠지만 어디 가서 미움받지는 않을 정도로 귀엽기는 합니다.

7, 나에게 남기는 유언

김○○ 열심히 산 건 별로 없는 것 같지만 그동안 수고했다.

능력도 없는 인간이 직장 생활하느라 고생했다.

세상에서 제일 자랑스러운 ○○○ 군도 있어서 행복했다.

너가 없는 이 세상은 여전히 잘 굴러갈 것이다.

걱정하지 말고 푹 쉬어라.

강○○

마지막으로 유서를 남길 기회가 되어 이렇게 몇 글자 적어 봅니다.

유서를 적을 생각을 하니 마음 한 구석이 울컥하면서 제일 먼저 가족이 생각이 납니다.

제일 먼저 사랑하는 우리 엄마 ! 지금 이 순간 가장 미안하고 보고 싶은 엄마. 일찍이 평생의 동반자를 잃고 여자로서의 인생은 포기하고 세 자식의 엄마로만 살아온 인생이 너무 애잔하고 슬픕니다. 사춘기 때는 내가 원하는 것을 해주지 못하는 무능력한 엄마로 여기고 일부러 엄마를 속상하게 하기도 하고 미운 행동도 많이 했습니다. 다른 집 엄마들과 비교하면서 "나는 왜 이런 가정환경에서 태어났을까?"하고 원망하기도 했습니다. 점차 제가 나이가 들어감에 따라 여자 혼자의 몸으로 삼남매를 키우며 살아오신 엄마의 인생이 얼마나 고달프고 힘들었을지 생각하니 더욱 엄마에게 잘해야 하겠다는 생각을 하였는데 먼저 이렇게 떠나려고 하니 너무 후회가 되고 슬픕니다. 이렇게 혼자 몸으로 훌륭히 키워주셔서 너무 감사합니다. 그리고 너무 사랑합니다. 먼저 이렇게 떠나게 되는 큰 불효를 저지른 저를 용서해주세요.

그리고 두 번째로 생각하는 언니! 아빠가 돌아가시고 남은 동생을 거두느라 언니는 고등학교를 졸업하고 바로 취업을 해서 동생과 나를 위해 월급을 흔쾌히 엄마에게 맡겼었지. 그때는 그게 당연하다고 생각했었어! 하지만 내가 사회인이 되고 돈도 벌어보니 절대 그게 쉬운 게 아닌 것을 알게 되었어. 언니도 언니가 힘들게 일해 받은 월급을 마음대로 실컷 써보고 하고 싶은 것도 다 하고 싶었을 텐데 말이야. 그때는 그게 당연하다고 생각한 나는 정말 이기적인 동생이었던 것 같아! 내가 만약 장녀였더라면 그럴 수 있었을까 싶어. 언니의 희생이 있었기에 이렇게 동생과 내가 어엿한 사회인으로 거듭날 수 있었어. 언니! 너무 고마워. 근데 이제 내가 언니에게 보답해야 하는데, 그럴 수 없어서 너무 미안해. 있을 때 잘하라는 말이 이제야 이렇게 와닿네. 언니 너무 고맙고 미안해.

세 번째로 나의 동생 ○○아! 나보다 어른스럽고 생각도 깊은 네가 있어서 우리 가족을 지키고 이끌어갈 네가 있어서 조금은 안심이 된다. 사춘기도 잘 보내고 착하고 긍정적인 내 동생! 너는 아마 엄마의 최고의 자랑이었을 거야! 남들이 가는 학원도 과외도 한 적 없이 공부도 잘했고 엇나감 없이 착한 아들이었으니까! 나도 네가 너무 자랑스럽고 믿음직스러워! 예전 고등학교 2학년 때

인가 너랑 심하게 싸우고 나서 네가 그랬잖아 "이젠 누나를 위해서 더는 기도 안 할래." 그때 내가 속으로 얼마나 놀랐는지 아니? 매일 짜증만 내고 이기적인 누나였는데 그래도 너는 나를 위해 기도하고 있었다니 정말 마음이 뭉클했어! 그리고 나보다 어린 너지만 집안의 가장으로서 너를 많이 의지했던 것 같아. 그래서 항상 듬직했어. 고마웠어 나의 동생아! 이제는 내가 없으니 네가 엄마 잘 모시고 첫째 누나에게도 잘해야 해! 알겠지?

사랑하는 우리 가족들! 이렇게 먼저 가서 너무 죄송해요. 마지막이라 생각하니 왜 이리 마음에 걸리는 게 많은지… 평소에 잘하지 못했던 것만 생각이 나서 제 자신이 원망스럽습니다. 비록 못난 딸이고 동생이고 누나였지만 용서하고 다들 행복한 삶을 사시길 바랍니다. 하늘에서 우리 가족들 늘 행복하고 건강하게 살 수 있도록 지켜드릴게요! 많이 보고 싶을 거에요. 감사하고 너무 사랑합니다.

고○○

3년 전 항상 옆에서 나를 챙겨주셨던 할머니를 보내고, 일주일 전 할아버지마저 떠나보내며 죽음에 대해 생각해 보았습니다. 소중한 사람들을 하나하나 떠나보내는 것이 남은 사람들에게 정말 큰 상처가 된다는 것을 알게 되었습니다. 또 우리 엄마, 아빠, 남편이 먼저 세상을 떠난다면… 차라리 내가 먼저 떠나면 이런 슬픔을 겪지 않아도 되지 않을까…. 하지만 남아 있는 사람들 부모님 입장에서는 자식 먼저 보낸다는 것이 정말 불효를 한다는 생각을 하게 되었습니다. 사람은 한 번 오면 다시 가야 하는 것이 이치이고 헤어짐을 경험하는 것이 사람 사는 세상인 것을 이해하게 되고 나 역시 사랑하는 남편과, 부모님을 남겨두고 갑작스런 사고로 세상을 떠날 수도 있을 것이란 생각에 유서를 적어보려 합니다.
사랑하는 우리 가족들이 이 글을 보고 있다면… 전 벌써 하나님 품 안에 있겠죠?
너무 슬퍼하지 마세요.. 그리고 끝까지 함께 해드리지 못해서 너무 죄송합니다.
그래도 세상에 태어나 사랑하는 우리 엄마, 아빠, 내 동생… 그리고 우리 남편 만나게 되어 너무 행복했고 좋은 추억 만들어 주셔서 감사합니다.

사랑하는 우리 엄마. 항상 다정한 친구처럼, 내가 힘이 들 땐 의지할 수 있는 버팀목처럼 너무 고맙고 너무 많이 사랑해. 철이 없어 엄마 힘들게도 하고 짜증도 많이 냈는데… 지금 생각해보면 너무 시간이 아까워. 내가 성질내고 짜증내도 항상 엄마는 내 편이었는데… 그리고 엄마랑 단둘이 여행을 한 번 가보고 싶었는데… 지금 와서 생각하니 너무 아쉬움만 많이 남네~ 그래도 엄마 딸로 태어나서 너무 행복했어~ 엄마도 그렇지? 항상 엄마 그랬었잖아… 우리 은아 없었으면 어찌할 뻔 했느냐고… 먼저 엄마 옆을 떠나게 돼서 너무 미안해. 전에 할아버지 돌아가셨을 때 엄마 슬퍼하는 거 보고 만약 내가 먼저 엄마 옆을 떠나면 엄마는 더 많이 힘들겠구나 생각했는데… 너무 많이 힘들어 하지 않을 거지? 약속해… 엄마가 많이 힘들어 하면 내가 더 많이 슬퍼할 거야… 그리고 내 마지막 부탁이 있는데 이건 꼭 들어줬으면 좋겠어. 이제 일 그만하고 앞으로 아빠랑, 엄마랑 두 분 행복하게 여행 좀 다니고 했음 좋겠어. 매일 아프다고 하면서 일하는 거 정말 마음에 걸렸거든. 사랑하는 엄마 딸 마지막 부탁 꼭 들어줘. 항상 내가 말해도 듣지 않았으니깐. 그리고 마지막으로 많이 많이 사랑해.

사랑하는 우리 아빠. 항상 예쁜 큰딸이라고 챙겨주고… 학교 다닐 때도 항상 태우러 와주시고, 아빠도 일하고 힘드실 텐데.. 여러 번 이사 다닐 때도 전 출근하고 없는데 쉬는 날 이삿짐 다 옮겨 정리까지 다 해주시고 너무 너무 감사했어요~ 엄마랑 저랑 다투고 아빠한테 전화하면 항상 내 편 해주고… 그러고 보니 전 해드린 것도 없고 항상 받고만 지냈던 거 같아요. 제가 먼저 떠나게 되어 너무 죄송해요. 하지만 항상 하늘나라에서 아빠 엄마 옆에서 지켜 드릴게요. 그리고 마음은 항상 같이 있으니깐 너무 슬퍼하지 마세요. 그리고 마지막까지 아빠께 부탁드리고 가요. 마음 약한 우리 엄마 조금만 슬퍼할 수 있도록 옆에서 아빠가 위로해 주시고, 엄마랑 해외여행 좋은 추억 많이 많이 만들어 주세요. 항상 아빠가 저한테 "사랑한다 큰딸, 아빤 네 편이다. 힘내."라고 보내주셨던 문자인데… 전 한 번도 말로 표현했던 적이 없었던 거 같아요. 아빠 사랑합니다.

예쁜 내 동생. 언니 닮아 예쁜 내 동생!!

우리 참 많이 싸웠는데… 언니라고 양보도 안 하고 항상 똑같이 이해 못 해줘서 미안해. 그래도 언니가 너 생각 많이 했던거 알지? 그래도 너 덕분에 미국 여행도 하고… 언니한테 좋은 추억 만들어 줘서 고마워. 언니는 니한데 해준 것도 없는데 항상 언니 챙겨줘서 고마워. 정말 미안하고 고마운 것 뿐이네. 그래도 넌 쌀쌀맞은 성격 고쳐야 해… 언닌 네가 말만 그렇게 한다는 거 알지만… 다른 사람은 그렇지 않으니깐. 그래야 좋은 신랑 만나지… 이제 엄마 아빠한테는 너밖에 없으니깐 엄마 아빠 속 그만 썩이고 잘해… 멋있는 신랑 만나서 결혼도 하고… 알겠지? 사랑하는 내 동생, 언니 없어도 엄마 아빠한테 잘할 수 있지? 너한테 큰딸노릇까지 맡겨두고 가서 미안해. 언니가 하늘나라에서 항상 지켜줄게. 사랑해 내동생.

영원한 나의 반쪽 우리 신랑. 오빠… 우리 같은 날 같은 시간에 함께 죽자고 한 약속 지키지 못해서 미안해. 검은머리 파뿌리 될 때까지 함께 하자는 결혼서약도 지키지 못하고 먼저 떠나서 미안하고…. 1년에 한 번씩 해외여행 다니자는 약속 지키지 못해 미안해. 연애 4년, 결혼해서 1년. 28년 이라는 세월에 비하면 짧은 기간이지만 오빠와 함께한 시간 정말 행복했고 영원히 잊지 못

19

할 거야. 그러고 보면 첫눈에 반해서… 결혼까지 많은 어려움도 있었는데… 포기하지 않고 나랑 결혼해 줘서 고마워… 아침마다 피곤할 텐데 자다 일어나서 버스정류장까지 데려다 주고 저녁에 데리러 나오고… 설거지랑 음식물 쓰레기 버리기 싫다고 투덜거리는 나 위해 항상 알아서 다 해주고… 아플 때 옆에 있어 주고… 정말 오빠한텐 미안하고 고마운 것뿐이네. 오빠한테 이렇게 받기만 했으면서 고맙다는 표현도 제대로 못하고 당연하게만 여기며 지내왔던 거 같아. 정말 고마워… 나 없어서 혼자 밥 먹기 싫다고 굶거나 그러면 안돼. 밥 꼬박꼬박 챙겨먹고. 바지 빨면 항상 다림질해서 입고… 항상 내 옷은 다림질 다해주면서 오빠 옷은 다림질 귀찮다고 내가 안 해주면 그냥 입고 다녔잖아. 내 마음 글로는 다 표현 못하지만 오빠는 내 반쪽이니깐 내 마음 다 알고 있을 거라 믿어. 그리고 우리 엄마 아빠 나 없으면 많이 힘들어 하실 거야. 오빠가 아들처럼 가끔 안부전화도 해드리고… 가끔 찾아 뵙기도 하고 그래줬으면 좋겠어. 또 내가 말했었잖아 만약 내가 죽게 되면 화장해달라고… 화장해서 수목장이나 자연장으로 부탁할게. 나 외로움 많이 타고 혼자 있는 거 싫어하는 거 알지? 관 속에 혼자 있으면 정말 외롭고 무서울 거 같아서 꽃이나 나무들과 함께 하고 싶어… 내 부탁 들어 줄 거지? 먼저 오빠 옆 떠나서 미안하고 많이 많이 사랑해.

박○○

중년의 문턱에서 죽음을 생각해 보지 않은 것은 아니지만 막상 유언장을 작성하려 하니 막연한 불안과 이유 없는 눈물이 나고 만감이 교차합니다.

내가 바쁘다는 이유로 사랑하는 사람들에게 너무 소홀하게 대하지는 않았는지… 반성도 해봅니다.

오늘도 친구와 통화하면서 "난 웰에이징을 잘하고 싶어…"라고 말했는데 현재에 충실하게 살면 웰다잉도 되지 않을까 하는 생각도 듭니다.

나라고 해서 언제나 청춘이고 항상 안전지대에 있는 것은 아닙니다. 언제 교통사고를 당할지, 언제 암 선고를 받아 시한부 인생을 살지, 그것은 아마도 나를 포함하여 그 누구도 알 수 없습니다. 아마 신만은 알고 계실지…

더불어 살 이웃을 정으로 감싸 안으면서 살아야 하고 곧 죽음이 다가온다면 무엇을 먼저 해야 할까 생각해 봅니다. 그리고 당장 죽음이나 또는 비슷한 상황에 나가 나의 의사표현을 할 수 없을 때를 대비하여 처음으로 이렇게 남기는 말을 쓰기 위하여 많은 생각을 하고 적어봅니다.

첫째: 사랑하는 사람에게 사랑한다는 말을 하고 미안하다는 말을 하고 싶습니다.
항상 느끼지만 가족이라는 것이 얼마나 소중하며 기쁠 때 같이 기뻐해 주고 슬플 때 같이 나누고 어려울 때 힘이 되어주는 가족이지만 "사랑합니다, 미안합니다."라는 표현에 인색한 것 같아 미안합니다. 그리고 엄마가 바쁘다는 이유로 아들들과 함께 한 시간이 적어 미안하다.
그렇지만 네가 조금 컷 다고 할아버지께 세뱃돈 받은 것 엄마 안 준 것과 아빠랑 말다툼할 때 아빠 편만 들은 것에 대하여는 조금 서운하였다.

둘째: 남편과 애들과 같이 가족여행을 떠나고 싶습니다. 여행하면서 그동안 못다 한 이야기도 나누며 내가 우리 가족을 사랑한다는 것을 보여주고 싶습니다. 재미있는 가족의 시간을 마련하고 싶습니다.

셋째 : 내 나쁜 기억을 모두 지워주었으면 합니다. 이기적인 생각일지 모르지만 나의 나쁜 기억은 모두 지워 주시고 그래도 좋은 기억만을 남기고 싶습니다. 그리고 나쁜 기억에 대하여는 사과를 드리고 싶습니다.

넷째 : 내가 이 세상을 여행하면서 혹시 나로 인하여 마음이 상했다든지 나로 인하여 많은 피해를 입으신 분이 계신다면 그분들께 진정으로 사죄하고 용서를 받고 싶습니다. 더불어서 내가 의료인의 한 사람으로 살면서 혹시 내가 잘 몰랐던가 혹은 내가 잘 못하여 고통을 더 많이 받으신 분들께 마음속으로 사죄를 드리고 싶습니다. 다만 넓은 마음으로 이해를 해주셨으면 하는 바람입니다.

다섯째 : 고생은 했지만 열심히 후회 없이 살았다고 나 자신에게 칭찬해 주고 싶다. 내가 덤으로 더 살 수 있다면 좀 더 사랑하며, 좀 더 이해하고 베풀면서 살겠습니다. 나의 재능을 비롯하여 온 가족이 조금 더 봉사할 수 있는 기회를 더 찾겠습니다.

여섯째 : 내가 만일 의식이 없거나, 식물인간이 되었을 때 어떠한 방법으로라도 무의미한 생명 연장을 하지 말고 DNR 작성을 남편과 아들이 해주길 바랍니다. 또 죽음이 가까워졌을 때 내가 죽을 장소는 병원으로 하였으면 합니다. 집에서 임종은 병 수발할 가족도 지쳐 있을 것이고 이제는 더는 집에서 할 수 있는 시스템이 되지 못합니다. 장례는 간단하게 하고 가족묘지에 묻어 같이 관리해주기 바랍니다.

일곱째 : 병원 실험용 시신의 기증은 하지 않겠습니다. 다만 장기 기부 문제는 좀 더 생각해 보겠습니다.

여덟째 : 내 재산은 남편과 장남 차남에게 공평하게 나누도록 하되 연금식으로 지급할 것입니다. 내 장례식을 융숭히 잘 치른 후에 내 재산의 50%를 나눠 주고 그 후 1년에 한 번씩 기일에 참석자에 한해서 분할 지급하며 이것은 내 변호사가 담당하여 처리할 것입니다. 그리고 장애인 복지기금으로 일부 기부하고 싶습니다. 마지막으로 남기고 싶은 이야기는 더 많은 이야기가 있지만 아

이들에게 자기가 즐거운 일하고 건강을 위하여 노력하고 즐거운 인생을 살았음 하고, 민족과 인류에 보탬이 되는 사람으로 살기를 바라면서 "남편과 아이들 참으로 사랑하였고, 사랑합니다." 이만 줄이고 싶습니다.

큰 고통 없이 편안한 모습으로 이 세상의 여행을 마감하고 싶습니다.

신○○

생을 마감하는 사람들이 마지막 순간에 가장 아쉬워하는 것은 "내가 왜 좀 더 많은 돈을 벌지 못했을까?", "내가 왜 더 성공하지 못했을까?"가 아니라고 한다. 그들은 내가 왜 좀 더 사랑하지 못했을까? 내가 왜 좀 더 여유를 갖지 못했을까? 아쉬워한다고 한다. 내가 처음 그 이야기를 들었을 땐 그래도 살아봐라 돈 없이, 능력 없이 산다면 살아가는 동안 그 서러움 어떻게 감당할꼬? 돌아보면 나의 인생은 너무나 치열했고 각박했기에 그 이야기를 귀담아 들을 여유조차 없었던 것 같다. 과거의 나는 때때로 나의 마지막이 지금이기를 꿈꾸곤 했다. 20살. 다른 사람들이 다들 대학에 갈 때 나는 23살까지 방황을 했다. 가끔 엄마가 하는 식당에 대학생 손님들이 오면 왠지 모를 열등감과 자괴감을 느끼곤 했다. 그럼에도 선뜻 대학교에 가지 못했던 건 혼자 미래를 헤쳐 나가야 한다는, 즉 생활비가 학비를 홀로 감당해야 한다는 것에 대한 두려움이 앞섰기 때문인 것 같다. 정해진 목표 없이 부표처럼 떠도는 나는 외롭고 불안하고 또 많이 두려웠다. 23살이 되던 해에는 수능을 다시 보고 간호대학을 가게 됐다. 나는 하고 싶은 일이 아닌 앞으로 먹고 살아가야 하는 일을 찾아 맹목적으로 돌진하는 우매한 사람이 되어 있었다. 2주 학과 수업, 2주 실습, 뒤이어 방학에는 풀타임 아르바이트… 장학금을 타기 위한 안간힘… 노력한 결과로 좋은 성적을 받고 좋은 병원에 취업하게 되었다. 하지만 성취 뒤에 돌아온 보상은 분명 안정적인 삶이었지만 나는 행복하지 않았던 것 같다. 아니 분명히 행복하지 않았다. 혈액종양내과에 근무하며 말기 암 환자들의 임종 간호를 하며 순간순간 나도 이들처럼 쉬고 싶다는 생각을 하곤 했다. 병원을 그만두고 회사에 취업하고 성과를 평가받고… 다시 간호대를 편입하고… 나는 분명 성과를 향해 달리고 있었지만, 분명 열심히 뛰고 있었지만, 항상 불안이라는 추격자를 피해 앞으로만 내달릴 뿐 목표는 없었다. 이제 삶의 마지막까지 온 나는 다른 사람들이 그랬던 것처럼 허무한 성취, 기억되지 않는 과거만이 남은 사람이 되어 있다. 분명 나는 주위를 봤어야 했다. 내가 이렇게 갑자기 떠나게 됐더라도, 가족들이 위안할 수 있는 추억을 함께 만들어야 했다. 그리고 열심히 살되 심호흡을 했어야 했다. 가끔은 기지개를 켜고 하늘을 봐야 했다. 작가 이외수의 말이 떠오른다. "하루에 한 번씩만 하늘을 쳐다보고 살아도 밴댕이 소갈딱지처럼 옹졸한 마음으로 살아가지 않을 수 있습니다. 언제나 자연은 활짝 열려 있는데 가련하게도 사람들만 가슴에 굳게 빗장을 닫아걸고 살아갈 뿐이지요." 밴댕이 소갈딱지로 살아온 삶이 후회스럽다. 다시 한 번 삶에 대한 기회가 온다면, 나는 쉬고 싶으면 쉬고 놀고 싶으면 놀겠다. 다가오지도 않은 미래가 너무 불안해 인간적인 삶을 포기하고 살지 않겠다. 지금 내게 일주일의 시간이 남아 있다면, 가족들과 여행을 가겠다. 병상 침대에 누워서라도 지금 내게 하루의 시간이 남아 있다면, 가족들과 종일 이야기를 하겠다. 실없는 농담이라도. 그리고 지금 이 마지막 순간, 가족을 향해 웃어야겠다. 하늘을 보고 심호흡 한 번 하고 마음을 비우고 눈을 감겠다.

20 장
사례

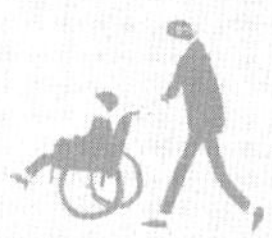

1. 간호사 사례
2. 자원봉사자 사례

① 사례 : 간호사 사례

박○○는 60세 여성으로 2004년 2월 9일 등록된 환자다. 1991년도 9월경 유방암 진단을 받아 왼쪽 유방 절제술을 받았다. 그러나 5년 후, 목에 림프선종이 발견되어 림프선 절제술을 받았고, 방사선 치료까지 마친 상태였다. 그러다가 2002년에 다시 폐암 진단을 받게 되었고 항암요법과 방사선 치료를 병행하였으나 지금은 뼈까지 전이된 상태로 진통제만 복용 중이다. 2003년 10월에는 보호자와 함께 걸어서 병원에 치료를 받으러 다니기도 했으나 11월부터는 갑자기 상태가 악화되어 걷지도 못하고 누워 지내기 시작했다고 한다. 박 씨는 대화하는 내용은 알아들으며 눈만 깜박일 뿐, 말씀은 전혀 못 하신다. 또한 몸 전체 피부가 건조하고 각질이 심했으며, 등 엉치뼈 부위는 크기가 12cm×2cm 크기로 조직이 괴사되어 농이 차 있었으며, 근막 아래까지 깊이 패어 있었다. 또한 욕창으로 인해 냄새가 심하게 났다.

치료는 막내딸이 할머니의 도움을 받아 욕창간호를 하고 있었다. 일반 거즈로 분비물을 닦아내고 식염수로 소독해서 Duoderm을 욕창 부위에 붙였다. 체위변경 및 욕창 소독 방법, 청결에 대한 인식 없이 단지 욕창 부위를 깨끗하게 유지시키는 정도에만 의미를 둘 뿐이었다. 또한 환자가 피부보습제 냄새를 싫어한다고 하여 피부를 건조하고 각질이 있는 상태로 방치하고 있었다.

환자의 가족 구성원은 시어머니, 남편, 딸 셋으로 환자는 셋째 며느리다. 시어머니는 며느리의 권유로 함께 생활하고 계셨으며, 성당에 열심히 다니시는 천주교 신자다. 지금은 손녀와 함께 며느리를 돌보고 가사 일을 하고 계신다. 그녀 또한 심장질환이 있어서 심장약을 복용하고 계시지만, 며느리가 고통받고 있는 것에 대해 무척이나 안타까워하셨다. 남편은 지방에서 건설업에 종사하고 있어서 날씨가 좋지 않을 경우에만 집에 방문하고 있었다. 남편 또한 허리 디스크로 인해 지속적으로 약을 복용하고 있다고 하였다. 큰 딸과 둘째 딸은 결혼하여 출가한 상태며, 정기적인 전화 연락과 간헐적인 방문으로 어머니의 상태를 확인하고 있다. 그러나 막내딸은 암 발병 때부터 지금까지 계속 어머니를 돌보고 있으며, 4년 전부터는 직장생활을 그만두고, 간호에 전념하고 있다. 또한 그녀는 신실한 크리스천으로 올해부터 주일마다 중등부 교사를 하고 있다. 사람들을 대할 때는 항상 밝게 웃는 것을 잊지 않았으며, 하나님에 대한 깊은 신뢰를 가지고 있다.

가정방문 1시간 전에 막내딸에게 미리 전화하여 진통제를 복용하시도록 한 뒤, 자원봉사자와 함께 방문하였다. 소독된 거즈와 식염수를 이용하여 엉치뼈 욕창 부위에서 농을 제거하였다. 등과 팔에 있는 건조된 가피를 소독된 가위로 잘라 없애고 식염수로 소독하였으며, 그 후에 Duoderm을 붙여 드렸다. 그 사이 대변을 보아 기저귀를 새로 갈았고 전신을 깨끗하게 닦아 준 다음에는 로션도 발라 드렸다. 목욕탕에서 온수를 받아와 머리를 감겨 드린 후에 드라이로 말려 드렸고, 속옷을 새로 갈아 입혀 드리기도 했다. 나중에 알게 된 사실이지만, 작년 11월부터 환자가 스스로 움직이지 못했기 때문에 보호자는 환자가 잘못될까 하는 두려움 때문에 약 3개월 동안 머리를 한 번도 감겨 드리지 않았다고 한다. 환자는 이 냄새 때문에 보습제 냄새까지도 싫어하게 되어 바르지 못한 것 같았다. 그녀는 아프기 전에 교회에서 여러 활동을 해왔었고, 하나님에 대한 깊은 신뢰를 가지고 있었다는 딸의 말에 손을 잡고 기도를 해드렸다. 환자는 밝은 미소로 감사하다는 인사를 대신했으며, 그 후로 세 번 더 방문을 했지만 결국 사망하셨다.

환자는 막내딸과 함께 잠을 잤는데, 새벽 1시까지 다른 때와 마찬가지로 별다른 변화 없이 주무셨다고 했다. 그런데 아침 7시 30분에 일어나보니 어머니가 돌아가셨다는 사실을 알게 되었다고 한다. 빈소는 분당 차병원 영안실에 마련하였으며, 빈소가 있는 그곳에 방문하여 딸을 위로하고 격려하였다. 장례식이 모두 끝나고 2주 후에 막내딸과 만나 함께 식사를 하며, 그동안의 이야기와 앞으로의 계획에 대해 이야기를 나누었다. 그 후 간간이 통화를 하였고, 어떻게 생활하고 있는지도 알게 되었다.

2 사례 : 자원봉사자 사례

호스피스란 이름으로 자원봉사를 간 날이다. 우리와 인연을 맺은 할머니는 77세 간암 말기 환자였다. 두려운 마음으로 현관문을 열고 들어서는 순간 우리를 친절하게 맞아 주셨다. 너무나도 고마웠다. 옆에는 10년 동안 외출이 어려운 할아버지께서 할머니를 간호하고 계셨다. 할아버지는 계단에서 넘어져 대퇴골절 수술을 받았지만 교합이 잘 되지 않아 걷기가 힘든 상태였기 때문에 늘 앉아서 생활을 하신다고 했다. 15평 임대 아파트는 노부부의 힘든 삶을 말해주고 있었다. 이 노부부께는 TV가 세상 돌아가는 유일한 소식통이었다. 처음 방문이라 면담을 통해 할아버지와 할머니의 과거 생활사와 힘들게 병마와 싸우는 이야기를 들을 수 있었다. 할머니는 거의 10년간 간암으로 고생하셨다. 그런데 영양결핍으로 더욱 기력이 없어 보였다. 가끔 진통이 오는데 그때마다 할아버지께서 지압으로 진통을 가라앉혀주신다고 했다. 오늘은 청소와 면담만 하고 나왔다.

우리 봉사 팀은 일주일에 2회씩 방문을 하게 되었다. 노부부가 모든 환자이기에 끼니 걱정도 보통 문제가 아니었다. 마땅히 드실 반찬이 없기 때문에 찬물에 밥을 말아서 조금 밖에 드시지 못하는 그분들을 위해서 우리는 조금이라도 도움이 되고자 반찬거리를 각자 집에서 준비해 와서 조리를 해드렸다. 할아버지께서는 옛날에 독립군이요, 교사요, 자존심이 매우 강하셔서 남의 말을 잘 듣지 않고 살아오신 분이셨다고 한다. 그래서 그런지 처음에는 우리에게 마음의 문을 쉽게 열지 않으셨다. 우리는 할머니에게 음식을 드리기 위해 목발을 짚고 싱크대에서 조리를 하시는 할아버지를 위해 된장국, 시래깃국 등을 끓여 드리면서 대화를 하기 시작하였다. 복수가 심하게 차서 호흡곤란이 있는 할머니는 다리도 부종이 심한 상태였다. 우리는 할머니에게 누워 계실 때 다리를 약간 올리시게 하였고, 상태가 조금 더 심해지면 병원 입원을 하시도록 할아버지께 권유했다. 그러나 상태가 안 좋은데도 불구하고 다행스럽게도 황달 증상은 없었다. 우리 팀 4명은 2시간 동안 무척 바쁘게 움직였다. 2명은 국 끓이고, 밥, 찌개, 채소무침 등 반찬을 만들었고, 2명은 집 청소와 더불어 할머니께 안마해 드리기, 목욕시키기 등을 했다.

날씨가 겨울로 접어들면서 몹시 추워지기 시작했다. 건강한 우리도 추운 날엔 따뜻한 아랫목이 그리운데, 몸이 아프신 할머니는 더 많이 그리우셨을 것이다. 중앙난방식이라 시간제로 난방이 조금 들어오는 터라 더욱 추워하셨다. 깡마른 체구에 춥다고 웅크리고 새우등 모양을 하시며 두꺼운 이불을 덮고 계셨고 계속 춥다고 하셨다. 너무도 딱해서 눈물이 날 지경이었다. 우리는 할인매장을 찾아서 1인용 전기장판을 하나 샀다. 크리스마스 선물로 깔아드리고 싶었다. 할머니, 할아버지께서는 너무 좋아하셨고 그것을 깔아드린 후에는 덜 춥다고 하셨다. 그러던 일주일 후, 할머니는 갑자기 세상과 이별하셨다. 할머니 집 방문 날짜도 아닌데 느낌이 이상해서 우리 팀은 오후 늦게 방문을 하였다. 할머니께서는 예상대로 호흡곤란이 오고 있었다. 우리는 따뜻한 물수건으로 머리, 얼굴, 손등 등을 닦아드렸으며, 입안에 밥알이 들어 있는 것을 가제 수건으로 닦아내어 입안을 청결하게 해드렸다. 그리고 양말을 찾아 신겨드리고 옷도 깨끗한 것으로 갈아입히고 119를 불렀다. 병원에 따라 가지는 못했지만 중환자실에 입원한 지 3일 만에 할머니께서 돌아가셨다는 연락을 받았다.

할머니가 세상을 떠나고 난 뒤 일주일 후, 우리는 다시 할아버지를 방문했다. 사별 가족 관리가 필요했기 때문이다. 외로워서 힘겨워하시는 할아버지… 할머니께서 누워 계셨던 그 자리에 할아버지가 앉아 계셨고, 벽 앞에 걸린 할머니의 영정사진을 말없이 바라보고 계셨다. 눈물이 쏟아질 것 같았다. 우리는 평소에 하던 대로 아무 일 없었던 것처럼 대화하며 할아버지를 위로해 드렸다. 그리고 밥을 하고 반찬을 만들어서 함께 점심을 먹었다. 혼자 계시면 식사도 제대로 못 하실 것 같아서 우리는 할아버지와 함께 식사를 했던 것이다. 계속해서 우리는 점심 한 끼라도 할아버지께 따뜻하게 차려드리기 위해 일주일에 한 번씩 방문하기로 했다.

참고문헌

가톨릭대학교 호스피스교육연구소 (2006). 호스피스완화간호. 서울: 군자출판사. 38-612.

강화정 (2006). 간호사의 윤리적 의사결정에 대한 개념 개발. 한양대학교 박사학위 논문.

고길란 (2008). 노인의 죽음불안에 관한 연구. 군산대학교 대학원 석사학위논문, 전북.

고승덕, 김은주, 김영규 (1999). 노인의 죽음 준비교육이 죽음의 불안도에 미치는 요인분석 연구. 보건교육 건강증진학회지. 16(2), 81-92.

공병혜 (2001). 생명의료 윤리학과 간호. 중앙간호논문집. 5(1), 1-19.

국가통계포털. http://kosis.kr/search/search.do

국립암센터 (2004). 암정보. 일산: 국립암센터. 15-103.

권세희 (2008). 연명치료 중단에 있어 환자 자기 결정권에 관한 연구. 부산: 동아대학교 대학원 석사학위 논문.

권순만 역, Elizarbezs. Kübler Ross 저 (1998). 죽음의 순간(On Death d Dying). 서울: 자유문학사. 67-187.

김대복 (1992). 노인에게 있어서 삶의 의미와 죽음의 불안과의 관계. 계명대학교 교육대학원 석사학위논문. 대구.

김복자, 김연희, 전명희, 최진선 외 편저 (2000). 암 환자 간호 증상관리. 서울 현문사. 60-61.

김분한 (2004-a). 호스피스와 연구. 서울: 정담미디어. 173-178.

김분한 (2007). 일반인을 위한 호스피스 교육. 퍼시픽 출판사.

김분한 (2009). 성남시 호스피스센터 상반기 사업보고 (2009~2010). 미출판물.

김분한 (2010). 가정호스피스의 실제와 전망. 성 바오로 가정호스피스센터. 사랑과 나눔 창간호.

김분한 (2011). 한국호스피스 완화 돌봄의 현재와 나아갈 방향. 한국호스피스 완화의료학회지. 14(4), 191-196.

김분한, 노승옥, 안명주, 전미영, 전혜원, 정연 (2004-b). 호스피스 간호. 서울: 정담미디어. 46-47.

김분한, 양경희, 안수연, 김지윤, 서문숙, 김명숙, 정주연, 김진경, 전미영, 문미숙, 이선혜 (1999). 간호사회학 -간호윤리-. 서울: 수문사.

김분한 외 10인 (1999). 간호사회학. 간호윤리. 서울, 수문사.

김분한, 전혜원, 김정아 (2013). 노인의 죽음 인식과 죽음 준비. 성인간호학회지 간행 예정.

김분한, 정태준, 이정섭, 김문실, 김남초, 탁영란, 황애란 (1999). 호스피스와 실재. 서울: 수문사.

40-92.

김상득 (2000). 생명의료 윤리학. 서울: 철학과 현실사.

김상희 (1998). 암 환자의 DNR 의사결정에 관한 연구. 연세대학교 석사학위논문.

김상희 (1999). 말기 환자의 DNR 결정에 대한 고찰. 간호학탐구 8(2).

김선옥 (1999). 중환자실에서 치료 중단 특성분석. 서울: 연세대 보건대학원.

김수지, 오송자, 최화숙 (2001). 호스피스 사랑의 돌봄. 서울: 수문사. 24-180.

김수지, 최화숙, 한성숙, 황애란 (2003). 호스피스 간호(보수교육교재). 서울: 대한간호협회. 46-88.

김시덕 (2007). 현대 한국인의 일생 의례: 현대 한국 상례 문화의 변화. 한국문화인류학 40(2), 321-349.

김열규 (2001). 메멘토 모리, 죽음을 기억하라. 서울: 구리.

김영진 (2000). 한국인을 위한 윤리와 논리. 서울: 철학과 현실사.

김용순 (1999). 간호사의 도덕적 판단을 위한 윤리 교육의 효과. 연세대학교, 박사학위 논문.

김유숙 (2007). 노인성별에 따른 죽음 준비 교육 요구 차이에 관한 연구-노인성별에 따른 죽음 준비 교육 프로그램 개발 기초연구-이화여자대학교 사회복지대학원 석사학위논문, 서울.

김은미 (2002). 노인의 죽음에 대한 태도 및 임종서비스 개발에 관한 연구-수원시 천주교 노인을 대상으로. 강남대학교 대학원 석사학위논문, 서울.

김인자 (1984). 죽음에 대한 심리적 이해. 서울: 서강대학교 출판부.

김장한 (2001). 존엄사에 대한 미국의 법제. 2009년 건강증진 연구사업정책과제 "연명치료 중단에 대한 국민의식 실태조사 및 법제화 방안 연구".

김창숙, 민순, 박재경, 박영주, 장숙희, 정영주(2002-a). 기초 호스피스. 서울: 현문사. 5-139.

김창숙, 민순, 박재경, 박영주, 장숙희, 정영주(2002-b). 중급 호스피스. 서울: 현문사.

김추령 (2003). 여성성을 바탕으로 한 보살핌의 윤리와 환경교육. 이화여자대학교 교육대학원 석사학위논문.

김혁돈 (2005). 의사의 치료 중단과 환자의 자기 결정권, 경북대학교 대학원 박사학위논문.

김혁돈 (2005). 소극적 안락사에 대한 최근의 입법동향.

김현민 (2001). 노인의 죽음에 대한 인식과 태도 연구-수원시 거주 노인을 중심으로. 강남대학교 대학원 석사학위논문, 서울.

김혜자 (1998). 호스피스 자원봉사자 지침서. 서울: 현문사. 79-81.

남민이 (2002). 전통 상장례와 현행 상장례에 관한 고찰. 경제경영연구, 21(2), 233-245.

노유자, 한성숙, 안성희, 김춘길 (1997). 호스피스와 죽음. 서울: 현문사. 87-257.

문국진 (1999). 생명윤리와 안락사, 여문각.

박명화, 고자경, 김은심, 박정숙, 양혜주, 윤은자, 이명옥 외 공저 (2004). 노인간호학. 서울: 정담미디어. 54-575.

박미란 (2008). 양로원 할머니들의 죽음 인식과 교육과의 관계고찰. 한국교육인류학회. 2008년 추계 학술대회 논문집: 1-34.

박병춘 (1999). 보살핌의 윤리(An Ethic of Care)의 도덕교육적 접근. 서울대학교 박사학위논문.

박연옥 (2003). 연명치료 중단을 결정한 말기 환자 가족의 경험, 연세대학교 박사학위논문.

박재현 (2006). 충분한 설명에 근거한 동의. 경희의학, 22(1), 22-28.

박진홍 (2008). 죽음 준비교육 프로그램의 효과성 분석. 목원대학교 대학원 석사학위논문, 충남.

백성희, 양경희, 이삼순, 이순영, 임정남 (2006). 호스피스 케어. 서울: 정담미디어. 53-105.

변창자 (1986). 간호업무와 간호윤리, 간호전문직 발전과 전망. 대한간호협회.

보건복지부 (2006). 2006년도 국가암관리사업 안내. 보건복지부 암 관리팀. 52.

보건복지부 정책연구과제 (2006-2007). 말기암 환자 호스피스 자원봉사자교육프로그램 개발.

보건복지부 & 국가생명윤리정책원 보도자료(2018.1.24)

보건복지부령 제552호(2018.2.2., 일부개정). 호스피스 · 완화의료 및 임종 과정에 있는 환자의 연명의료 결정에 관한 법률 시행규칙[시행 2018.2.4.] http://www.law.go.kr/lsInfoP.do?lsiSeq=201996&efYd=20180204#0000

서수미 (2009). 생명연장술에 대한 의료인의 주관성 연구. 한양대학교 임상간호정보대학원 석사학위논문.

손명세 (1998). 치료 중단의 윤리문제와 법적 장치, 대한의사협회지, 41(7), 707-711.

손명세 (2001). 유호종, 의료에서의 사전의사결정(advanced directives)에 대한 도덕적 검토, 의료윤리교육 4(1).

손명세 (2002). 치료 중단에 대한 의료계의 지침과 '의료윤리심의기구 협의회' 등의 제도적 보완 필요성, 회복불능환자의 연명치료 중단에 관한 공청회집, 한국보건사회연구원.

손명세 등 (2005). 연명치료 관련 의사 결정의 정당한 절차와 기준에 대한 지침개발, 연세대학교 연구보고서.

신성식 (2009). 사회정책데스크, 2009, 5, 22, 연합뉴스.

안경아 (2002). 농촌 노인의 죽음에 대한 태도 및 준비에 관한 연구. 호스피스논집. vol 6, 39-52.

안명숙, 민혜숙 (2008). 사전동의에 대한 의사, 간호사 및 환자의 인식과 경험. 임상간호연구 14(2), 59-70.

안은숙 (1994). 임상 간호사의 윤리적 가치관과 윤리적 갈등 문제에 관한 연구. 이화여자대학교 대학원 석사 학위 논문.

안황란 (1999). 노인의 죽음에 대한 태도에 영향을 미치는 요인과 죽음 준비 교육프로그램 개발. 정신간호학회지. 8(1), 44-68.

양강수 (2009). 죽음 준비 교육프로그램 개발에 관한 기초연구 -평생교육원을 중심으로-. 연세대학교 행정대학원 석사학위논문, 서울.

엄영란 (1994). 말기 환자 간호에서 간호사가 경험하는 윤리문제에 관한 연구-사례분석적 연구, 서울대학교 박사학위논문.

연명의료정보포털(www.lst.go.kr).

염창환, 이경식, 이혜리, 홍영선(2000). 완화의학(암 환자의 증상조절). 서울: 군자출판사.

오순옥 (2010). 일 종합병원 간호사의 연명치료 중단에 대한 지식과 사전동의. 임상간호정보대학원. 석사학위논문.

오지현 (2009), 중년의 좋은 죽음의 의미. 한양대학교 임상간호 정보 대학원 석사학위 논문.

오진탁 (2008). 웰다잉 전문강사 양성프로그램 모색. 한림대학교 생사학연구소 웰다잉 세미나 자료집, 49-69.

오진탁, 김춘길 (2009). 죽음 준비 교육이 노인의 죽음에 대한 태도와 우울에 미치는 효과. 한국노년학. 29(1), 51-69.

우재명 (2004). 안락사와 연명치료 중단의 윤리. 신학과 철학, Vol-No. 7.

유호종 (2001). 의사의 설명동의 의무와 설명동의서의 구비오건. 한국윤리학회지, 5(1), 1-15.

유호종, 손명세, 이경환 (2002). 의료문제에 대한 윤리와 법의 통합적 접근: 의료법 윤리학 서설, 동림사.

유희옥 (2004). 중노년기의 죽음불안 태도: 내세관, 죽음 준비도를 중심으로. 성신여자대학교 대학원 석사학위논문, 서울.

윤수영 (2004). 응급의학전문의들의 설명의무에 대한 인식고찰. 연세대학교 석사학위논문, 서울.

의사윤리지침 (2006). 대한의사협회.

이광자, 유숙자, 이소우, 김소야자, 김윤희, 원정숙 외 공저(2006). 정신간호총론. 서울: 수문사. 761-766.

이경남, 김분한, 이훈희 (2011). 연명치료 중단에 관한 한국 변호사의 태도. 주관성 연구. 23호.

이경식 (2005). 완화의학. 서울: 군자출판사. 39-59.

이경희 (1991). 의학발달에 따른 법과 윤리, 서울:한남대학교 출판부.

이경희 (2008). 노인의 죽음에 대한 태도와 죽음 준비 교육 요구에 관한 연구. 한서대학교 대학원 석사학위논문, 충남.

이금미 (2006). 연명치료 중단과 사전의사결정에 관한 고찰. 연세대학교 보건대학원 석사 학위논문.

이기숙 (2001). 중, 노년기 가족 대상의 죽음대비 교육 프로그램 개발을 위한 예비적 고찰. 신라대학교 사회과학연구소 사회과학연구, 107-134.

이미혜 (2009). 중환자실 간호사의 임종체험, 한양대학교 임상간호정보대학원 석사학위논문.

이선혜 (1999). 간호사회학 -간호윤리-. 서울: 수문사.

이우숙 (2008). 노인의 죽음에 대한 태도와 생활만족도에 관한 연구. 원광대학교 행정대학원 석사학위논문, 전북.

이윤영 (2003). 의사의 설명 동의 의무에 대한 인식과 실천조사. 연세대학교 석사학위논문, 서울.

이은봉 (2000). 한국인의 죽음관. 서울: 서울대학교 출판부.

이이정 (2003). 노인학습자를 위한 죽음 준비 교육 프로그램 개발 연구. 연세대학교 대학원 박사학위논문, 서울.

이인례 (2007). 노인의 죽음에 대한 태도 및 호스피스에 대한 인식. 동국대학교 대학원 석사학위논문, 서울.

임찬란, 이기숙 (2006). 노인 대상 죽음 교육 프로그램. 한국가족관계학회지. 11(2), 123-150.

장경순 (2007). 노인들이 가지는 죽음에 대한 인식과 태도 연구. 서울기독교대학원 석사학위논문, 서울.

장신화 (2009). 성인의 죽음 준비 교육에 관한 연구. 한양대학교 행정자치대학원 석사학위논문, 서울.

장재선 (2006). 노인의 죽음에 대하 인식과 수용에 관한 연구 -대전, 충남지역을 중심으로-. 공주대학교 대학원 석사학위논문, 충남.

전시자 외 (2005). 성인간호학. 서울: 현문사. 188-198.

전영기 (2000). 노년기 죽음불안 영향요인에 관한 연구. 목원대학교 대학원 석사학위논문, 충남.

정규원 (2002). 의료행위에서의 온정적 간섭주의와 자율성 존중. 한국법철학회. 5(1), 231-254.

정규진 (2008). 생명 유지 한계에 관한 형법적 고찰. 법학연구 Vol. 30.

정현미 (1994). 안락사와 형법: 독일에서의 논의를 중심으로. 형사정책연구, 제5권 제4호, 247면.

정효성 (2008). 연명치료 중단의 현황과 대책 -안락사, 보라매 병원 사건을 중심으로-.

진교훈 (2003). 현대 사회 윤리 연구. 서울: 도서출판 울력.

최숙향 (1995). 죽음 준비 교육프로그램 개발을 위한 기초연구. 중앙대학교 사회개발대학원 석사학위논문, 서울.

최영이 (2008). 노인의 죽음 인식 및 죽음 준비에 관한 연구. 한양대학교 임상간호정보대학원 석사학위논문, 서울.

최영희, 신경림, 고성희, 공수자, 공은숙, 김명애, 김미영, 김순이, 김옥수, 이영희, 조명옥, 하혜정, 한수정 외 공저 (2006). 노인과 건강. 서울: 현문사. 301-316.

최윤선 (2000). 호스피스·완화의학. 서울: 고려대학교 출판부.

최윤선, 신종민, 이영미, 이태호, 홍명호, 김준석, 염창환 (1999). 대학생들의 임종진료에 대한 태도. 안락사를 중심으로.

최지은, 정연, 김분한, 전혜원, 김윤숙 (2007). 성인의 생명연장술 태도에 관한 주관성 연구, 대한간호학회지 37(7), P1166-1176.

최창무 (1989). 윤리신학(I). 가톨릭 대학 출판부.

한국가톨릭대사전 (1992). 한국가톨릭대사전편찬위원회. 서울: 한국교회사연구소.

한국가톨릭호스피스협회 (2005). 호스피스의 이해. 서울: 현문사. 19-211.

한국간호평가원 (2003). 전문간호사제도 규정. 한국간호평가원.

한국호스피스간호사회 (2006). 호스피스·완화 돌봄 학습가이드. 서울: 수문사. 40-155.

한국호스피스·완화의료학회(2003). 편안한 임종-호스피스 안내-. 서울: 한국의학원. 66-171.

한국호스피스협회 (2006). 호스피스 총론. 대구: 한국호스피스협회 출판부. 1-191.

한성숙 (1992). 간호사들이 임상에서 경험하는 윤리적 딜레마의 실상과 의사결정에 관한 연구. 서울대학교 박사학위 논문.

한양대학교 간호학부 유서쓰기 과제물.

허대석 (2001). 무의미한 치료의 중단, 대한의사협회지. 44(9).

현은민 (2005). 노인 죽음 준비 교육 프로그램 개발에 관한 연구. 한국가족관계학회지. 10(2), 31-56.

호스피스 · 완화의료 및 임종 과정에 있는 환자의 연명의료 결정에 관한 법률 시행규칙 〈개정 2018. 2. 2.〉.

홍소연 (2003). 의료행위에서의 온정적 간섭주의의 정당화. 동아대학교 석당논총. 33, 199-224.

http://www.ncc.re.kr/

Beauchamp, T. L. & Childress, J. F. (1983). Principles of Biomedical Ethics. New York:

Oxford University Press.

Beauchamp, T. L. & Childress, J. F. (1994). Principles of Biomedical Ethics (4th Ed). New York Oxford: Oxford University Press.

Brody, B (1984). Ethics and Its Application, 응용윤리학. 황경식 옮김 (1988). 서울: 종로서적.

Cameron, M. E. (2000). Value, Be, Do: Guidelines for resolving ethical conflict. Journal of nursing law. Vol.6, No.4, 15–24.

Cancer Control Act Amendments of 2006, article 11, Constitution of the Republic of Korea No.8066, (Oct. 27, 2006).

Cancer Control Act Amendments of 2006, article 11–3, Constitution of the Republic of Korea No.8066, (Oct. 27, 2006).

Choe HS (1999). Development of hospice care delivery system model in Korea [dissertation]. Seoul.

Chung BY (2008). Gyeongbuk Goryeong public Health Centers Hospice Business Report.

Davis A. J. & Aroskar, M. A. (1983). Ethical Dilemmas and Nursing Practice. Connecticut: Appleton–Century Crofts.

Deeken, A (2002). 죽음을 어떻게 이해할 것인가? 오진탁 역. 서울, 궁리.

Esteban, A., Gordo, F., Solsona, J. F., Alia, I., Caballero, J., Bouza, C., Alcala–Zamora, J., Cook, D. J., Sanches, J. M., Abizanda, R., Miro, G., Fernadez Del Cabo, M. J., de Miguel, E., Santos, J. A., & Balerdi, B. (2001). Withdrawing and withholding life support in the intensive care unit; a Spanish prospective multi–centre observational study. Intensive Care Med, 27(11), 1744–9.

Ferrell BR, Coyle N (2010). Oxford textbook of palliative nursing, 3rd ed. New York: Oxford University Press.

Gastmans, C (1999). Care as a moral attitude in nursing. Nursing Ethics, Vol. 6, 214–223.

Greipp, M. E. (1992). Greipp's model of ethical decision making. Journal of Advanced Nursing, Vol. 17, 734–738.

Ho Jong You (2002). The basis and conditions of justified withdrawing or withholding of persistence–treatment, Korean J Med Ethics Educ, 5(2), 151–168.

Hong YS, Yeom CH, Lee KS (2000). The past and present of the hospice palliative care in

Korea. Korean J Hospice Palliative Care. 3(2), 113–7.

Industry University Cooperation Foundation, Hanyang University, Management Center for Health Promotion (2007). Development of hospice volunteer's education program for terminal cancer patient. Seoul: Industry University Cooperation Foundation, Hanyang University.

Jang HS (1999). Hospital service mix for elderly inpatients: acute and non–acute care services [dissertation]. Seoul: The Catholic Univ. of Korea.

Kang KA (2008). Report of Seoul Nowon Public health centers Hospice.

Kim BH (2010). Report Seongnam City Hospice Center.

Kim BH. Symposium for Public Health Center Hospice Project (2005). Seongnam Hospice Center Report.

Kim Y. For the development of hospice palliative care in Korea (2011). 2011 Summer Academic Conference of Korean Hospice & Palliative Nurses Association. Seoul, Korea.

Matteson, P. & Hawkins, J. (1990). Concept analysis of decision making, Nursing Forum, Vol. 25, No. 2, 4–10.

May, W. F. (1980). Professional Ethics: Setting, Terrain, and Teacher, Ethics Teaching in Higher Education. New York: Callahan & Bok, Editor. Plenum Press.

Ministry of Health and Welfare (2008). Law of standard for special medical center for terminal cancer patient. Seoul.

Ministry of Health and Welfare. National Cancer Control Policy (2008). Seoul: Ministry of Health and Welfare. 51.

Myong Sei Sohn (1998). Ethical and Legal Aspect of Termination of Hospital Care, Journal of Korean Medical Association, 41(7), 707–711.

National Cancer Center editor (2005). For the frame & development hospice & palliative medicine. National Cancer Center Symposium 2005; 2005 Jan 18; Seoul, Korea. Goyang: Quality of Cancer Care Branch, Research Institute, National Cancer Center. p. 6–30.

Park SO, Baek HJ, Kim CM, Moon JH, Choi SY, Kim JS, Kim AK (2002). Hospice. Seoul. Hyunmoonsa.

Restinas, J (1988). A theoretical reassessment of the applicablity of Kubler-ross: stages of dying. Death Studies, 12.

Ro YJ, Han SS, Ahn SH, Kim CK (1994). Hospice of death. Seoul: Hyunmoonsa.

Ro YJ, Han SS, Yonh JS, Sonh MS, Hong JU (2002). A comparison of nursing interventions with terminal cancer patients in a hospice unit and general units. J Korean Acad Adult Nurs. 14(2), 543–53.

So Yoon Jean (2009). A Study on the Attitude of the People toward Euthanasia. Journal of KSSSS. 18, 125–138.

So Yoon Kim, Hyun Hee Kang, Younsuck Koh, Shin Ok Koh (2009), Attitude and Practice of Critical Care Physicians in End-of-life Decision in Korean Intensive Care Units, Korean J Med Ethics, 12(1), 15–28.

Statistics Korea (2006). 2005 annual report on the cause of death statistics. Daejeon.

Thorson, J. A., & Powell, F. C. (1988). Elements of death anxiety and meaning of death. Journal of Clinical Psychology. 44(5), 691–701.

Wangness, S. I. (1981). Death education for the elderly. Issues in Mental Health Nursing, 3, 29–50.

Yon ok Park (2003). (The) experience of family members on deciding to withdraw life-sustaining treatment for patients who are terminally ill, Department of Nursing The Graduate School of Yonsei University.

Yong JS, Ro YJ, Han SS, Kim MJ (2002). A comparison between home care nursing interventions for hospice and general patients. J Korean Acad Nurs. 31(5), 897–911.